临床药学与药物治疗学

张子健　等/主编

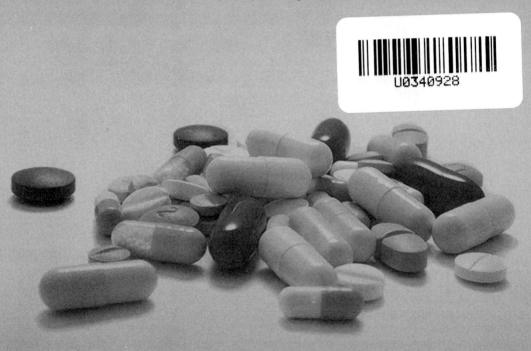

吉林科学技术出版社

图书在版编目（CIP）数据

临床药学与药物治疗学 / 张子健等主编. -- 长春 ：
吉林科学技术出版社，2022.4
　　ISBN 978-7-5578-9263-0

　　Ⅰ．①临… Ⅱ．①张… Ⅲ．①临床药学②药物疗法
Ⅳ．①R97②R453

　　中国版本图书馆 CIP 数据核字(2022)第 091581 号

临床药学与药物治疗学

主　　编	张子健等
出 版 人	宛　霞
责任编辑	张　凌
封面设计	济南皓麒信息技术有限公司
制　　版	济南皓麒信息技术有限公司
幅面尺寸	185mm×260mm
字　　数	295 千字
印　　张	12.75
印　　数	1-1500 册
版　　次	2022年4月第1版
印　　次	2023年3月第1次印刷

出　　版　吉林科学技术出版社
发　　行　吉林科学技术出版社
地　　址　长春市福祉大路5788号
邮　　编　130118
发行部电话/传真　0431-81629529 81629530 81629531
　　　　　　　　　81629532 81629533 81629534
储运部电话　0431-86059116
编辑部电话　0431-81629518
印　　刷　三河市嵩川印刷有限公司

书　　号　ISBN 978-7-5578-9263-0
定　　价　98.00元

编 委 会

主　编　张子健（聊城市第五人民医院）

张换英（汶上县妇幼保健计划生育服务中心）

王怀方（鲁中矿业有限公司医院）

王春玲（昌乐县人民医院）

王晓燕（昌乐县五图街道卫生院）

陈瑞娟（青州市黄楼卫生院）

目　　录

第一章　药物效应动力学

第一节　药物的基本作用

一、药物作用性质和方式

药物作用是指药物与机体生物大分子相互作用引起的初始作用，是动因，有特异性。药理效应是机体反应的具体表现，是药物作用的结果。如去甲肾上腺素与血管平滑肌细胞的 α 受体结合，引起血管收缩、血压上升，前者属去甲肾上腺素的药物作用，后者为其药理效应。由于二者意义接近，通常药理效应与药物作用互相通用，但当二者并用时，应体现先后顺序。

药理效应是机体器官原有功能水平的改变，功能的增强称为兴奋，如肾上腺素引起心率加快，血压升高；功能的减弱称为抑制，如阿司匹林退热，苯二氮䓬类药物镇静、催眠。所以兴奋和抑制是药物作用基本表现。但兴奋和抑制在一定条件下可以相互转化，如中枢兴奋药尼可刹米过量可导致惊厥，持续惊厥可转变为中枢抑制。

药物在治疗剂量时，对某些器官和组织或病原体产生明显作用，而对其他组织或器官不发生作用或作用不明显，称为药物作用的选择性。选择性高的药物与组织亲和力大，组织细胞对其反应性高，如洋地黄对心脏有较高的选择性。药物作用的特异性与药理效应的选择性不一定平行。阿托品特异性阻断 M 胆碱受体，但其选择性并不高，对心脏、血管、平滑肌、腺体及中枢神经功能都有影响，而且有的兴奋、有的抑制。药物作用特异性强及效应选择性高的药物，应用时针对性强；反之，效应广泛的药物一般副作用较多。临床上用药一般应尽可能选用选择性高的药物，但效应广泛的药物在病因复杂或诊断未明时也有好处，如广谱抗生素、广谱抗心律失常药等。药物的选择性一般是相对的，有时与药物的剂量有关，如小剂量的阿司匹林有抗血小板聚集作用，较大剂量则有解热镇痛作用。药物作用选择性是药物分类的基础。

药物作用一般分为局部作用和全身作用。局部作用是指在用药部位发挥作用，如局部麻醉药注射于神经末梢或神经干周围，阻断神经冲动传导，产生局麻作用。全身作用又称吸收作用，是指药物经吸收入血，分布到机体有关部位后再发挥作用，如口服降血糖药、调血脂药等。

二、药物的治疗作用

药物的治疗作用是指患者用药后所引起的符合用药目的的作用，有利于改变患者的生理、生化功能或病理过程，使患病的机体恢复正常。根据药物所达到的治疗效果，可将治疗作用分为对因治疗和对症治疗。

（一）对因治疗

用药后消除了原发致病因子,彻底治愈疾病。如抗生素杀灭病原微生物。

（二）对症治疗

用药后改善了患者的症状。如应用解热镇痛药降低高热患者的体温,缓解疼痛;抗高血压药控制了患者过高的血压等。

对症治疗虽不能根除病因,但对一时诊断未明、病因不清、暂时无法根治的疾病却是不可缺少的。如高热会引起昏迷、抽搐,甚至死亡,再如休克、惊厥、心力衰竭时就必须立即采取有效的对症治疗,以挽救患者的生命。

祖国医学提倡"急则治其标,缓则治其本",有时应"标本兼治",这些是临床实践应遵循的原则。

三、不良反应

凡不符合用药目的并给患者带来不适或痛苦的反应统称为不良反应。多数不良反应是药物固有效应的延伸,一般情况下是可以预知的,且停药后可以自行恢复。但少数较严重的不良反应则较难恢复,如氯霉素引起的再生障碍性贫血,庆大霉素引起的耳聋等。这些由于用药不当而造成的新的疾病统称为药源性疾病。药物的不良反应可分为:

（一）副作用

是指药物在治疗剂量时引起的与防治要求无关的作用。如麻黄碱可有效地防治支气管哮喘,但同时也可引起市面。副作用是药物本身所固有的,可预知,不易避免,但可设法减轻,一般危害不大。

（二）毒性反应

是指用药物引起生理、生化机能和结构的病理变化,可在各个系统器官或组织出现,不同药物表现各有不同。主要是由于剂量过大或用药时间过久所产生。控制药物剂量或给药时间,是防止这类反应的重要措施,必要时可停药或改用他药。

（三）变态反应

与药物的毒性作用不同,而与异性蛋白引起的过敏反应相似。它仅见于少数特异质的个体,常用量或极小量都可发生,可表现为发热、皮疹等,一般不严重,但也可引起过敏性休克或其他严重反应。药物不同,反应表现可以相同,速发型变态反应可在皮试时引起阳性反应。对有阳性反应或有过敏史的患者,必需禁用有关药物。

（四）继发反应

是指由药物治疗作用而产生的不良后果,也称治疗矛盾。如长期应用广谱抗生素后而引起的继发感染,称为二重感染。

（五）后遗效应

是指停药后血药浓度降至最低有效浓度以下时仍残存的药理效应。如服用巴比妥类催眠药后,次晨仍感困倦、乏力等现象。

（六）停药反应

是指突然停药后原有疾病出现病情加剧的现象，又称反跳反应。例如长期服用糖皮质激素治疗肾病综合征时，如突然停药，又可迅速出现蛋白尿。对于这类药物在使用期间停药，应逐步递减剂量，以免发生停药反应。

第二节　药物的量效关系和时效关系

一、量效关系

在一定范围内药物的剂量（或浓度）增加，药物效应也相应增加，这种剂量和效应的关系叫作量效关系。通过量效关系的研究，可定量分析和阐明药物剂量与效应之间的规律，有助于了解药物作用的性质，并为临床用药提供参考。

（一）量效曲线

以药理效应强度为纵坐标，药物剂量或血药浓度为横坐标，绘制出的曲线，即量效曲线。

1.量反应量效曲线

药理效应的强弱呈连续增减的变化，可用具体的数量或最大效应的百分率表示者，称为量反应，如心率快慢、血压升降等。以药物的剂量或血药浓度为横坐标，以效应强度为纵坐标，可获得直方双曲线；如将对数剂量或对数浓度为横坐标，以效应强度为纵坐标作图，则曲线呈典型的对称 S 形。

2.质反应量效曲线

药理效应是以阴性或阳性（有效或无效、生存或死亡等）表示的变化称为质反应。质反应量效曲线如以阳性反应发生频数为纵坐标，对数剂量（或浓度）为横坐标作图，则为正态分布曲线。当纵坐标采用累加阳性反应发生频率，其曲线也呈典型对称 S 形曲线。

（二）量效曲线的意义

量效曲线在药理学上有重要意义，根据量效曲线可以得出如下几个概念。

1.效能

指药物所能产生的最大效应。随着药物剂量（或血药浓度）的增加，效应强度相应增加，当效应达到一定程度后，再增加剂量（或血药浓度），效应不再继续增强，这一药理效应极限称为效能，反映药物内在活性的大小，高效能药物所产生的最大效应是低效能药物无论多大剂量也无法产生的。如吗啡是高效能镇痛药，用于剧痛；阿司匹林是低效能镇痛药，对钝痛有效，但对剧痛效果差。

2.效价强度

指能引起等效反应的剂量，其值越小则效价强度越大，药效性质相同的两个药物的效价强度进行比较称为效价比。如 10mg 吗啡的镇痛作用强度与 100mg 哌替啶的镇痛作用强度相当，即吗啡的效价强度为哌替啶的 10 倍。

3.半数有效量(ED$_{50}$)

指在量反应中能引起 50％最大反应强度的药物剂量;在质反应中是指引起 50％实验动物出现阳性反应的药物剂量。半数有效量常用以效应指标命名,如效应指标为死亡,则称为半数致死量(LD$_{50}$)。量效曲线在 50％效应处的斜率最大,故常用半数有效量计算药物的效价强度。

4.治疗指数(TI)

即药物的半数致死量(LD$_{50}$)与半数有效量(ED$_{50}$)的比值。治疗指数可用来评价药物的安全性,治疗指数大的药物较治疗指数小的药物安全性大,但这仅适合于治疗效应和致死效应的量效曲线相平行的药物。对于两条曲线不平行的药物,还应适当参考 1％的致死量(LD$_1$)和 99％有效量(ED$_{99}$)的比值或 5％的致死量(LD$_5$)和 95％有效量(ED$_{95}$)之间的距离来评估药物的安全性。

二、时效关系

(一)时效曲线

用药后随着时间的推移,药物作用出现动态变化的过程。一次用药后相隔不同时间测定药物效应,以时间为横坐标、药物效应强度为纵坐标作图,可得时效曲线。如果在治疗有效的效应强度处以及在出现毒性反应的效应强度处分别各作一条与横轴平行的直线(称为有效效应线和中毒效应线),则在时效曲线上可找到起效时间、最大效应时间、疗效维持时间以及作用残留时间。上述参数可以作为制订用药方案的参考。但必须结合连续用药时的情况综合考虑。

(二)临床意义

1.时效曲线与时量曲线的关系

时间-血药浓度曲线即时量曲线也可以反映药物效应的关系。但在某些情况下药物的效应与血药浓度并不平行。如那些需活性代谢产物发挥作用或缓慢起效的药物,时量曲线和时效曲线在时间上可能存在差异。由于药物作用的性质和机制不同,药物的作用强度往往具有自限性(饱和性),不能随着血药浓度升高而增强。因此,这两种曲线可以互相参考,但不能互相取代。

2.药物蓄积

由于反复使用代谢较慢或毒性较大的药物,使给药速度大于消除速度或由于患者肝、肾功能不良,使药物消除发生障碍时,就会产生药物蓄积。蓄积过多可致蓄积中毒。因此,在连续用药时,必须根据药代动力学参数和量效、时效关系,制订用药方案,以防止蓄积中毒。临床上口服抗凝血药和强心苷类药等较易发生蓄积中毒,应予以注意。

第三节 药物与受体

药物的作用机制是研究药物如何与机体细胞结合而发挥作用的。大多数药物的作用来自药物小分子与机体大分子相互作用,引起机体生理生化功能改变。药物与机体结合的部位就是药物作用的靶点。已知药物作用机制涉及的靶点有受体、酶、离子通道、核酸转运体、基因等。这里重点介绍药物作用的受体机制。

一、受体的概念和特性

受体是一类介导细胞信号转导的功能蛋白质,能识别周围环境中的某些微量化学物质,首先与之结合,并通过中介的信息放大系统,触发后续的药理效应或生理反应。能与受体特异性结合的物质称为配体。体内存在许多能与受体结合的生理功能调节物质,被称为内源性配体,如神经递质、激素、自身活性物质等;受体可由一个或数个亚基组成,在其上的某些立体构型具有高度特异性,能准确识别并与配体或与其化学结构相匹配的药物结合。这些活性基团称为受点。受体具有以下特性。

(一)特异性

特定的受体只能与特定的配体结合,产生特定的生理效应。同一化合物的不同光学异构体与受体的亲和力相差很大。

(二)饱和性

受体数目是一定的,其能结合的配体量也是有限的,因此受体具有饱和性,在药物的作用上反映为最大效应。当药物达到一定浓度后,其效应不会随浓度增加而继续增加。作用同一受体的配体间有竞争性。

(三)可逆性

配体与受体的结合是化学性的,一般是可逆的,配体可以从配体-受体复合物中解离,得到的仍是配体原形本身。

(四)灵敏性

受体只要与很低浓度的配体结合就能产生显著的效应。

(五)多样性

同一受体可广泛分布于不同组织或同一组织不同区域,受体密度不同。受体多样性是受体亚型分类的基础,受体受生理、病理和药物因素调节,处于动态变化之中。

二、受体学说

(一)占领学说

占领学说认为,受体只有与药物结合才能被激活而产生效应,而效应的强度与占领受体的数量成正比,全部受体被占领时出现最大效应。

后有学者修正了占领学说,认为药物与受体结合不仅需要亲和力,而且还需要有内在活性

(α)才能激动受体而产生效应。内在活性是指药物与受体结合后产生效应的能力。只有亲和力而没有内在活性的药物，虽可与受体结合，但不能产生效应。另外，药物只占领小部分受体即可产生最大效应。未被占领的受体为储备受体。激动药占领的受体必须达到一定的阈值后才开始出现效应，当达到阈值后被占领的受体数目增多时，激动效应随之增强。阈值以下被占领的受体称为沉默受体。

（二）速率学说

速率学说认为，药物作用最重要的因素是药物与受体结合与分离的速率。药物作用的效应与其占有受体的速率成正比，而与其占有的多少无关，效应的产生是一个药物分子和受点相碰时产生一定量的刺激，并传递到效应器的结果。

（三）二态模型学说

二态模型学说认为，受体的构象分活化状态（R*）和失活状态（R）。两者处于动态平衡，可相互转变。在不加药物时，受体系统处于无自发激活的状态。加入药物时则药物均可与R*和R两态受体结合，其选择性决定于亲和力。当激动药与阻断药同时存在时，两者竞争受体，效应取决于R*-激动药复合物与R-阻断药复合物的比例。如后者较多时，则激动药的作用被减弱或阻断。部分激动药对R*与R有不同程度的亲和力，因此它既可引起较弱的效应，也可阻断激动药的部分效应。

必须强调，受体学说是以实验研究为基础提出并逐步完善的，各种学说从不同角度阐明药物与受体之间相互作用的规律，分别适用于某种相互作用形式。因此，在理解药物作用机制时应尊重客观的实验依据以及充分考虑各种假说存在的可能性。

三、作用于受体的药物分类

根据药物与受体结合后所产生效应的不同，将作用于受体的药物分为激动药和拮抗药（阻断药）。

（一）激动药

激动药为既有亲和力又有内在活性的药物，能与受体结合并激动受体而产生效应。根据亲和力和内在活性的不同，激动药又分为完全激动药和部分激动药。前者有较强的亲和力和较强的内在活性（α=1）；后者有较强的亲和力，但内在活性不强（α<1）。完全激动药（如吗啡）可产生较强的效应，而部分激动药（如喷他佐辛）只引起较弱的效应，有时还可以对抗激动药的部分效应，即表现部分拮抗作用。

（二）拮抗药

拮抗药为能与受体结合，具有较强亲和力而无内在活性（α=0）的药物。拮抗药本身不产生作用，但因占据受体而拮抗激动药的效应，如纳洛酮、普萘洛尔等。若以拮抗作用为主，同时还兼具较弱的内在活性（0<α<1），并表现一定的激动受体的效应，则为部分拮抗药，如氧烯洛尔等。

根据阻断药与受体结合是否可逆可分为竞争性拮抗药和非竞争性拮抗药。

1.竞争性拮抗药

指能与激动药竞争相同受体，且结合是可逆的。增加激动药的剂量，就能与拮抗药竞争结合部位,最终仍能使量效曲线的最大作用强度达到原来的高度。当竞争性拮抗药的浓度逐渐增加时,激动药量效曲线逐渐平行右移,但最大效应不变。

竞争性拮抗药与受体的亲和力通常用 pA_2 表示。在实验系统中加入拮抗药后,若 2 倍浓度的激动药所产生的效应恰好等于未加入拮抗药时激动药引起的效应,则所加入拮抗药浓度(mol/L)的负对数称为 pA_2 值。pA_2 值的大小反映竞争性拮抗药对相应激动药的拮抗程度,pA_2 越大,拮抗作用越强。pA_2 还可用于判断激动药的性质,如两种激动药被同一拮抗药拮抗,且两者 pA_2 相近,则说明这两种激动药是作用于同一受体。

2.非竞争性拮抗药

指拮抗药与受体结合是相对不可逆的,它能引起受体构型的改变,从而干扰激动药与受体的正常结合,而激动药不能竞争性对抗这种干扰。因此,增大激动药的剂量也不能使量效曲线的最大作用强度达到原来的水平。随着此类拮抗药剂量的增加,激动药量效曲线逐渐下移。

四、受体的调节

受体虽是遗传获得的蛋白,但并不是固定不变的,其数量、亲和力及效应力经常受到各种生理及药理因素的影响。

受体的调节是维持机体内环境稳定的一个重要因素,其调节方式有脱敏和增敏两种类型。受体脱敏是指长期使用受体激动药后,受体对激动药的敏感性和反应性下降的现象。如连续应用 β 肾上腺素受体激动药治疗哮喘时,扩张支气管的作用减弱。若仅对一种类型的激动药反应性下降,而对其他类型受体激动药的反应性不变,则称之为激动药特异性脱敏或同源脱敏;若对一种类型受体激动药脱敏,对其他类型受体激动药也不敏感,则称之为激动药非特异性脱敏或异源脱敏。前者可能与受体磷酸化或受体内移有关,后者则可能是由于所影响的受体具有相同的反馈调节机制或信号转导通路。

受体增敏与脱敏相反,是指受体激动药水平降低或长期使用受体拮抗药,会导致受体对激动药的敏感性和反应性增高,如长期应用 β 肾上腺素受体阻断药普萘洛尔后,突然停药可致"反跳"现象,是由于 β 受体的敏感性增高所致。

若受体脱敏和增敏仅涉及受体密度变化,称为受体下调和上调。

五、受体与临床用药

药物作用于受体对指导临床合理用药有重要的意义。

(一)选择药物

一般情况下,可根据疾病过程中所涉及受体的具体情况,以及药物作用的特异性选择药物。如哮喘可用 β 肾上腺素受体激动药治疗,由于支气管上分布的是 $β_2$ 亚型,因此选择 $β_2$ 亚型受体的激动药(如沙丁胺醇)则可避免异丙肾上腺素因兴奋 $β_1$ 所产生的心脏兴奋作用。同样,在应用 β 肾上腺素受体阻断药治疗高血压、心律失常和心绞痛时,如上述患者伴有支气管哮喘,则应禁用 β 肾上腺素受体阻断药如普萘洛尔,因为它同时可阻断支气管上的 $β_2$ 受体而诱发或加重哮喘,甚至可导致呼吸困难而致死。

药物作用于受体所产生的效应或不良反应,与药物对受体的选择性不强有关。如氯丙嗪除了阻断多巴胺受体以外,还对乙酰胆碱受体、肾上腺素受体和 5-羟色胺受体有阻断作用,因此除了发挥抗精神分裂症的治疗作用外,还会引起直立性低血压、鼻塞、口干、便秘、淡漠、反应迟钝等不良反应。

(二)受体调节

受体调节可影响药物作用,临床用药过程中应注意受体的调节变化对药效学的影响。长期大量应用受体激动药或阻断药,可引起受体的下调或上调,机体对药物的敏感性发生改变,出现耐受性等。长期应用受体阻断药会引起受体上调和增敏,一旦停药则可使低浓度的激动药产生较强反应;与此相反,受体激动药应用剂量过大或时间过久会引起受体下调和脱敏,可产生耐受性。临床长期应用此类药物时应密切观察监护,根据受体调节变化及时调整用药方案,一般不宜突然停药。

长期用药后突然停药所致的停药反应较为多见,其发生与药物-受体作用后的受体调节密切相关,如抗高血压药、β 受体阻断药、镇静催眠药、阿片类镇痛药、肾上腺皮质激素等。

(三)内源性配体水平

体内内源性配体水平高低可影响阻断该类配体受体药物的作用。如普萘洛尔减慢心率的作用与体内儿茶酚胺的基础水平有关,对内源性儿茶酚胺高的患者作用明显,反之,作用不明显。对部分激动药,这方面的影响更需注意。因此,在应用涉及内源性配体的受体拮抗药时必须考虑内源性配体水平,当内源性配体浓度过高时可适当加大拮抗药剂量,而在病情好转、内源性配体浓度有所减低后,拮抗药剂量也应及时加以调整。

拟内源性配体作用的受体激动药因反馈性调节作用,也可影响内源性配体水平,而影响药物作用。如儿茶酚胺类除作用于突触后膜受体发挥作用外,还可同时作用于突触前膜受体而减少内源性配体的释放。这种负反馈调节在连续用药时可能导致药物疗效的降低,也可能与某些药物的依赖性有关。因此,在应用该类药物时,应注意受体的正常反馈调节对药效的影响。

(四)受体基因多态性

受体基因遗传多态性可影响药物与受体的结合,进而影响药物作用。如 β 受体有 $β_1$、$β_2$ 和 $β_3$ 三种亚型,其中基因多态性导致 $β_1$ 受体氨基端第 49 位氨基酸发生改变时,可降低患者对 β 受体阻断药的敏感性;μ 阿片受体为阿片类药物的主要作用部位,当其基因多态性导致该受体第 40 位氨基酸发生变化后,对吗啡的耐受性大大提高。因此,受体基因遗传多态性可引起药物的疗效或毒性发生改变,在临床个体化用药时应予注意。

近年来,基于肿瘤患者癌组织某些受体的基因多态性而采取的肿瘤靶向治疗已取得了突破性进展。如吉非替尼等酪氨酸激酶抑制剂(TKIs)是根据肺癌患者癌组织表皮生长因子受体(EGFR)的基因突变(19Del/L858R、T790M 等),选用 TKIs 靶向治疗,可使非小细胞肺癌患者客观缓解率和无进展生存期均明显优于化疗。EGFR 突变的肺癌患者应优先选择分子靶向治疗,已成为肺癌诊疗共识。

(五)联合用药

对作用于同一受体或不同受体(或亚型)的激动药与阻断药联合应用,需根据用药目的进行具体分析。传统观点认为,有相同作用的同类药物合用,其作用可相加或相互增强,称为协同作用;反之,称为拮抗作用。部分激动药的发现,使该观点有了进一步发展。

1.激动药与激动药

一般情况下,不将作用于同一受体或受体亚型的激动药合用,因为合用后疗效得不到增强,有时反而降低。

2.激动药与拮抗药

不能将作用于同一受体或受体亚型的激动药与拮抗药合用,因为它们的效应可相互抵消。在激动药中毒时,可以利用阻断同一受体的阻断药消除激动药的毒性。有时也可以用对受体无选择性的激动药(如肾上腺素可激动 α 及 β 受体)与对某一亚型受体的阻断药(如酚妥拉明对 α 受体有阻断作用)合用,以增加疗效。

3.完全激动药与部分激动药

作用于同一受体的完全激动药与部分激动药不得合用,因为部分激动药可抵消完全激动药的效应,如喷他佐辛与吗啡合用,反而减弱吗啡的镇痛效应。

综上所述,临床联合用药时必须考虑药物对受体作用的特点,以免出现意外的药物协同或阻断而导致治疗失败。

第二章　药物代谢动力学

第一节　药物的体内过程

药物的体内过程是药物经过给药部位进入体内直至排出体外的过程,包括药物的吸收、分布、代谢和排泄,即 ADME 四个基本过程。其中分布、代谢和排泄是机体处置的过程,可统称为药物处置;代谢和排泄是机体消除药物的方式,可合称为药物消除。药物的体内过程直接影响到药物在机体作用部位的浓度和有效浓度维持的时间,从而决定药物作用的发生、发展和消失。因此,药物的体内过程是药物发挥药理作用、产生治疗效果的基础,是临床制订用药方案的依据。

一、药物跨膜转运

药物的吸收、分布、代谢和排泄都须从生物膜的一侧转运到另一侧,称为药物的跨膜转运。主要有以下几种方式。

(一)简单扩散

药物利用生物膜的脂溶性,顺浓度差的跨膜转运称为简单扩散。这种转运不消耗能量,是一种被动转运方式,为大多数药物的主要转运机制。这种转运的特点是顺浓度梯度转运,对药物无选择性,对药物通过量无饱和现象,无竞争抑制等。扩散速度除取决于膜的性质、面积及膜两侧的浓度梯度外,还与药物的性质有关。相对分子量小(200 以下)、脂溶性大、非离子型(极性小)药物容易跨膜。大多数药物为有机酸或有机碱等,在体液中以两种形式存在,即离子型和非离子型。非离子型药物极性小,脂溶性大,容易通过细胞膜扩散。离子型则相反,不易通过细胞膜,而被限制在膜的一侧,称离子障。弱酸性或弱碱性有机化合物的离子化程度,受其解离常数的负对数及其所在溶液的 pH 值的影响。按 Henderson-Hasselbalch 公式表示为

弱酸性药物：$10^{pH-pK_a} = [A^-]$(离子型)$/[HA]$(非离子型)

弱碱性药物：$10^{pK_a-pH} = [BH^+]$(离子型)$/[B]$(非离子型)

式中,pK_a 是解离常数 Ka 的负对数,是 50% 解离时溶液的 pH 值。

药物的 pK_a 是不变的,pH 的变化明显影响药物的解离,当 pK_a 与 pH 的差值以数学值增减时,离子型和非离子型药物浓度以指数值相应变化。因此,弱酸性药物在酸性环境中,解离少,易吸收;弱酸性药物在碱性环境中,解离多,难吸收。临床上弱酸性的巴比妥类药物中毒时,服用 $NaHCO_3$ 碱化血液和尿液,能促使药物由脑向血液转运,由血液向尿转运而排出体外。

（二）载体转运

载体转运是指药物与细胞膜上的载体结合后,才能转运到膜的另一侧的跨膜转运,包括主动转运和易化扩散,如糖、氨基酸、维生素、金属离子等的转动。载体转运具有化学结构特异性、饱和性和竞争性抑制等共同特征。凡能逆浓度梯度或逆电化学梯度进行的载体转运,称为主动转运,需要消耗能量;而顺浓度梯度进行的载体转运,称为易化扩散,无须耗能。

（三）其他转运方式

1.滤过

滤过是指在流体静压或渗透压作用下,分子量小、直径小于膜孔的水溶性药物随体液通过细胞膜的水性通道而进行的跨膜转运,如水、乙醇、尿素等。

2.胞饮

胞饮是指一些大分子的肽类药物通过膜的内陷形成小泡而进入细胞,如胰岛素。

3.胞吐

胞吐又称胞裂外排或出胞,指胞质内大分子物质以外泌囊泡的形式排出细胞的过程,如递质的释放。

二、药物的吸收

药物从给药部位进入血液循环的过程称为吸收。不同的给药途径有不同的药物吸收过程和特点。临床上的给药途径除局部用药外,一般包括血管内(动脉、静脉)给药途径和血管外(口腔、胃肠道、肌内、皮下、肺和直肠)给药途径。前者药物直接进入血液循环无吸收过程,后者通过吸收过程进入血液循环。

（一）消化道吸收

1.口腔吸收

口腔黏膜吸收面积小,但口腔有丰富的血管,可促进药物的吸收。一些脂溶性高的药物(如硝酸甘油)舌下给药,药物很容易被唾液溶解并通过简单扩散自口腔黏膜迅速吸收。由于经口腔黏膜吸收的药物不经过门静脉,故可避免肝的首关效应,直接进入血液循环。

2.胃吸收

胃有丰富的血流供应,胃内容物与胃黏膜上皮细胞也有充分的接触时间与接触面积,给药物的吸收提供优良的吸收环境与条件。由于胃液的酸性较强(pH 为 1～2),弱酸性药物(如对乙酰氨基酚)基本以非离子型存在,容易被吸收;而弱碱性药物(如地西泮或麻黄碱)在胃中大部分以离子型存在,不易吸收,常常在胃内积存。弱碱性药物静脉注射后,由于血液的弱碱性,药物在血液中呈非解离状态,很快从血中再分布到胃内,造成胃内积存。药物自胃的吸收除了与解离度密切相关外,药物的脂溶性也很大程度地影响药物自胃的吸收。此外,药物自胃的吸收在患者间有很大的个体差异,同一患者不同时间的吸收也有不同。

3.小肠及直肠吸收

小肠是口服给药的主要吸收场所,一方面其含有丰富的血流及淋巴管,另一方面小肠上皮细胞是由单层细胞组成,含有丰富的绒毛及微绒毛,吸收面积远比胃大。因此,药物与小肠有充分接触面与接触时间,加上有很高的血流灌注速率,这均有利于药物的吸收。药物在小肠的吸收多集中在空肠近端。虽然药物在小肠的吸收机制可涉及主动转运、易化扩散、内吞及滤过等,但最主要的转运机制还是属于简单扩散。因此,药物的 pK_a 及小肠液的 pH(正常人小肠内小肠液的 pH 为7.0~7.2)是药物吸收的决定性因素,通常 $pK_a > 3$(有机酸)或 $pK_a < 8$(有机碱)的化合物才易被小肠吸收。

直肠给药不是一种主要的给药途径,但在服药较困难的儿童、患者口服药物呕吐严重或患者昏迷等情况下常被采用。由于生理结构的原因,在直肠吸收的药物约有50%进入血液循环前不经过肝,所以首关效应较口服者轻,生物利用度可能较高。但直肠吸收常不规则、不完全,有时药物对直肠黏膜有刺激作用。

(二)影响药物自消化道吸收的因素

1.药物方面影响

药物的解离度和脂溶性是影响药物吸收的主要因素,此外,固体制剂的崩解与溶解速率也往往是药物自消化道吸收的限速因素。药物粒子越小,表面积越大,溶解速率越快,如灰黄霉素只有粒子在 $5\mu m$ 以下时才能被吸收;药物不同晶型的吸收也有差异,例如 B 晶型棕榈氯霉素比 A 晶型棕榈氯霉素吸收好,血药浓度高。除药物晶型、旋光性等对吸收有重要影响外,药物不同的剂型、辅料的生产工艺对药物的吸收也会产生明显的影响。

2.机体方面影响

(1)胃排空及肠蠕动功能:由于大多数药物在小肠有最大的吸收效率,故胃排空的速率能显著影响吸收。不同食物和药物可加快或延缓胃排空。延缓胃排空,一方面有利于一些碱性药物在胃中溶解,促进其在肠道被吸收;另一方面,它又使一些药物进入小肠的时间延长,影响吸收的速率。如果药物在胃内破坏(如左旋多巴、红霉素),延缓胃排空则使其吸收量下降。

肠蠕动的强弱与快慢也影响药物的吸收,肠蠕动增加可促进固体制剂的崩解和溶解,并进一步帮助溶解的药物与肠黏膜表面接触,增加药物吸收,但对于溶解度小或主动转运吸收的药物,肠蠕动加快可缩短药物在肠内停留时间,减少吸收。

此外,胃肠内容物也可以影响药物吸收。例如,食物中的纤维素能吸附地高辛而使其吸收减少;胃肠内多价金属阳离子如 Mg^{2+}、Fe^{2+}、Ca^{2+}、Al^{3+} 等能与喹诺酮类或四环素螯合而减慢其吸收速率;脂肪则可增加灰黄霉素的吸收。

(2)血流量:药物通过生物膜后随着血流带走,因而维持了膜两侧的浓度梯度差,使药物继续吸收。血流灌注速率大,单位时间内携带的药物数量多,吸收较快。被动转运的药物,如高脂溶性药物或可自由通过膜孔的小分子,透过生物膜的速率较快,其吸收速率主要受血流灌注速率限制。因此,胃肠道淤血、水肿时,药物吸收量明显减少。

(3)首关效应:口服药物后,从给药部位到进入血液循环,有多个环节会使药物丢失。如在胃肠道受 pH 或酶的作用发生降解;通过胃肠道黏膜时被酶代谢;药物进入肝后被酶代谢等,都可导致吸收下降。胃肠道和肝是使药物代谢的主要器官,这种在药物吸收过程中第一次通过某些器官造成的原形药量减少的现象,称为首关效应(或称第一关卡效应、首关效应)。例如异丙肾上腺素可在肠黏膜内与硫酸结合呈现首关效应;口服普萘洛尔后有90%以上被肝代谢,进入体循环的药量仅为给药量的10%左右。因此,首关效应强的药物,一般不宜采用口服途径给药。此外,首关效应强的药物也不适合作为缓(控)释制剂,因为药物在胃肠道缓慢释出,同时缓慢地通过肝,都会增强其首关效应而达不到应有疗效。

(三)注射部位的吸收

动脉、静脉注射药物可使药物迅速完全进入血液循环,无吸收过程,血药浓度可立即达到较高水平。肌内或皮下注射给药是目前非消化道给药中最常见的途径。这两种给药途径具有吸收快,剂量精确、避免首关效应等优点;但也有给药不方便,有出现疼痛或压痛、局部组织坏死、微生物感染以及神经损伤等缺点。皮下或肌内注射时,药物先沿结缔组织扩散,再经毛细血管和淋巴管进入血液循环。毛细血管具有微孔,常以简单扩散及滤过方式转运。吸收速率取决于注射部位的血流量、结缔组织的量及其组成。肌肉组织的血流量比皮下组织丰富,故肌内注射比皮下注射吸收快。此外,注射部位的吸收速率与药物的剂型有关。水溶液吸收迅速;油剂、混悬剂或植入片可在局部滞留,吸收慢,但作用持久。

(四)呼吸道吸收

肺泡表面积较大且血流丰富,气体、挥发性液体和气雾剂等均可通过肺泡壁而被迅速吸收。药物通过肺吸收入血的方式除被动扩散、易化扩散外,还可经内吞或通过淋巴系统最后入血。气雾剂为分散在空气中的微细气体或固体颗粒,颗粒直径 $3\sim10\mu m$ 可到达细支气管,如异丙肾上腺素气雾剂可用于治疗支气管哮喘。小于 $2\mu m$ 可进入肺泡,但粒子过小又可随气体排出;而粒径过大的喷雾剂大多滞留在支气管,可用于鼻咽部的局部治疗,如抗菌、消炎、祛痰、通鼻塞等。药物经呼吸道给予的优点是:吸收快、避免首关效应,特别是病灶在肺,可直接局部给药使达到病灶,如支气管哮喘的治疗;主要缺点是:难于掌握剂量,给药途径有时很复杂,患者难以掌握,且很多挥发性药物或气体对肺上皮细胞有刺激性。

(五)皮肤和黏膜吸收

完整的皮肤吸收能力差,外用药物时,皮肤角质层仅可使部分脂溶性高的药物通过,如硝酸甘油等,对水溶性药物因皮脂腺的分泌物覆盖在皮肤表面,可阻止其吸收。近年来,有许多促皮吸收剂如月桂氮䓬酮可与药物制成贴剂,经皮给药后可达到局部或全身疗效,如硝苯地平贴剂等。

黏膜远较皮肤的吸收能力强。黏膜给药除前述的舌下和直肠给药外,尚有鼻腔黏膜给药。鼻腔黏膜的吸收面积大,且血管丰富,吸收也迅速,如安乃近(氨基比林和亚硫酸钠相结合的化合物)滴鼻剂用于小儿高热等。磷酸酯类杀虫剂等可从皮肤及呼吸道黏膜吸收,应加强防护,注意防止接触吸收中毒。

三、药物的分布

药物从给药部位进入血液循环后,通过各种生理屏障向机体各组织转运,称为分布。药物在体内的分布不均匀,有些组织器官分布浓度较高,有些组织器官分布浓度较低,这导致了药物对各组织器官作用强度的不同。影响药物分布的因素主要有以下几方面。

(一)组织血流量

药物分布到组织的速率基本上取决于组织的血流量。药物进入血液循环后,早期阶段主要快速分布到血流较丰富的组织,如心、肝、肺、肾、脑等处。之后药物随着各组织的血流量及膜的通透性进行再分布。例如,药物在器官组织达到与血药浓度平衡的时间,肾仅 0.25min,肌肉为 40min,而脂肪则需 2.8d。脂溶性小分子药物,易通过细胞膜和毛细血管壁,组织的血流灌注速率是其分布的限速因素。如脂溶性很高的静脉麻醉药硫喷妥钠,静脉注射后首先分布到血流丰富且含脂质高的脑组织中,迅速产生麻醉作用,随后又向血流量少的脂肪组织转移,以致患者苏醒迅速。

(二)药物的组织亲和力

药物在各组织器官的分布量常是不均匀的,这与药物和组织的亲和力、组织及药物的特性等有关。一些药物对某些细胞成分具有特殊亲和力,如该药的组织亲和力大于血浆蛋白时,则该药主要分布在组织中,使药物的分布具有一定的选择性。例如,碘在甲状腺组织中的浓度不但比血浆中浓度高,而且比其他组织也高出 1 万倍,这种结合力的差异,使碘具有高度的选择性,故放射性碘适用于甲状腺功能诊断和治疗甲状腺功能亢进。

药物在组织的结合,也可以是药物的一种储存现象。例如脂肪组织是脂溶性药物的巨大储库。静脉注射硫喷妥钠后有 70% 分布到脂肪组织,地高辛 50% 以上储存在骨骼肌。有些药物在组织内结合形成不可逆的复合物,不能再游离分布到血液循环。例如,四环素与钙络合沉着于牙齿及骨骼中,可造成小儿骨骼生长缓慢及牙齿着色,这些不可逆的组织结合,往往易引起药物的不良反应。

(三)血浆蛋白结合

药物进入血液循环后可不同程度地与血浆蛋白结合,酸性药物通常与白蛋白结合,碱性药物与 α_1 酸性糖蛋白或脂蛋白结合,内源性物质及维生素等主要与球蛋白结合,这种结合是可逆的,呈结合型药物与游离型药物动态平衡。但仅游离型药物能穿过生物膜在体内组织自由分布,所以药物与血浆蛋白结合率是决定药物在体内分布的重要因素。

药物与血浆蛋白结合率取决于游离型药物浓度、血浆蛋白总量、药物与血浆蛋白的亲和力的大小。结合型药物(DP)暂时失去药理活性,同时因分子体积增大,不易透出血管壁,限制了其跨膜转运,因此药物与血浆蛋白结合可视为药物在血液中的一种暂时储存形式,当血浆中游离型药物的浓度随着分布、消除而降低时,结合型药物可释出游离药物,使血液中游离型药物保持一定水平和维持一定时间。因此,药物与血浆蛋白的结合影响药物的分布及消除,从而影响其作用时间和作用强度。

药物与血浆蛋白结合的特异性低,因此,同时联用可结合于同一结合点上的且血浆蛋白结合率都很高的药物时,便可发生竞争性置换相互作用。如抗凝血药华法林 99% 与血浆蛋白结合,当与保泰松合用时,结合型的华法林被置换出来,使血浆内游离药物浓度明显增加,抗凝作用增强,可造成严重的出血,甚至危及生命。药物与内源性化合物也可在血浆蛋白结合位点发生竞争性置换作用,如磺胺异噁唑可将胆红素从血浆蛋白结合部位上置换出来,新生儿使用该药可发生致死性胆红素脑病。药物在血浆蛋白结合部位上的相互作用并非都具有临床意义。一般认为,只有血浆蛋白结合率高、分布容积小、消除慢以及治疗指数低的药物,这种相互作用才可能有临床意义。

药物与血浆蛋白结合程度会对药效和不良反应产生影响。所以,一些血浆蛋白结合率高而治疗范围窄的药物,如苯妥英钠(蛋白结合率89％±23％)、华法林(蛋白结合率99％±1％)及环孢素(蛋白结合率93％±2％)临床应用时应注意药物相互作用;如需进行治疗药物监测,应测定其游离药物浓度,以免因仅测血药总浓度导致错误的判断。老年人血浆白蛋白含量随着年龄增加而下降,血浆中游离型药物比例增加;肝硬化、烧伤、肾病综合征、怀孕等情况下血浆白蛋白浓度也会降低,用药时均应注意。

(四)体液的 pH 和药物的理化性质

在生理情况下细胞内液 pH 约 7.0,细胞外液 pH 约 7.4。由于弱酸性药物在偏碱的细胞外液中解离增多,不易进入细胞内,因此它们在细胞外液中的浓度高于细胞内液。提高血液 pH 可使弱酸性药物向细胞外转运;降低血液 pH 则使其向细胞内浓集。在临床上给予碳酸氢钠使血浆及尿液碱化,既可促进巴比妥类弱酸性药物由脑组织向血浆转运,也可使肾小管重吸收减少,加速药物自尿排出,因此可以解救巴比妥类药物中毒。弱碱性药物则相反,易进入细胞,在细胞内浓度较高。改变血液 pH 也可相应改变其原有的分布特点。此外,药物的理化性质如分子大小、脂溶性、极性、pK_a 等,也是影响药物分布的重要因素。

(五)体内屏障

人体内的某些屏障结构,对调控药物的体内分布发挥重要作用。在大脑、眼及胎盘等部位存在特定的屏障结构,分别为血脑屏障、血眼屏障、胎盘屏障等。这些屏障限制了药物在脑、眼等器官及在胎儿的分布,使得药物在这些部位的浓度远低于血液。一般来说,药物要穿过这些屏障主要取决于药物脂溶性。

血脑屏障是将脑与血液循环分开的屏障,它是机体防止外源性化合物进入脑内的重要自身防护机制。血脑屏障的解剖学基础是脑毛细血管内皮细胞紧密连接,从而形成物理学屏障,可阻止水溶性、大分子药物通过,而亲脂性药物则能横跨毛细血管内皮细胞经被动扩散方式进入血脑屏障。

血眼屏障包括血房水屏障、血视网膜屏障等结构,可使全身给药时药物在房水、晶状体和玻璃体等组织的浓度远低于血液,难以达到有效浓度,因此大部分眼病的有效药物治疗是局部给药。与血脑屏障相似,脂溶性或小分子药物比水溶性大分子药物更易通过血眼屏障。

胎盘屏障存在于母体循环系统与胎儿循环系统之间,是母体和胎儿之间控制内外物质流通的结构,也是药物由母体进入胎儿的流通结构。胎盘屏障有类似于血脑屏障的性质,非离子型的、脂溶性高的药物易于通过,而脂溶低的、易解离的药物则较难通过。与血清蛋白结合的药物也易于通过屏障,进入胎儿。由于孕妇用药后药物可或多或少地作用于胎儿,有些药物对胎儿毒性较大,并可导致畸胎,因此孕妇用药应特别审慎。

四、药物的代谢

药物的代谢(M)又称生物转化或药物转化,是指药物在体内经酶或其他作用而发生的化学结构改变。阐明代谢规律对于掌握药物或毒物的作用至关重要,其意义在于:①许多脂溶性药物代谢生成的代谢物通常是极性较母药增大,水溶性增强,易从肾或胆汁排出;②多数药物经代谢后活性降低,即从活性药物变成无活性的代谢物,可称灭活;③某些无活性药物或前体药经代谢后形成活性代谢物,可称激活;也有的活性药物转化成仍具有活性的代谢物,但与母药相比,它们的作用或体内过程可能发生不同程度的改变;④有些药物等外源性化合物经生物转化后可形成毒性代谢物。药物在体内代谢后,最终目的是使其脂溶性降低、极性增加、易排出体外。

(一)药物代谢方式

药物代谢可分为两种类型,即Ⅰ相反应和Ⅱ相反应。Ⅰ相反应主要是通过氧化、还原、水解等反应,使药物分子上引入某些极性基团,如 —OH 、—COOH 、—NH_2 或 —SH 等。Ⅰ相反应使多数药物失去活性,但也是产生活性或毒性代谢物的主要途径。Ⅱ相反应是结合反应,药物或代谢物通过与葡糖醛酸、硫酸或甘氨酸等结合,形成水溶性复合物,从尿和胆汁排出体外。不同药物代谢的方式不同,有些药物均有Ⅰ相和Ⅱ相代谢,有些药物仅有Ⅰ相或Ⅱ相代谢反应。

(二)CYP酶

肝是代谢的主要部位,代谢的催化酶是肝微粒体细胞色素 P_{450} 酶系及非微粒体酶系。其中最重要的是肝微粒体细胞色素 P_{450} 酶系,又称为混合功能氧化酶或单加氧酶,简称"CYP酶""肝药酶""CYP_{450}"或"P_{450}"。

CYP 酶是一个基因超家族,包括若干亚家族。凡氨基酸同源性大于 40% 的视为同一家族,氨基酸同源性大于 55% 为同一亚家族。在人体中已鉴别出至少 12 种 CYP_{450} 酶家族,其中有三种酶系家族作用较强:CYP1、CYP2 和 CYP3。而且每一个酶系家族又可分为 A、B、C、D 及 E 五个亚家族,在每个亚家族中具体单个的酶用阿拉伯数字来表示。例如 CYP3A4 中的 CYP 是细胞色素 P_{450} 的缩写,3 是家族,A 是亚家族,4 是单个酶。在亚家族中与药物代谢相关较密切的有 CYP3A、CYP2D、CYP2C、CYP1A、CYP2E 等。其中 CYP3A4 作用底物较多,能被药物诱导或抑制,是药物相互作用中非常重要的酶。CYP 酶在遗传上存在变异因素,普遍具有药物代谢多态性。研究显示,CYP1A2、CYP2D6、CYP2C9、CYP2C19、CYP3A4 等存在遗传代谢多态性,越来越多涉及的药物(如甲苯磺丁脲、华法林、苯妥英钠及非甾体抗炎药等)已引起人们的重视。酶的代谢表型可分为四种:快代谢型(EM)、弱代谢型(PM)、中间代谢型(IM)和超强代谢型(UM)。

(三)影响药物代谢因素

1.遗传因素

个体之间药物代谢酶的差异主要由遗传因素和环境因素引起。一般来说,遗传因素引起药物代谢酶结构变异,从而导致代谢功能改变。而环境因素不改变酶的结构,只是调节代谢酶的活性。同时遗传因素和环境因素都能引起体内药物代谢酶量的改变。遗传因素影响药物生物转化的主要表现为药物代谢的多态性现象,即药物的代谢速率在人群中有明显差异,这些差异可表现在种族方面,也可发生于同一种族的不同人群中。首次描述生物转化因遗传多态性所致差异的现象是在 20 世纪 70 年代。发现人群对异烟肼的 N-乙酰化有快慢两种表型,慢乙酰化者肝 N-乙酰转移酶含量明显减少。继后,又发现异喹胍羟化多态性(遗传变异酶 CYP2D6)、乙酰化多态性(胞质 N-乙酰转移酶 NAT2),近年,已发现 CYP2C9 等的底物也存在多态性等。

2.CYP酶的诱导剂和抑制剂

许多物质可以改变CYP酶活性，从而影响药物代谢速率、改变药物作用强度及维持作用时间等。凡是能促进CYP酶合成和(或)活性增强的药物，称为酶诱导剂，目前已发现有200多种药物有诱导CYP酶的作用，主要有苯巴比妥、利福平、甲丙氨酯等。药酶活性增加是机体对药物产生耐受性的原因之一，因药酶活性增加，促使药物代谢加快，而使机体对药物的反应性减弱。例如苯巴比妥和抗凝血药双香豆素合用时，因苯巴比妥的药酶诱导作用很强，连续用药可使双香豆素破坏加速，使凝血酶原时间缩短；突然停用苯巴比妥后，又可使双香豆素血药浓度升高，导致出血危险。此外，有些药物如巴比妥类、水合氯醛、甲丙氨酯等本身就是它们所诱导的CYP酶的底物，因此在反复应用后，CYP酶的活性增高，其自身代谢也加快，这一作用称自身诱导。反之，凡是能抑制CYP酶活性或减少药酶合成的药物称为酶抑制剂，主要有异烟肼、西咪替丁、氯霉素、奎尼丁等。若与其他药物合用时，由于药酶受到抑制使这些药物的代谢减慢，血中浓度增高，可引起中毒反应。另外，有些药物对CYP酶活性具有双重作用。如保泰松对CYP酶活性的改变依合用药物种类不同而异，它对安替比林、可的松、地高辛等药是酶诱导剂，而对甲苯磺丁脲、苯妥英钠等则是酶抑制剂。这可能是由于保泰松对不同类型的CYP分别起诱导和抑制的作用，而不同类型的CYP代谢不同的药物。

3.其他因素

年龄、疾病、饮食等也是影响药物代谢的常见因素。例如，早产儿、新生儿肝内葡糖醛酸转移酶不足，易出现胆红素脑病；且应用氯霉素因代谢障碍易引起急性中毒的"灰婴综合征"。心脏、肝及肾疾病时，都可因血流量不足、功能受损而导致药物代谢及消除减慢等结果。

另外，近年研究显示，肠道菌群不仅影响食物的消化和吸收，还影响到口服药物吸收和代谢处置。有人甚至认为胃肠道微生物群落强大的代谢能力可与肝相媲美。肠道菌群在胃肠道首关效应中起着关键作用。例如，肠道菌群能够将甲硝唑代谢为还原型代谢物乙酰胺和N-(2-羟乙基)草氨酸。肠道菌群还可通过对肝药酶活性的诱导作用，增加部分CYP的表达，从而影响药物代谢酶的作用。

五、药物的排泄

药物的排泄是药物原形物或其代谢物排出体外的过程，是药物体内消除的重要组成部分。肾排泄与胆汁排泄是最重要的途径。

(一)肾排泄

肾是药物排泄的最主要器官。药物肾排泄方式主要为肾小球滤过和肾小管分泌。肾小管重吸收则可将已排入原尿的药物再吸收回血液。此外，近端小管上皮细胞上的P-gp等转运体也参与肾的药物排泄。

1.肾小球滤过

肾小球毛细血管壁有很多小孔，药物以膜孔扩散方式滤过。影响药物滤过的主要因素是肾小球滤过率及药物血浆蛋白结合的程度。如药物与血浆蛋白结合则不能滤过，所以药物的血浆蛋白结合程度高可使滤过药量减少。并且经肾小球滤过后，尿中主要含游离的原形药物和代谢物,其浓度与血浆中浓度相等。在生理情况下,肾小球滤过率(GFR)约125mL/min。如药物只经肾小球滤过,并全部从尿排出,则药物排泄率与滤过率相等。内源性物质肌酐及外源性物质菊粉的消除率与肾小球滤过率相近,因此,临床上常以单位时间肌酐清除率来代表肾小球滤过率。肾小球滤过率降低(如肾病患者、新生儿、老年人)也可使滤过药量减少,药物易在体内蓄积。

$$肾清除率=\frac{尿中药物浓度\times每分钟尿量}{血浆药物浓度}$$

2.肾小管分泌

药物的肾小管分泌主要在近端肾小管进行,这种分泌作用具有主动转运的特点,即可逆浓度梯度转运、由载体转运、需能量、有饱和现象等。目前认为,参与肾小管分泌药物的载体至少有两类:酸性药物载体与碱性药物载体。分泌机制相同的两种酸性药物或两种碱性药物联用时,可发生竞争性抑制,使药物肾小管分泌明显减少,疗效或毒性增强。例如,丙磺舒为弱酸性药,通过酸性药物转运机制经肾小管分泌,因而可竞争性抑制经同一转运机制排泄的其他弱酸性药,如青霉素、头孢菌素等,使后者血药浓度增高,效应增强。

3.肾小管的重吸收

药物在肾小管的重吸收有两种转运方式。主动重吸收:主要在近端小管进行,重吸收的物质大多是身体必需的营养品,如葡萄糖、氨基酸、维生素及某些电解质等。被动重吸收:主要在远端小管进行,其重吸收方式为被动扩散。由于肾小管细胞膜的类脂质特性与机体其他部位生物膜相似,亲脂性分子易被重吸收,因而药物能否在肾小管重吸收,取决于药物的理化性质。同时,尿液pH影响药物的解离度,从而影响药物的重吸收,因此,临床上可通过调节尿液pH作为解救药物中毒的有效措施之一。例如巴比妥类、水杨酸类等弱酸性药物中毒,可服用碳酸氢钠碱化尿液加速药物排出;相反,氨茶碱、哌替啶及阿托品等弱碱性药物中毒,酸化尿液可加速药物排泄等。

(二)胆汁排泄

肝是物质代谢的器官,也是胆汁生成和分泌的器官。许多药物或其代谢物能从胆汁排泄,这是一个主动分泌过程。药物自胆汁排泄与肾排泄相似,药物进入肝、胆,除了通过生物膜的被动扩散外,转运体也发挥着重要作用。肝至少有三个彼此独立的载体主动转运系统,分别起转运阴离子(有机酸类如对氨基马尿酸、磺溴酞、青霉素等)、阳离子(有机碱类如奎宁、红霉素等)和中性化合物(强心苷等)的作用。肝排泌有机酸和有机碱至胆汁的机制与肾小管排泌此类物质的机制相似,也存在同类药物相互竞争的现象,如丙磺舒可抑制利福平及吲哚美辛的胆汁排泄。

从胆汁排出的药物,先储存于胆囊中,然后释放进入十二指肠。有些药物可由小肠上皮细胞吸收,有些在肝与葡糖醛酸结合后的代谢物在肠道被菌群水解后也可重吸收,这种直接或间接的小肠、肝、胆汁间的循环,称为肠肝循环。肠肝循环的临床意义取决于药物的胆汁排出量,药物从胆汁的排出量多时,肠肝循环常能延长药物作用的时间。如果阻断该药的肠肝循环,则能加速该药的排泄。如洋地黄毒苷中毒,服用考来烯胺可在肠中与洋地黄毒苷结合,阻断其重吸收促进排泄。胆汁中未被重吸收的药物可通过粪便排出体外。

胆汁排泄率可用清除率来表示：

$$胆汁清除率 = \frac{胆汁流量 \times 胆汁药物浓度}{血浆药物浓度}$$

胆汁流量一般稳定在 0.5～0.8mL/min，如果药物的胆汁浓度等于或小于血浆浓度时，胆汁清除率低；如果胆汁药物浓度很高，其胆汁清除率也相对高。有些药物胆汁浓度高于血浆药物浓度达 1000 倍或以上时，其胆汁清除率也可高达 500mL/min，甚至更高。胆汁清除率与胆汁流量有关，受到肝血流量的影响。胆汁清除率高的药物在临床用药上有一定的意义。例如，氨苄西林、头孢哌酮、利福平、红霉素等主要经胆汁排泄，其胆汁浓度可达血药浓度的数倍至数十倍，故可用于其敏感菌引起的肝胆道感染，同时，也由于这些药物主要经胆汁排泄而非肾排泄，所以在肾功能不全时，常可不必调整用量等。

（三）肠道排泄

过去对药物自肠道的排泄注意较少，近年来发现肠道排泄是某些药物（如地高辛、毒毛花苷 G、洋地黄毒苷、红霉素、奎宁、苯妥英钠等）重要的排泄途径。药物自肠道排泄既有被动扩散也有主动转运机制参与。位于肠上皮细胞膜上的 P-gp、有机阳离子转运蛋白、有机阴离子转运蛋白等也可将药物及其代谢物直接从血液内分泌排入肠道。药物自肠道排泄一方面降低了药物的吸收程度，另一方面在解毒处理中有一定临床价值。

（四）其他途径的排泄

药物除上述主要排泄途径外，有些药物尚可通过汗液、唾液、泪液等排泄，从排泄总量来看，这些途径并不重要，但它们的浓度往往能反映药物在血中的浓度。有些药物还可以通过乳汁排泄，药物从乳腺排出属被动转运。乳汁呈偏酸性（pH 约 6.6），一些弱碱性药物如吗啡（$pK_a = 8$）、阿托品（$pK_a = 9.8$）、红霉素（$pK_a = 8.8$）等易自乳汁排出。故哺乳期妇女用药应慎重，以免对乳儿引起不良反应。

挥发性药物，如麻醉性气体、可挥发的液体药物，由肺呼出是其重要的排泄途径。这类药物的排泄速率与药物的血气分配系数有关，分配系数大的药物排泄慢，分配系数小的药物排泄快。

第二节　药物代谢动力学参数

一、速率过程与速率常数

药代动力学建立的基础是药物分子可通过机体各种生物膜屏障，在机体内转运。药物通过生物膜的转运方式主要为简单扩散与特殊转运。

（一）一级速率过程与线性动力学过程

简单扩散过程主要取决于生物膜的通透性和膜两侧的药物浓度差，浓度差越大，转运速率越快，其转运速率可用下式表示。

$$\frac{dC}{dt} = -KC$$

K 为一级速率常数。

这种在单位时间内药物的吸收或消除是按比例进行的药物转运过程,称为一级速率过程。一级速率常数反映体内药量衰减的特性,并不随体内药物浓度增大而变化。大多数药物在体内的转运过程属于一级速率过程,即线性动力学过程。线性动力学过程具有:药物消除半衰期不随剂量不同而改变;曲线下面积与剂量成正比;平均稳态浓度与剂量成正比等特点。

(二)零级速率过程与非线性动力学过程

药物的主动转运和易化扩散都需要载体或酶的参与,因此具有饱和现象。药物的转运速率与药物浓度的关系比较复杂。当药物浓度远小于转运载体或酶饱和的药物浓度时,其转运过程属一级速率过程。但当药物浓度远大于转运载体或酶饱和的药物浓度时,其转运速率只取决于转运载体或酶的水平,而与药物浓度无关,称为零级速率过程。

零级速率过程转运速率可用下式表示:

$$\frac{dC}{dt} = -K_0$$

K_0 为零级速率常数。

因此,特殊转运的药物在不同浓度和不同时间下,其转运速率可表现为一级速率过程、零级速率过程,在数学上可用混合米-曼方程描述,整体呈非线性关系,属于非线性动力学过程。非线性动力学过程具有:药物消除半衰期随剂量增加而延长;血药浓度-时间曲线下面积与剂量不成正比,当剂量增加,血药浓度-时间曲线下面积显著增加;平均稳态浓度与剂量不成正比等特点。

临床常用药物的体内过程大多数属于线性动力学过程,即反应速率随体内药量衰减而衰减。速率过程与速率常数的特性适用于药物吸收、分布、生物转化和排泄过程。

二、房室模型

药动学的实质是用动力学的原理和方法研究药物的吸收、分布、代谢和排泄,通过数学模型阐明血药浓度随时间变化的规律。为了使复杂的生物系统简化,便于定量分析,建立房室模型帮助理解药物在体内的变化规律。房室是一个抽象的概念,不代表某个具体的解剖上的组织器官。常见的有一室模型和二室模型。

(一)一室模型

给药后,药物瞬时在体内各部位达到平衡,可将机体看成一个均匀的整体,称为一室模型。血浆中药物浓度的变化能够反映组织中的药物浓度的变化。

(二)二室模型

药物在不同组织中的分布存在差异,给药后,血液丰富的组织,如血液、脑、肝、肾等药物分布快,而血液贫乏的组织,如脂肪、皮肤等药物分布慢,根据药物在组织中转运速度的不同,将先进入的分布速率大的组织称为中央室,后进入的分布速率小的组织称为周边室。按此假设的房室模型称为二室模型。若转运到周边的速率过程仍有较明显的快慢之分,就称为三室模型。

三、血药浓度-时间曲线下面积

(一)AUC 的概念及意义

以血浆药物浓度(简称血药浓度)为纵坐标,以相应时间为横坐标,绘出的曲线为血药浓度-时间曲线,坐标轴和血药浓度-时间曲线之间所围成的面积称为血药浓度-时间曲线下面积(AUC),简称曲线下面积。它可间接反映药物被吸收到体内的总量,这在连续给药时比给药速度更为重要。血药浓度-时间曲线下面积是获得药物生物利用度的基础,也是"统计矩"学说相关参数的基础。

(二)曲线下面积的计算

1.梯形法

不需要判断房室模型,直接将血药浓度-时间曲线下面积根据每个血药浓度-时间数据划分成若干个区域,每个区域可近似地看作为一个梯形,将计算出的每一个梯形的面积相加,则得到曲线下面积的值。

应用梯形法计算曲线下面积,在药代动力学、药物生物利用度和生物等效性等研究中最为常用。其公式为:

$$AUC_{0-t} = \sum_{i=1}^{n} \frac{C_{i-1}+C_1}{2}(t_i - t_{i-1})$$

$$AUC_{0 \to \infty} \sum_{i=1}^{n} \frac{C_{i-1}+C_1}{2}(t_i - t_{i-1}) + \frac{C_n}{K}$$

在计算曲线下面积时,为了减少误差,一般要求获得 3 个以上消除半衰期的血浆浓度-时间数据。在选用梯形法时,血浆浓度的时间间隔越短,结果越正确。当然,这会带来了技术上的困难,因此研究前的设计应全面、合理。

2.积分法

当根据房室模型的方法获得相关药代动力学参数时,即可根据相应的血药浓度时间函数用积分法导出的公式,计算 $AUC_{0 \to \infty}$。

(1)静脉注射给药

一室模型:$AUC = \dfrac{C_0}{K}$

二室模型:$AUC = \dfrac{A}{\alpha} + \dfrac{B}{\beta}$

(2)血管外给药

一室模型:$AUC = A\left(\dfrac{1}{K} - \dfrac{1}{K_a}\right) = \dfrac{FX_0}{KV}$

二室模型:$AUC = \dfrac{A}{\alpha} + \dfrac{B}{\beta} + \dfrac{G}{K_A}$

四、表观分布容积

(一)表观分布容积的概念

药物进入机体后,不同组织与体液中的实际药物浓度并不相同。但在进行药代动力学计算时,可设想药物是均匀地分布于各种组织与体液中,且其浓度与血液相同,在这种假设条件下药物分布所需的容积称为表观分布容积(V_d)。因此,表观分布容积是一个数学概念,并不代表具体的生理空间,用来估算在给予一定剂量的药物后,机体接触药物的程度与强度。它是代表给药剂量或体内药物总量与血浆药物浓度相互关系的一个比例常数。

$$V_d = \frac{D_t}{D_t}$$

$$D_t = V_d \times C_t$$

D_t 表示给药 t 时间后,机体内的总药量;C_t 表示给药 t 时间后,血浆中药物的浓度。

(二)表观分布容积的计算

1.静脉注射给药

一室室型:$V_d = \dfrac{X_0}{K \cdot AUC_{0 \to \infty}}$

二室模型:$V_d = \dfrac{X_0}{\beta \cdot AUC_{0 \to \infty}}$

2.血管外给药

一室模型:$\dfrac{V_d}{F} = \dfrac{X_0}{K \cdot AUC_{0 \to \infty}}$

二室模型:$\dfrac{V_d}{F} = \dfrac{X_0}{\beta \cdot AUC_{0 \to \infty}}$

(三)表观分布容积的应用

1.估算血容量及体液量

某些药物只分布在某一部分体液,其表观分布容积就等于该体液的容积。例如,依文蓝染料的分布只限于血浆内,故测定其 V_d 即可求得机体的总血容量;安替比林分布到全身体液中,可根据其表观分布容积的变化,判断机体是水潴留还是脱水。

2.反映药物分布的广度和药物与组织结合的程度

许多酸性有机药物,如青霉素、升华硫等或因脂溶性小或因与血浆蛋白结合力高,不易进入组织,其表观分布容积值常较小,为 0.15~0.3L/kg;与此相反,碱性有机药物如苯丙胺、山莨菪碱等,易被组织摄取,血液中浓度较低,表观分布容积值常超过体液总量(60kg 的正常人,体液约 36L,即 0.6L/kg)。例如,地高辛的表观分布容积达 600L(10L/kg),说明药物在深部组织大量储存。因此,当药物具有较大的表观分布容积时,其消除缓慢,蓄积毒性通常要比表观分布容积小的药物大。

3.根据表观分布容积调整剂量

不同患者应用同一药物制剂后,由于表观分布容积的不同而有不同的血药浓度。通常药物的表观分布容积与体表面积成正比,故用体表面积估算剂量比较合理,尤其是在小儿用药或使用某些药物(如抗癌药物)时。

五、半衰期

(一)半衰期的概念

生物半衰期是指药物效应下降一半的时间,血浆半衰期($t_{1/2}$)是指药物的血浆浓度下降一半所需的时间。药代动力学的计算,一般是指血浆半衰期,某些药物也采用血清或全血半衰期,但此时应加以说明。

消除半衰期是指消除相时血浆药物浓度降低一半所需的时间,可以表示药物在体内(包括尿排出、生物转化或其他途径的消除)消除速度。经过5~7个半衰期,体内的药物绝大部分已消除。然而,半衰期可因用药剂量、年龄、蛋白结合、合并用药、疾病(特别肝和肾)、影响尿排泄的 pH 等因素而改变,因此,药物的消除半衰期在调整给药剂量和调整给药间隔时间等方面有重要的作用。

(二)消除半衰期的计算

$$t_{1/2} = \frac{0.693}{K}$$

K 为一室模型消除速率常数。

$$t_{1/2\beta} = \frac{0.693}{\beta}$$

β 为二室模型 β 相消除速率常数。

从上两式可见,当药物在体内符合一级动力学过程时,其消除半衰期与血药浓度水平无关。

六、清除率

(一)清除率的概念

清除率(CL)是指单位时间内机体清除药物的速率,其单位有:L/h,mL/min 等。总清除率包含肾外清除率和肾清除率。总清除率等于各清除率的总和。

(二)清除率的计算

1.根据给药剂量与药-时曲线下面积的比值计算

静脉给药:$CL_{\text{total}} \dfrac{X_0}{AUC}$

血管外给药:$CL_{\text{total}} \dfrac{FX_0}{AUC}$

另外,通过血管外途径给予的药物,其生物利用度一般是未知的,其清除率又可表示为:

$$\frac{CL_{\text{total}}}{F} = \frac{X_0}{AUC}$$

2.根据药物中央室分布容积与药物消除速率常数的乘积计算

一室模型:$CL = KV_d$

二室模型: $CL = K_{10}V_1$

3.根据药物的排泄数据计算

药物肾清除率(CLR)指每分钟有多少毫升血浆中的药物被肾清除,当药物部分或全部以原形从肾排泄时,可以下式计算 CLR:

$$CLR = \frac{UV}{C}$$

U 为尿液药物浓度,V 为每分钟尿量,C 为血浆药物浓度。

七、稳态血浆浓度

(一)多次给药后血药浓度达稳态的特点

临床应用药物,往往需要经过连续多次给药,才能达到有效的治疗目的。在恒定给药间隔时间重复给药时,可产生一个"篱笆"型的血浆药物浓度曲线,如果给药间隔短于完全清除药物的时间,药物可在体内积累,随着给药次数的增加,药物在体内的积累越来越多,当一个给药间隔内的摄入药量等于排出量时,此时的血浆浓度称为稳态血浆浓度。

此时,任一间隔内的药物浓度时间曲线基本相同,但血药浓度在一定范围内波动。在每一次给药后都会出现最大的血药浓度和最小的血药浓度,峰浓度与谷浓度的大小与单位时间的用药量有关(给药速率),即与给药间隔时间(τ)和给药剂量(维持剂量,D_m)有关。

(二)多次给药达稳态时的血药浓度计算

1.最高稳态血药浓度

$$C_{SS,max} = \frac{C_{1,max}}{1 - e^{-K\tau}}$$

2.最低稳态血药浓度

(1)多次静脉注射给药: $C_{SS,max} = \frac{X_0}{V} \frac{e^{-K\tau}}{1 - e^{-K\tau}}$

(2)多次血管外给药: $C_{SS,max} = \frac{FX_0 K_a}{V(K_A - K)} \frac{e^{-K\tau}}{1 - e^{-K\tau}}$

3.平均稳态血药浓度

(1)多次静脉注射给药: $C_{av} = \frac{X_0}{VK\tau} = 144 \frac{X_0}{V} \frac{t_{1/2}}{\tau}$

(2)多次血管外给药: $C_{av} = \frac{FX_0}{VK\tau} = 1.44 \frac{FX_0}{V} \frac{t_{1/2}}{\tau}$

(3)不考虑给药途径: $C_{av} = \frac{AUC_{SS}}{\tau}$

4.静脉输注的稳态血药浓度

$$C_{av} = \frac{K_0}{VK}$$

八、累积系数

累积系数(R)又称为累积因子,用来反映多次给药后,药物在机体内的累积程度。

$$R = \frac{C_{SS,max}}{C_{1,max}} = \frac{C_{SS,max}}{C_{1,max}} = \frac{1}{1-e^{-K\tau}} = \frac{AUC_{SS}}{AUC_{1,0-\tau}}$$

药物的累积程度与药物本身的消除速率常数或半衰期以及给药间隔有关,因此半衰期不同的药物,必须注意其用药间隔时间。药物累积系数乘以每次给药量即可得其稳态时的体内平均药量。

九、负荷剂量

(一)负荷剂量的概念

临床上为了使药物浓度尽快到达稳态从而尽早发挥疗效,常常先给予一个较维持剂量大的剂量使药物浓度迅速达到稳态水平,然后在预定的给药间隔时间给予维持剂量维持稳态水平,这个在第一次使用的剂量称为负荷剂量(D_L)。

(二)负荷剂量的计算

静脉注射给药:$D_L = \dfrac{D_m}{1-e^{K\tau}}$

血管外给药:$D_L = \dfrac{D_m}{(1-e^{K\tau})(1-e^{K_a\tau})}$

当 $\tau = t_{1/2}$ 时,上述两个公式均可简化为:$D_L = 2D_m$。据此得出"给药间隔时间等于药物的半衰期,首剂加倍"的负荷剂量用药原则。

十、生物利用度

(一)生物利用度的概念

生物利用度指药物从制剂释放后,被吸收进入全身血液循环的速度和程度,是生物药剂学的一项重要参数,是评价药物制剂质量的重要指标,也是选择给药途径的依据之一。

(二)绝对生物利用度与相对生物利用度

血管外给药后,可通过绝对生物利用度与相对生物利用度反映药物从制剂释放后,被吸收进入全身血液循环的程度。绝对生物利用度指血管外给药后,吸收进入血液循环的药物量占所给予的药物总量的比例;相对生物利用度指通过血管外途径给予两种制剂,两者吸收进入血液循环的药物量在等剂量条件下的比例。

$$绝对生物利用度(F) = \frac{AUC_{血管外}}{AUC_{静脉注射}}$$

$$受试制剂相对生物利用度(Fr) = \frac{受试制剂的\ AUC}{参比制剂的\ AUC}$$

(三)血药峰浓度与峰时间

峰时间(T_{max})指药物在吸收过程中出现最大血药浓度的时间,可由下式算出:

$$T_{max} = \frac{1}{K_A - K} \ln \frac{K_a}{K}$$

K_a 为吸收速率常数。

血药峰浓度(C_{max})指药物在吸收过程中出现最大血药浓度,可由下式算出:

$$C_{max} = \frac{FX_0}{V} e^{-KT_{max}}$$

FX_0 为总吸收量,V 为表现分布容积,K 为消除速率常数。

血管外给药后,可用血药峰浓度与峰时间反映药物从某制剂吸收进入全身血液循环的速度。峰浓度与吸收速率常数、消除速率常数、剂量有关,而峰时间仅取决于吸收速率常数、消除速率常数,与剂量无关。在消除速率常数一定时,吸收速率越快,血药峰浓度越高,峰时间越短。

某些药物的不同制剂即使其曲线下面积相等(即吸收程度相等,相对生物利用度相等),由于吸收速度不同在临床使用中会导致不同的疗效,甚至导致中毒。如制剂 3 无效,制剂 1 出现中毒浓度,而制剂 2 能保持一定时间的有效浓度,且不致引起中毒反应。

第三章　影响药物作用的因素

第一节　药物方面的因素

一、药物化学结构

药物的性质和药理作用取决于药物的化学结构。一般来说,化学结构相似的药物可以产生相似的作用,如苯二氮䓬类药物均有镇静催眠作用。但化学结构相似的药物也可以产生相反的药理作用,如华法林和维生素 K,华法林为抗凝血药,维生素 K 为促凝血药,两者结构相似,但作用相反。

二、药物剂量

剂量,即用药的分量。剂量的大小决定血药浓度的高低,血药浓度又决定药理效应。剂量越大,血药浓度越高,作用越强。但超过一定范围,剂量不断增加,血药浓度继续升高,则可能发生中毒,甚至死亡。根据剂量与效应的关系,剂量可分为:

(一)无效量

即药物剂量过小,在体内达不到有效浓度,不能产生明显药理效应的剂量。

(二)最小有效量

即刚能引起药理效应的剂量,又称为阈剂量。

(三)有效量

即介于最小有效量和极量之间的量,又称治疗量。在治疗量中,大于最小有效量而小于极量,疗效显著而安全的剂量,为临床常用量。

(四)极量

即能引起最大效应而不至于中毒的剂量,又称最大治疗量。极量是国家药典明确规定允许使用的最大剂量,即安全剂量极限,超过极量有中毒的危险。除非特殊需要时,一般不采用极量。

(五)最小中毒量和中毒量

药物引起毒性反应的最小剂量为最小中毒量。介于最小中毒量和最小致死量之间的剂量为中毒量。一般将最小有效量与最小中毒量之间的剂量范围,称为安全范围(治疗作用宽度),此范围越大药物越安全。

(六)最小致死量和致死量

药物引起死亡的最小剂量为最小致死量,用量大于最小致死量即为致死量。

三、药物的剂型

剂量相同的同种药物,因剂型不同,药物的吸收速度、药效产生快慢与强度都会表现出明显的差异。口服制剂中,溶液剂比胶囊剂和片剂快;注射制剂中,水溶性制剂比混悬剂和油剂吸收快。近年来临床用药有了一些新的长效剂型,如缓释制剂就是利用无药理活性的基质或包衣阻止药物迅速溶出,以达到非恒速缓慢释放的效果;而控释制剂则可以控制药物按零级动力学恒速或近恒速释放,以保持药物的恒速吸收,这些新剂型不仅保证了长期疗效,也大大方便了患者。

四、给药途径

给药途径不同可直接影响药物作用的快慢、强弱,有时甚至影响药物作用的性质。不同给药途径的药物作用速度快慢一般是:静脉注射＞吸入＞舌下＞肌内注射＞皮下注射＞口服＞直肠给药＞皮肤、黏膜给药。有些药物采取不同的给药途径,其作用性质也不同,如硫酸镁口服呈现导泻和利胆作用,注射则呈现抗惊厥、降血压作用,外用则可消肿止痛。

五、给药时间和次数

给药的时间可影响药物的疗效,临床用药时,需视具体药物和病情而定。一般饭前给药由于没有胃内容物的干扰,吸收较好,起效较快;饭后服药则吸收较差,起效较慢,但有些刺激性的药物如阿司匹林、铁剂等宜饭后服用,以减少对胃肠道的刺激;催眠药应睡前服;降糖药胰岛素应餐前给药;胃黏膜保护药宜饭前半小时服用;助消化药需在饭前或饭时服用。

人体的生理功能活动表现为昼夜节律性变化,机体在昼夜24h的不同时间,对某些药物的敏感性不同。按照生物周期节律性变化,设计临床给药方案以顺应人体生物节律变化,能更好地发挥药物疗效,减少不良反应。如肾上腺糖皮质激素的分泌高峰在上午八时左右,然后逐渐降低,零时达低谷,临床需长期应用糖皮质激素类药物治疗时,可依据此节律在上午八时一次顿服,既能达到治疗效果,又可减轻对肾上腺皮质的负反馈抑制作用。

每日用药的次数,一般根据病情需要和药物的半衰期而定。药物的半衰期是决定给药次数的重要药动学参数,半衰期短的药物,给药次数要相应增加,反之亦然。长期用药还应注意避免积蓄中毒的发生,特别是肝、肾功能不全时,应注意减少给药次数和用量,毒性大的药物更应如此。

六、药物相互作用

同时使用两种或两种以上的药物时,其中一种药物作用受到另一种药物的影响而发生明显的改变,称为药物相互作用。药物相互作用一般均发生在体内,少数发生在体外。药物相互作用有以下 3 种方式：

（一）药动学方面相互作用

药动学方面相互作用是指一种药物的体内过程被另一种药物改变，从而影响该药的血液和靶位浓度，改变其药物作用强度。主要包括以下几个环节：

1.影响吸收

改变胃肠道 pH 可影响弱酸性或弱碱性药物的解离度，服用抗酸药可减少弱酸性药物，如阿司匹林、氨苄西林、磺胺类等药物的吸收；抗胃酸分泌的 H_2 受体阻断药及奥美拉唑等可减少胃酸的分泌，影响酸性药物的吸收；药物在吸收过程中，有些可发生吸附或络合作用，如钙、镁、铝等离子能与四环素形成可溶性络合物，影响吸收；西沙必利等可以增强胃肠蠕动，促使胃中的药物迅速进入肠道，导致同时服用的其他药物在肠道吸收提前，而抗胆碱药抑制胃肠蠕动，使同时服用的其他药物在胃内滞留，延缓吸收。

2.影响分布与转运

药物与血浆蛋白的结合可出现竞争性抑制。临床上许多药物与血浆蛋白有较高的结合率，如阿司匹林、保泰松等，当与其他高血浆蛋白结合率的药物合用时，可将与之结合的药物游离出来。如口服降糖药和抗凝药与上述药物合用时，有可能使前者游离血药浓度大幅升高，出现低血糖反应或出血。

3.影响生物转化

肝药酶诱导剂可加速一些主要经肝转化的药物清除，减弱药效；而肝药酶抑制剂可减慢主要经肝转化的药物清除，增强药效和延长作用时间。

4.影响排泄

许多药物在体内主要由肾脏排泄，当两种或两种以上可通过肾小管主动分泌的药物联用时，就可发生竞争性抑制，使药效时间延长。如丙磺舒与青霉素或头孢菌素类药合用时，就会减少后者的分泌，排泄减少，从而起到增效作用。某些药物由肾小球滤过或肾小管分泌而进入肾小管内，改变尿液的 pH，可影响药物的再吸收。临床上碱化尿液可加速弱酸性药物的排泄，用于弱酸性药物中毒的治疗。

（二）药效学方面的相互作用

药效学相互作用是指联合用药后，不影响药物在体液中的浓度，但改变药理作用。其包括协同作用和拮抗作用两种情况。

1.生理性拮抗或协同

两种或两种以上药理作用相似的药物联合应用可产生协同作用；而作用相反的两种药物合用可产生拮抗作用。

2.在受体水平的协同或拮抗

一个药物的使用可能影响另一个药物与相应受体的相互作用。

（三）在体外的相互作用

在药物未进入机体之前发生的相互作用，可使药物性质发生改变，通常有以下两种情况：

1.配伍禁忌

向静脉输液瓶内加入一种或多种药物，可发生化学或物理的相互作用，从而改变药物的性质。

2.固体成分中所用赋形剂不同对药物生物利用度的影响

如以乳糖为赋形剂的苯妥英钠胶囊的生物利用度明显大于以硫酸钙为赋形剂的生物利用度。

第二节 机体方面的因素

一、年龄

年龄对药物作用的影响主要表现在：①新生儿和老年人体内药物代谢和肾脏排泄功能较低，大部分药物可能会有较强和更持久的作用；②药物效应靶点的敏感性发生改变；③老年人的特殊生理因素（如心血管反射减弱）和病理因素（如体温过低）；④机体组成发生变化，新生儿体液占体重的比例较大，老年人脂肪在机体所占比例较大，导致药物分布容积发生相应的改变；⑤老年人常需服用更多的药物，发生药物相互作用的概率相应增加。

新生儿体内的药物结合代谢能力相对缺乏会导致严重的后果。如胆红素与白蛋白结合位点被药物置换后引起核黄疸；氯霉素引起"灰婴"综合征是由于肝脏的结合代谢能力低下导致氯霉素在组织中蓄积而产生的毒性反应。

经体表面积标准化后，新生儿肾小球滤过率和肾小管最大分泌率均仅为成人的20%，故主要经肾清除的药物在新生儿中的半衰期比成人长。肾小球滤过能力大约从20岁开始缓慢减弱，到50岁和75岁时分别降低25%和50%。肾小球滤过能力的衰退引起药物的肾脏清除率降低。

肝微粒体酶活性随着年龄的增长而缓慢降低，同时由于脂肪在机体的构成比例随着年龄增长而增加，脂溶性药物的分布容积会增加，导致一些药物的半衰期随着年龄增长而延长，如催眠药地西泮。

老年人药物作用靶点的敏感性升高或降低导致药物反应性发生相应改变。如地西泮在老年人中更易引起精神错乱，降压药物在老年人中因心血管反射减弱常引起体位性低血压。

二、性别

女性体重一般轻于男性，在使用治疗指数低的药物时，为维持相同效应，女性所用剂量可能较小。女性脂肪比例比男性高而水比例比男性低，可影响药物的分布和作用。妇女在月经期、妊娠期和哺乳期的用药应特别慎重。月经期需要避免服用剧泻药和抗凝血药，以免盆腔充血，月经增多。妊娠期内应避免使用药物，特别是胎儿器官发育期内严禁使用锂盐、乙醇、华法林、性激素、苯妥英钠等致畸药物。在哺乳期应注意药物可通过乳腺随乳汁排泄而影响婴儿发育。此外，产前还应禁用抗凝血药、抗血小板药及影响子宫肌肉收缩的药物。

三、心理因素

患者的精神状态与药物效应之间存在着密切的关系。一个患者服药后的效应实际是由多种因素引起的,包括药理学效应、非特异性药物效应、非特异性医疗效应和疾病的自然恢复4个因素。其中非特异性药物效应和非特异性医疗效应是安慰剂的绝对效应。安慰剂是由淀粉、乳糖等制成的无药理活性而外形形似药物的制剂。安慰剂效应主要由患者的心理因素引起,它来自患者对药物和医师的信赖。患者对医护人员信任,患者情绪乐观会对药物疗效产生正面影响;反之医患关系紧张,患者情绪悲观会对药效产生负面影响。研究表明,即使给予患者不具药理活性的安慰剂,也可对头痛、失眠、心绞痛、术后疼痛、感冒咳嗽、神经官能症等症状获得30%～50%的改善。临床用药时,应鼓励患者以乐观的态度,正确对待疾病、积极治疗,不仅能减轻疾病痛苦的主观感受,还能提高机体对疾病的抵御能力,有利于疾病的治疗。

四、遗传因素

遗传是药物代谢和效应的决定因素。基因是决定药物代谢酶、药物转运蛋白和受体活性及功能表达的结构基础,是药物代谢与反应的决定因素。现在已形成一个独立的药理学分支——遗传药理学。遗传异常主要表现在对药物体内转化的异常,可分为快代谢型(EM)及慢代谢型(PM)。前者使药物快速灭活,后者使药物灭活较缓慢,因此影响血浆药物浓度及效应强弱。又如葡萄糖-6-磷酸脱氢酶(G6PD)缺乏者对伯氨喹、磺胺药、砜类等药物易发生溶血反应。这两种遗传异常的人在我国都不鲜见,这些遗传异常只有在受到药物激发时方才出现,故不是遗传性疾病。

五、疾病状态

疾病本身能导致药物代谢动力学和药物效应动力学的改变。疾病的严重程度固然与药物疗效有关,同时存在的其他疾病也会影响药物的疗效。肝肾功能不足时分别影响经肝转化及自肾排泄药物的清除率,可以适当延长给药间隔及(或)减少剂量加以解决。神经功能抑制时,如巴比妥类中毒时能耐受较大剂量中枢兴奋药而不致惊厥,惊厥时却能耐受较大剂量苯巴比妥。此外要注意患者有无潜在性疾病影响药物疗效,如氯丙嗪诱发癫痫,非甾体抗炎药激活溃疡病,氢氯噻嗪加重糖尿病,抗 M 胆碱药诱发青光眼等。

六、长期用药引起的机体的反应性变化

长期反复用药引起生物机体(包括病原体)对药物反应发生变化,主要表现为耐受性、耐药性和药物依赖性。

(一)耐受性

连续用药后机体对药物的反应强度降低,需增加剂量才能维持药效。有的药物在应用几次很低剂量后就可迅速产生耐受性,称为急性耐受性。

31

（二）耐药性

病原体及肿瘤细胞等对化学治疗药物敏感性降低称为耐药性，也称抗药性。

（三）药物依赖性

长期应用某种药物后，机体对这种药物产生生理性或精神性依赖和需求。生理依赖性也称躯体依赖性，即停药后患者产生身体戒断症状。精神依赖性，即停药后患者只表现主观不适，无客观症状和体征。

第三节　用药方法的因素

给药方法是否得当是影响药物治疗效果重要因素之一。药物剂型决定了药物的给药途径和给药方法。临床上所用药物的剂型有多种，如片剂、注射剂、酊剂、栓剂、胶囊剂、软膏剂、气雾剂、混悬剂、乳剂等，以及新剂型如脂质体、微囊、微球和毫微球等。正确的给药途径和给药方法是确保药物安全有效的重要因素。合理与规范的给药途径原则：能口服给药的不用注射方法，能用肌内注射的不用静脉注射，能用静脉注射的则不用静脉滴注。以口服制剂和注射剂的给药方法为例介绍用药方法对疗效与安全性的影响。

一、口服制剂服用方法

（一）服药姿势

一般建议患者取坐位或站位服药，服药后站立或静坐 5～10min。不推荐躺着服药，特别是抗生素、抗肿瘤药物、铁剂、胶囊剂等易引起食管溃疡的药物，以避免药物黏附于食管壁上，影响疗效并刺激食管，引起咳嗽、局部炎症等。对卧床患者，应将其扶起取坐位或半卧位服药，同时多饮水使药物下行入胃，避免其残留。

（二）服药时间

通常所指的"每日服药几次"中的"每日"不单纯指白天时间，而是指 24h。所以如果每日 3次，则应每隔 8h 一次、为了方便患者的休息，一般每日 3 次可安排在 7 点、15 点和 21 点各用药一次。同样，每日 2 次或 4 次，都应以 24h 来安排用药时间。许多药物都有最佳的服药时间。例如：镇静催眠药在睡前服药，宜睡前 15～30min；刺激性药物、解热镇痛药宜饭后 15～30min 服药；此外，还应注意间隔用药。有些药不能和其他药同时服用，如活菌制剂：治疗腹泻的枯草杆菌、肠球菌二联活菌多维颗粒（妈咪爱）、双歧杆菌乳杆菌三联活菌片（金双歧）、促菌生、双歧杆菌四联活菌片（思连康）等不能和抗生素同服，因为抗生素会破坏活菌，降低其活性，所以要间隔 2～4 个小时以上服用。

（三）送服液体

最好的服药液体是冷开水，服药前应先喝一口水，服药后再喝至少 100mL 水。水有护卫和润滑食管的作用，又能加速药物在胃里的溶解，促进吸收。另外，水能冲淡食物和胃酸对药物的破坏，也能减少药物对胃肠的刺激。服药时不喝水而干吞药片，这样做不但会影响药效，甚至还会发生不良反应。如服用磺胺类药物,由于其代谢产物溶解度低,容易在泌尿道析出结晶,引起结晶尿、尿痛、血尿、尿闭等症,多饮水则可加速排泄,减少毒副作用。再如,服用解热镇痛药时,多饮水可增强机体散热能力,又可防止因出汗过多造成水电解质平衡失调而发生虚脱等。选用其他液体服药宜慎重,特别是酒和含酒精类饮料,因为这些饮料中含有乙醇,乙醇本身就具有抑制中枢神经和扩张血管的药理作用,而且会显著影响许多药物的体内代谢。除非药品说明书中有特殊要求,一般应建议患者也尽量不要使用茶水、牛奶、菜汤、果汁饮料等送服药物,因为这些饮料中的某些成分可能会与药物中的成分产生相互作用而干扰药物的吸收,造成药物失效或毒性增加。如茶叶中鞣酸可与金属离子(如钙、铁、铋)、生物碱类、麻黄碱、洋地黄等相互结合而形成沉淀,从而影响这些药物的吸收。果汁中含有酸性物质,可使许多药物提前分解,从而影响吸收。此外,服药溶液的温度也很重要。一般应选用温度适宜的白开水,但也有些药物对服药溶液的温度有特殊要求,如送服小儿麻痹症糖丸等活疫苗药物时,须用冷开水;服用微生态制剂选用的水温应小于40℃;送服治疗胃病、感冒等疾患的药物时,水温可以稍热,以不感觉烫嘴为宜。

(四)给药剂量

需准确服用片剂,不足一片时,需注意分量准确。如需服半片时,有半片压痕的可从压痕处分开,无压痕或不足半片者,应将全片压碎为粉末后再按需量均匀分开,但应注意缓控释制剂一般不能压碎服用。量取液体药物时,应保持量器垂直,并使液面与视线成水平。

(五)漏服药物处理

由于种种原因在规定的时间内漏服药物,切不可随意补服,需视具体情况而定:漏服时间在两次用药间隔1/2以内的情况下,应当立即按量补服,下次服药仍可按原间隔时间;如漏服时间已超过用药间隔的1/2,则不必补服,下次务必按原间隔时间用药;亦可发现漏服后立刻补服,下次服药时间依此次服药时间顺延;发生漏服后,切不可在下次服药时加倍剂量服用,以免引起药物中毒。

(六)缓释、控释制剂的特点

是减少服药次数、使血药浓度平稳、避免峰谷现象,从而降低药物的毒副作用,适用于慢性疾病如高血压的治疗。但缓释、控释制剂一般不得掰开(有特殊标记可以掰开的除外)或嚼碎服用。

每一种剂型、每一种药品都需要关注它的使用方法,正确的使用方法能够获得最大的药物疗效和最小的安全性代价。

二、注射剂给药方法

注射剂的给药途径有皮内注射、皮下注射、肌内注射、静脉注射、脊椎腔注射、动脉内注射、心内注射、关节内注射、滑膜腔注射、穴位注射以及鞘内注射等。临床用药时一般应严格按照药品说明书中规定的给药途径用药,采用超说明书规定的"给药途径"应有权威的证据证明此给药途径是正确、合理的。给药途径生产企业在药品说明书都有记载,有的还在安瓿或西林小瓶上印有"供肌内注射"或"供静脉用"等醒目字样。例如长春新碱仅供静脉注射,误行鞘内注射会造成严重的神经损害,由于缺乏有效的解毒剂,这种损害常常是致命的。注射剂的溶媒选择也必需按照药品说明书规定。例如青霉素钠160万单位溶于5%葡萄糖注射液250mL,青霉素钠在酸碱性条件下都会降解,宜选择生理盐水作为溶媒比较合适。调配注射剂时要注意配伍禁忌,是指两种以上药物混合使用或药物制成制剂时,发生体外的相互作用,出现使药物中和、水解、破坏失效等理化反应,这时可能发生浑浊、沉淀、产生气体及变色等外观异常的现象。有些药品配伍使药物的治疗作用减弱,导致治疗失败;有些药品配伍使不良反应或毒性增强,引起严重不良反应;还有些药品配伍使治疗作用过度增强,超出了机体所能耐受的能力,也可引起不良反应,乃至危害患者等。注射引起的输液反应也是要注意的,主要是细菌内毒素经过静脉输液剂进入体内累积量超过人体的耐受量时,便发生热原反应。临床症状是高热、寒战、皮肤苍白、瞳孔散大、血压升高、白细胞减少;严重者伴有恶心、呕吐、头痛以至于昏迷,甚至休克、死亡。鉴于注射剂的安全性问题,注射剂的适应人群:①患者的病情不允许口服、鼻饲或直肠给药途径;②患者的病情需要注射给药,药物能够迅速起效,达到所需的治疗浓度;③其他给药途径达不到注射剂的治疗效果,同时应该对注射给药途径定期进行评价,便于在患者的临床状况允许时尽快改为口服药。

三、联合用药

在临床上,将两种或两种以上药品联合使用,称为联合用药。其目的不外乎增强疗效或对抗不良反应。一般来说,联合用药的结果等于药理作用或者毒性相加或大于相加,统称协同作用,前者称为相加作用,后者称为增强作用。反之,作用或毒性减弱,称为拮抗作用。两种或两种以上药物配伍在一起,引起药理上或物理化学上的变化,影响治疗效果甚至影响患者用药安全,这种情况称为配伍禁忌。无论药物相互作用或者配伍禁忌,都会影响药物的疗效及其安全性,必须重视分析评估,并加以妥善处理。

第四章 特殊人群的合理用药

第一节 儿童临床用药

新生儿、婴儿乃至儿童,有许多与成人不同的生理、生化特点。其机体体重、组成在不断变化,药动学及药效学也在不断变化。因此,多数药物在新生儿、婴儿或儿童的反应与成人显著不同。在临床实践中,小儿的用药方案多是根据其体表面积、年龄、体重按比例缩小成人剂量方案获得的。事实上,小儿并非按比例缩小的"成人",这种用药方案往往难以达到预期目的。由于临床上许多供小儿使用的药物并未进行儿童用药的临床药动学和药效学研究,从而使儿童用药更加复杂、更加困难,这些特别应引起重视。

一、小儿的药效学特点

对绝大多数药物来讲,小儿的药效学特点与成年人基本相似,但对某些药物的反应可表现为明显的量上的差异,有时甚至可能发生质的改变。小儿不同发育时期的生理特点不同,某些疾病状态可引起特异性的病理生理改变,与成年人比差异显著,因此许多药物在小儿体内的一些药动学参数不同,导致药效学作用也出现差异。有些药物干扰生长发育必需物质的代谢,对处于生长发育中的小儿可引起在成年人不会出现的表现。

(一)中枢神经系统

1.对药物敏感性增高

小儿中枢神经系统发育较迟,对作用于中枢神经系统的药物反应多较成年人敏感。在小儿,氯丙嗪和异丙嗪易致昏睡;阿片类药物易引起呼吸抑制;睡前吃含可可碱和少量咖啡因等的食物如巧克力糖也较易出现失眠。如需要使用中枢兴奋药,在新生儿宜选用山梗菜碱,而不宜用其他易致惊厥的中枢兴奋药。

2.影响智力发育

长期应用中枢抑制药,可降低小儿的学习和记忆功能,出现智力发育迟缓或障碍。目前已知苯二氮䓬类镇静催眠药、苯巴比妥、苯妥英钠和丙戊酸钠均能影响小儿记忆能力,长期使用均可影响智力发育。

3.毒性反应

新生儿由于血脑屏障发育尚未完善,有些药物易穿透血脑屏障,脑脊液中药物浓度较高,而使药物对中枢神经系统的作用增强,甚至引起毒性反应。如抗组胺药、氨茶碱、阿托品易引起昏迷或惊厥；肾上腺皮质激素易引起手足搐搦；氨基糖苷类抗生素易引起第Ⅷ对脑神经损伤；呋喃妥因易引起前额头痛及多发性神经根炎；四环素类、维生素 A 等易引起颅内压增高、囟门隆起等。

（二）水盐代谢

1.水、电解质平衡

新生儿及婴幼儿体内水分的构成比例较大，对泻药和利尿药特别敏感，易致失水，对某些药物耐受差可能与此有关。例如，可溶性铁盐引起婴幼儿胃肠黏膜损伤，导致大量呕吐、腹泻和胃肠道出血甚至失水、休克，婴幼儿口服硫酸亚铁 1g 可引起严重中毒反应，2g 以上可致死，而成年人可以耐受 50g。小儿发热及其他多种疾患常伴有脱水，脱水时水溶性药物在体内的分布容积减少，药物浓度有增高趋势，药效学作用增强，如服用阿司匹林稍过量即可引起呕吐、失水、酸碱平衡失调等一系列毒性反应。

2.钙盐代谢

小儿骨骼发育迅速，钙盐代谢旺盛，易受药物影响。如四环素类能与钙盐形成络合物，可随钙盐沉积于牙齿及骨骼中，使牙齿黄染，并可抑制骨质生长发育；苯妥英钠可干扰钙盐吸收；肾上腺皮质激素干扰钙盐吸收和骨质钙盐代谢；同化激素可加速小儿骨骼融合，抑制小儿骨骼的正常生长发育。

（三）遗传异常

1.葡萄糖-6-磷酸脱氢酶缺乏

许多小儿遗传性异常并不表现出遗传病，表面上发育正常，但对某些药物反应异常，多在小儿期间首次用药时才被发现。如葡萄糖-6-磷酸脱氢酶缺乏症患者使用如磺胺类药、抗疟药、硝基呋喃类抗菌药、对乙酰氨基酚及砜类抗麻风药等药物时可发生溶血反应，且常较成年人反应严重。此外，由于新生儿和婴幼儿红细胞内葡萄糖-6-磷酸脱氢酶和谷胱甘肽还原酶不足，且红细胞内高铁血红蛋白还原酶和过氧化氢酶活性低，因此在出生后 2～3 月内应用一些具有氧化作用的药物，如非那西丁、磺胺多辛、苯佐卡因、硝酸盐、碱式硝酸铋等，易致高铁血红蛋白血症。

2.其他酶缺乏

一些遗传性缺陷可影响药物在体内的代谢，导致药物作用及毒性反应增强。如乙酰化酶缺乏者对异烟肼的代谢缓慢；对位羟化酶不足者对苯妥英钠的代谢减慢；血胆碱酯酶缺乏者在应用琥珀胆碱时，可使骨骼肌持久麻痹而导致呼吸停止。

（四）内分泌及营养

小儿的正常发育有赖于内分泌的协调及营养物质的充分供应、吸收与利用。有些药物可通过影响内分泌系统而干扰小儿身体及智力的正常生长发育。糖皮质激素有拮抗生长激素的作用，长期应用糖皮质激素可抑制儿童骨骼发育及蛋白质合成；氯丙嗪可干扰生长素的分泌，使儿童生长受到抑制；性激素制剂或影响垂体分泌的促性腺激素制剂均可影响性征发育，如人参、蜂王浆等中药均可促进垂体分泌促性腺激素，使小儿出现性早熟；对氨基水杨酸、磺胺类及保泰松等可抑制甲状腺激素的合成，硫脲类、硫氰化合物具有抗甲状腺作用，地高辛可导致甲状腺功能低下，这些药物均可通过影响甲状腺功能，造成小儿生长发育障碍。

有些药物可通过影响营养物质的吸收和利用而干扰小儿身体及智力的正常生长发育。苯妥英钠、苯巴比妥可诱导肝药酶,加速维生素 D 代谢,造成缺钙,使骨发育延缓;胃肠反应明显的药物可影响小儿的食欲,干扰营养物质的吸收、利用和代谢;有致泻作用的药物、药用炭等吸附药、广谱抗生素等可干扰维生素的吸收;异烟肼干扰维生素 B_6 的利用;抗叶酸药、苯妥英钠和乙胺嘧啶等干扰叶酸代谢。

(五)免疫反应

新生儿体内有来自母体的一些免疫球蛋白,6 个月以后逐渐消失,此时易受微生物感染。微生物感染对抗体的产生有促进作用,婴幼儿体内缓慢地产生各种抗体。抗菌药物可杀灭病原体及非病原微生物,不利于自身抗体的产生,削弱了婴幼儿的抗感染能力。因此,小儿轻度感染应加强护理,以少用抗菌药物为宜。新生儿免疫系统尚未发育成熟,过敏反应发生率较低,药物过敏反应的首次发生多在幼儿期及儿童期,且反应较严重,应引起重视。

(六)其他方面

1.灰婴综合征

新生儿应用氯霉素剂量大于每天每千克体重 100mg 时易发生灰婴综合征,表现为厌食、呕吐、腹胀,进一步发展出现循环衰竭,全身呈灰色,病死率很高。近年来由于耐氨苄西林的流感嗜血杆菌等感染的出现,氯霉素在新生儿中再度应用,应注意有条件时应进行血药浓度监测,其治疗血药浓度范围应为 $10 \sim 25mg/L$。

2.牙齿色素沉着

四环素类抗生素(如四环素、多西环素、米诺环素等)可沉积于牙齿,引起永久性色素沉着、牙齿发黄。四环素类还可沉积于骨组织而抑制骨的生长发育,故妊娠 4 个月后的孕妇、哺乳期母亲和 8 岁以下的儿童除局部应用于眼科外都应禁用四环素类抗生素。

3.出血

新生儿和婴幼儿口服阿司匹林等非甾体抗炎药、香豆素类抗凝血药等易出现消化道出血;多种药物如阿司匹林、保泰松、肾上腺皮质激素类、三氟拉嗪、氯丙嗪、庆大霉素、青霉素类、多黏菌素类、磺胺类、环磷酰胺、肝素等,应用不当还可引起血尿。

二、儿童用药注意事项

儿童是一个特殊群体,安全、有效、经济、恰当地使用药物对我国广大儿童的健康成长至关重要。

(一)严格把握用药指征

临床医师和药师应了解小儿不同发育时期的生理生化特点、药物的特殊反应,严格掌握用药指征,做到合理用药,防止或降低药物不良反应。

疾病是一个复杂的过程,查明病因是诊断疾病的关键,应根据病史、体检及实验室检查结果,归纳分析,综合判断,从而做出明确诊断,没有正确的诊断不可能对因施治,对症下药。如对感染性疾病应尽早做出病原学诊断,才有利于抗菌药物的选择;药物的选用依据,不仅是其疗效,还应考虑其不良反应和药动学特点,如白喉棒状杆菌感染,虽氯霉素对白喉棒状杆菌作用强,但其毒性大,故首选治疗药应是红霉素,同时亦应依据病情,选药必须具有针对性,如肺炎并发急性心力衰竭,应选速效强心药毛花苷C(注射用),而慢性充血性心力衰竭则选地高辛。若一种药物能控制或治愈时,则不再使用第二种药物,只有对如亚急性心内膜炎、败血症、铜绿假单胞菌感染等难治性疾病,才必须采用联合用药治疗。还应尽量选择价廉易得的药物,需明确老药不等于无效,贵药不等于好药,同时,治疗考虑应全面,除药物治疗外,不要忽视营养支持疗法、心理行为矫治等的作用。

(二)选择适宜的给药剂量与间隔时间

小儿用药剂量是一个既重要又复杂的问题,由于小儿的年龄、体重逐年增加,体质强弱各有不同,因此很难用某一统一的公式来推断准确而又具体的给药剂量,这就需要临床医师和药师在实践中具体问题,具体对待,因人而异。另外,给药间隔过短,给药过频,既不方便,也易导致小儿体内血药浓度过高,理想的做法是依据测定的体内药物浓度来调整给药剂量与间隔时间。

有些药物剂量适应幅度较大。如复方甘草合剂、枸橼酸哌嗪、硫酸镁等可按年龄递增。有些药物,如助消化药、蓖麻油等仅分婴儿与儿童剂量,有些药物的剂量对整个儿童期都一样,如甲苯达唑、大蒜素等,甚至和成人一样。有的药物应用目的不同,剂量亦不同,如阿司匹林。有的根据病情剂量不同,肾功能受损时,应根据受损程度减少剂量。所以,计算药物剂量时应根据具体情况进行具体分析,根据小儿生理特点、病情轻重、药物作用及适用范围,结合临床经验,酌情运用,不可机械地千篇一律。

(三)选择适宜的给药途径

一般来说,能口服的或耐受经鼻饲给药的婴幼儿,经胃肠给药较安全,应尽量采用口服给药。新生儿皮下注射容量很小,药物可损害周围组织且吸收不良,故一般不用。静脉给药时,一定要注意控制滴注速度,切不可过快过急,要防止药物渗出引起组织坏死。使用外用药时,时间不宜太长,因为婴幼儿皮肤角质层薄,药物很易透皮吸收,引起中毒。

(四)关注小儿禁用或慎用的化学药物

常见的小儿禁用或慎用的化学药物有:阿司匹林、吲哚美辛、氯霉素、四环素、卡那霉素、新霉素、链霉素、氯丙嗪、奋乃静、苯巴比妥、水合氯醛、地西泮、氯氮平、利血平、二巯丙醇、维生素K_3、亚甲蓝、甲睾酮、苯甲酸钠咖啡因、山梗菜碱、毛花苷C、地高辛、甲苯磺丁脲、呋塞米等。

第二节 老年人临床用药

随着年龄增长,人体内环境的变化,老年人的生理功能及解剖结构都有不同程度衰退,如老年人在生理(体质、体力、免疫力、吸收排泄、解毒能力,以及血液循环,细胞膜和血管的通透性,身体的适应能力、水盐代谢,神经和内分泌等活动能力),心理等方面均处于衰老与退化状态,这不仅影响药物在体内的药动学,还导致了一系列药效学的变化。且老年人往往同时患有多种疾病,用药的频率与品种较多,故其不良反应发生率也较大,有资料显示41~50岁者不良反应发生率为11.8%,80岁以上增至25%。据调查75岁以上的患者每日用药3~4种者占

34%。由此可见,在充分认识老年人生理、心理、病理特点及药动学、药效学规律的基础上来合理选择药物,减少药物不良反应,对老年患者非常重要。

一、老年人的药效学特点

(一)老年人的患病特点

老年人易患的疾病以及患病的临床表现都明显不同于中青年人。老年人易患疾病主要包括:

(1)发生在各年龄组的疾病如上呼吸道感染、胃炎、心律失常等;

(2)中年起病,延续到老年的疾病如慢性支气管炎、肺气肿、慢性肾炎、类风湿关节炎等;

(3)老年期易患的疾病如恶性肿瘤、高血压、糖尿病、痛风等;

(4)老年期起病,常为老年人特有的疾病如脑动脉硬化症,老年性白内障及老年性痴呆等;

(5)极少数的老年人也可患儿童常见的传染病,如麻疹、水痘、猩红热等。

流行病学调查显示,老年人主要疾病的发病频率依次是高血压、脑血管病、糖尿病、慢性阻塞性肺病、类风湿关节炎和缺血性的心脏病。

(二)老年人发病的特点

(1)易发病且自觉症状较轻:老年人对各种致病因素的抵抗力及对环境的适应能力减弱,容易发病。另外,由于老年人反应性低下,对冷热、疼痛反应性差,体温调节能力也低,故此自觉症状常较轻微,临床表现往往不典型。

(2)病情进展较快:老年人各种器官功能减退,机体适应能力低下,一旦发病,病情常迅速恶化。如老年人消化性溃疡,平时无明显胃肠道症状,直到发生消化道出血才就诊,发现时常已并发出血性休克和肾衰竭,病情迅速恶化。老年人心肌梗死起病时仅感疲倦无力、出汗、胸闷,但很快出现心力衰竭、休克、严重心律失常甚至猝死。

(3)多病集于一身,老年患者一人多病的现象常见。一种是多系统同时患有疾病,如有的老年人有高血压、冠心病、慢性胃炎、糖尿病、胆石症等多种疾病于一身,累及多个系统;另一种是同一脏器、同一系统发生多种疾病,如慢性胆囊炎、慢性胃炎、慢性结肠炎等同时存在,给诊断和治疗带来困难。

(4)易发生并发症:老年患者随着病情变化,容易发生并发症。①肺炎:肺炎在老年人的死亡原因中占35%,故有"终末肺炎"之称;②水、电解质平衡失调;③血栓和栓塞;④多脏器衰竭:一旦受到感染或严重疾病,可顺次发生心、脑、肾、肺等两个或两个以上脏器的衰竭;⑤出血倾向、褥疮等。

(三)老年人用药的药效学特点

药物进入机体后产生的药物效应的大小除与所使用的药物剂量、血中药物的浓度有关外,与机体组织器官对药物的敏感性亦有很大的关系,由于老年人组织器官的功能发生改变,受体的数量、药物与受体的亲和力发生改变,从而对药物的反应也发生相应的改变。

因此,老年人的药物效应也有一定的改变,但这些改变难以用定量的方法来说明,而且也不规则。如老年人对硝西泮的吸收、分布及消除并不随年龄变化,但在药物效应方面则有明显的改变,老年人的作用持续时间延长,老年人比青年人更敏感。老年人用吩噻嗪类、β受体拮抗剂、肾上腺能神经阻断剂、三环类抗抑郁药及利尿药等药物,均能增加直立性低血压的发生率,并能增加变化的幅度。由于β受体效应机制的灵敏度降低,异丙肾上腺素的增加心率作用在老年人降低,然而因其首过效应的降低,血药浓度升高,其药效仍呈平衡状态。

1.老年人生理功能改变对药效学的影响

老年人神经系统、心血管系统、内分泌系统及免疫系统等功能均会发生一定的改变,这些改变对药效学的影响是多方面的,临床应引起高度的重视。

(1)中枢神经系统的变化对药效学的影响:人类神经组织发育较迟,衰萎较早。中枢神经系统的神经细胞无再生能力。因此,随年龄增加脑皮质和脑白质均逐渐减少,皮质尤为显著,脑回萎缩,大脑重量可减轻20%～25%。脑血流量相对减少,儿茶酚胺合成减少,单胺氧化酶活性增加。老年人中枢胆碱能神经功能障碍,学习和记忆力均减退,是老年人常不能按医嘱用药的常见原因。

中枢神经系统生理功能的改变,影响了老年人对中枢神经系统药物的敏感性和反应性。老年人对地西泮、硝西泮和氯氮䓬比年轻人敏感,如地西泮对老年人产生"宿醉"等副作用发生率是年轻人的2倍,硝西泮引起的尿失禁、活动减少等仅见于老年人。老年人对苯二氮䓬类药物敏感性增高的原因可能是体内能与苯二氮䓬受体结合的内源性配体减少,使机体对外源性配体的敏感性增高。巴比妥类在老年人常可引起精神症状,轻者可表现出轻度的烦躁不安,重者可出现明显的精神病症状,因此,老年人不宜使用该类药物。另外,老年人对其他中枢抑制药物的反应性也有变化,如氯丙嗪常可引起较强的中枢抑制效应,吗啡易产生呼吸抑制,还可引起敌对情绪,三环类抗抑郁药可引起精神错乱等。

其他具有中枢抑制作用的药物如抗高血压药、抗组胺药、肾上腺皮质激素等的中枢抑制作用在老年人较明显,如利血平、可的松可能引起精神抑郁、自杀倾向等。耳毒性药物如氨基糖苷类抗生素、依他尼酸、灭酸类解热镇痛药等在老年人易致听力损害甚至耳聋。抗精神病药甲硫哒嗪、氯丙嗪在老年人易产生锥体外系症状,还易引起直立性低血压并干扰体温调节等;老年人对疼痛的耐受性较高,但应注意镇痛药可使老年人的内环境调控机制更不稳定,解热镇痛药则多由于老年人的血浆白蛋白减少,药物血浆蛋白结合率降低等使其药理作用增强,故必须注意调整剂量。

(2)心血管系统的变化对药效学的影响:老年人心血管系统功能减退,心肌收缩力减弱,心输出量可减少30%～40%,循环功能的储备及自我调节能力减退,心脏对各种刺激的反应也明显下降。如老年人对异丙肾上腺素的加快心率作用的敏感性降低,对β受体阻断药如普萘洛尔的减慢心率作用的反应也减弱,提示β受体的反应性随年龄增长而减弱,原因可能与β受体的数目或密度减少、亲和力降低和受体后腺苷酸环化酶的活性降低有关。老年人由于对儿茶酚胺的转化能力下降,血浆去甲肾上腺素浓度可增高,而使β受体数目下调,但也有报道老年人β受体数目无明显减少。故老年人应用β受体激动药或阻断药的剂量必须因人而异。对老年人血管α受体的变化情况尚不明确。

老年人血管压力感受器反应障碍,血压调节功能降低,血压随年龄增长而上升。老年人对抗高血压药的耐受力较差,易产生直立性低血压;对升压药的反应也较强,加之老年人血管趋于硬化,血管壁弹性降低,由此,应用拟交感胺类药物易引起血压骤升,增大了脑出血的危险性。

由于肾清除率降低等变化,老年人对地高辛的敏感性增高,其毒性反应如恶心、低钾血症及心律失常较多见,地高辛中毒的发生率与病死率均明显高于年轻人。因此,给药方案应相应调整并个体化。另外,有水钠潴留作用的药物(如肾上腺皮质激素和保泰松等)和对心脏有负性肌力作用的药物(如β受体阻断药和钙通道阻滞药等)均可诱发或加重心力衰竭,故老年心力衰竭患者应慎用。

(3)内分泌系统的变化对药效学的影响:随着年龄增长,机体内分泌功能发生变化,各种激素水平产生明显的改变,与之相适应的各种受体的数量也有所改变,因而机体对药物的反应性出现年龄相关性差异。经动物实验研究证实,衰老使性激素分泌减少,其受体数目也减少。这些变化使老年人出现多种不适症状,甚至引发疾病,适当补充性激素可缓解症状,但长期大量应用性激素时会引起新的平衡紊乱,如雌激素引起女性子宫内膜及乳腺的癌变,雄激素引起男性前列腺肥大或癌变等,应慎用。糖皮质激素受体也随细胞老化而减少,随年龄的增大,机体对糖皮质激素的反应性降低,老年人使用糖皮质激素对葡萄糖代谢的抑制作用可较年轻人降低 3～5 倍。老年人耐受胰岛素及葡萄糖的能力均下降,大脑耐受低血糖的能力也较差,易发生低血糖昏迷。

机体长期处于交感神经冲动传入减少时,如长期应用利血平,因交感神经递质耗竭,可出现肾上腺素受体的上调,但在老年机体这种调节能力下降,相应会引起机体对药物反应的改变。

(4)免疫系统的变化对药效学的影响:随着年龄增大,某些免疫效应细胞减少,T 细胞应答缺陷,体液免疫也下降。因此,老年人易患严重感染性疾患。此外,随年龄增长,自身免疫抗体出现的概率增高,免疫性疾患、肿瘤等的发病率增高。

老年人体液免疫和细胞免疫功能均衰退,在病情严重、全身状况不佳时,往往伴有机体防御功能的严重损害或完全消失,影响抗生素治疗效果,因此抗生素用量宜略增加(但应综合考虑肝肾功能变化对药物代谢的影响),并适当延长疗程以防复发。另外,老年人的药物过敏反应发生率并未因免疫功能下降而降低,特别是骨髓抑制、过敏性肝炎、间质性肾炎及红斑性狼疮等的发生率与成年人相比无明显差异。

(5)其他方面的变化对药效学的影响:老年人肝和肾组织细胞大量自然衰亡,肝和肾功能相应降低,同时肝和肾血流量明显减少,因此,经肝代谢和(或)经肾排泄的药物,其消除减少而药理作用增强;对损害肝或肾药物的耐受力明显下降。肝功能低下患者如给予在肝中分布浓度高,主要经肝代谢和灭活的药物(如氯霉素、四环素、红霉素等)可引起毒性反应,应慎用或禁用;肾功能减退使经肾消除且具有肾毒性的药物(如氨基糖苷类抗生素)的毒性增加。老年人机体水分含量减少,细胞内水分可减少 21%,而脂肪组织增多,结果体内水分绝对量和相对量均减少。因此,作用较强的利尿药或泻药易致老年人失水、失盐、失钾,严重时可致休克。老年人对肝素和口服抗凝血药非常敏感,易致出血反应。这可能与凝血因子的合成不足有关,也可能与受体对药物的敏感性增高有关。使用一般剂量即有可能引起持久性血凝障碍。

关于老年人机体对药物作用反应性改变的机制研究不多。一般认为,随着年龄的增加,机体逐渐老化,基因表达、转录和翻译都普遍下降,导致与年龄有关的蛋白质转换率降低,使酶对刺激的反应随增龄而下降。这可能是老年人机体对各种外界环境因素包括对药物的反应性降低的分子基础。

2.药物敏感性的改变对药效学的影响

老年人对药物的敏感性提高而耐受性普遍下降,尤其是女性。用药后往往不良反应的发生率及严重程度均比青壮年高,据 714 例住院患者的调查,80 岁以上患者药物不良反应率为25%,而 41~50 岁的患者仅 11.8%。虽然老年人药物不良反应的发生有着诸多原因,但因老年人患多种疾病需多种药物合并使用而造成药物不良反应发生率高是重要因素之一。老年人对中枢神经系统的某些药物特别敏感,如具镇静作用的药物均可引起中枢过度抑制;对中枢抗胆碱作用的药物可引起痴呆,损害记忆和智力,抗精神病药物可产生明显的行为异常等。

3.用药依从性对药效学的影响

所谓依从性是指谨慎地遵照医嘱用药,这是获得治疗成功的关键。据调查老年人依从性差,不遵医嘱用药的可达 60%,其中包括与医生的合作、饮食的控制、用药的间隔、停药和加用其他药物等,原因可能是老年人的固执、记忆力减退、对药物不了解或一知半解,忽视按医嘱用药的重要性等。为此,对老年人用药宜少,尽量避免合并用药,疗程要简化,用药方法要详细嘱咐。

二、老年人用药注意事项

由于老年人特有的生理、生化与心理等特点,故老年患者的药物治疗不同于年轻患者,再加上老年人的生活环境、家庭、经济条件等因素的影响,使得老年患者的药物治疗显得更为复杂,所以很难为老年患者制订一个统一的合理用药方案,老年人用药应该尽量遵循个体化给药的原则,这里仅讨论老年人合理用药的一些共性原则。

(一)给药方案应简单明了、易于执行

1.选用尽可能少的药物

明确诊断后,根据患者体重、健康状况,用药史以及肝、肾功能等实际情况,以缓解症状,减轻痛苦或纠正病理过程为目的,选择不良反应少或轻的药物。若需联用药物,则不宜超过 3～4 种,否则极有可能导致不良反应的发生或加剧。如抗抑郁药、抗精神病药、抗胆碱药、抗组胺药都具有抗胆碱作用,合用后其口干、视物模糊、便秘、尿潴留等不良反应具有相加性;镇静药、血管扩张药、降压药、利尿药、抗抑郁药均可加重直立性低血压,合用则可引起低血压。

2.给予最低有效剂量

老年人用药应以最低有效剂量开始治疗或者是由小剂量逐渐加大,以求找到最合适的剂量,一般采用成年人的 1/3～1/2 或 3/4 的剂量。开始治疗时应用小剂量或维持治疗时用小剂量,这可根据药物的特性来决定,为确保迅速起效,如利多卡因、胺碘酮等首次就可使用成人的下限剂量,然后以小剂量维持,而大多数药物开始使用小剂量(成人剂量的 1/5～1/4)起始,密切观察逐渐增量,即"低起点,缓增量",以获得最大疗效和最小不良反应为准,摸索各个老年人的最佳剂量,即老年人的给药方案宜个体化,并在有条件时,对治疗指数小、毒性大(如地高

辛)、具非线性动力学的药物(如苯妥英钠)或多药联合应用时及有心肝肾疾病患者,进行治疗药物监测。若有些患者靠调整剂量不能达到理想的疗效,则还要考虑调整给药次数或给药方式,必要时应进行血药浓度监测或参阅相关文献。

3.选择适宜的用药时间

老年人因视力、听力和记忆力减退,往往不能记住和理解医嘱而误用药物,特别是老年人处于痴呆、抑郁症或独居患者,更应警惕误服或过量服药。医师与药师除了应耐心解释用药方法外,应尽量简化药疗方案,使老年患者易于领会与接受,最好是一日用药一次,不宜间隔用药和长期用药。

对消化道具刺激性的药物,如四环素类抗生素,铁剂等最好选择餐后给药,而健胃药、利胆药、驱肠虫药、盐类泻药、胃肠解痉药等宜在餐前给药,但是更需重视选择适宜的用药时间,要根据疾病、药动学、药效学的昼夜节律,选择最合适的用药时间,如老年糖尿病患者的胰岛素治疗,上午10点钟用药较下午用药的降血糖作用更强。长期应用皮质激素而病情控制后,宜将2d的给药总量于隔日6～8点钟一并给予,既可填补皮质激素每日分泌高峰后出现的低谷期,又对皮质功能的抑制较小,且疗效好,库欣综合征等不良反应亦较少。阿司匹林早餐后用药血药浓度高,半衰期长,疗效好,而铁剂19点钟时吸收率最大,故晚餐后用较为合理。

4.选择便于老年人服用的剂型

老年人多患慢性疾病而往往需要长期用药,因此,应主要以口服给药为宜,许多老年人吞咽片剂或胶囊困难,尤其当剂量较大时,故老年患者宜选用颗粒剂,口服液或喷雾剂,病情急者可静脉注射或静滴给药。由于老年人胃肠功能减退和不稳定,将影响缓释、控释制剂的药物释放,但当胃排空及肠道运动减慢时,使其释放增加,提高吸收量而产生不良反应,所以老年人不宜使用控、缓释制剂。

5.选择简便、有效的给药途径

口服是一种简便、安全的给药方法,应尽量采用。急性疾患可选择注射、舌下含服、雾化吸入等途径给药。

(二)熟悉药物特性

注意同一药物作用于不同患者的效应差异。

1.抗菌药物

从理论上讲,病原微生物不受人体衰老的影响,老年人使用抗生素一般不必调整剂量,但是由于老年人一般具有体内水分少,肾功能差等生理特点,故在给予与正常成年人相同的剂量时易导致高血药浓度与毒性反应,此时应适当调整给药剂量,尤其是使用对肾或中枢神经系统有毒性的抗生素时应特别注意。

2.肾上腺皮质激素类药物

老年人常有关节痛,如类风湿关节炎、肌纤维质炎(风湿)等,这些疾病往往需服用肾上腺皮质激素类药物,此类药物最常见的不良反应之一是长期大量应用可促进蛋白质分解,形成负氮平衡,出现肌肉萎缩;骨质形成障碍,骨质脱钙等可致骨质疏松、严重者可发生骨缺血坏死或病理性骨折。此外,骨质疏松症也是老年人常患的疾病之一,故使用激素时,不可长期使用,如必须用,需补充钙剂及维生素D。

3.解热镇痛药

解热镇痛类药物如吲哚美辛、保泰松、安乃近等,容易损害肾脏,而出汗过多又易造成老年人虚脱。

4.利尿降压药

利尿剂降压效果肯定,但若过度用药,则容易引起有效循环血量不足和电解质紊乱,噻嗪类利尿剂不宜用于糖尿病和痛风的患者,利血平则可能加重老年人的抑郁症。

(三)合理用药,防止蓄积中毒

(1)有些药物毒性较大,稍有蓄积就会产生严重后果。如依米丁长期应用可使心肌变性,引起心衰、心律失常、甚至死亡。

(2)半衰期较长的药物不可久用,如溴化物的半衰期长达 12d,一般连续用药不能超过 7d,否则会蓄积中毒。

(3)有些药物如维生素,虽然毒性很小,但是如果长期应用则可导致体内维生素不平衡,影响机体的正常功能,甚至中毒。

(4)精神药物、抗焦虑药物(地西泮、氯氮草)久用可引起依赖性,一般用药不超过 3 个月,如必须应用,应更换药品。

(5)吗啡、哌替啶等药物使用不能超过 5d,因一般用药一周就产生耐药,1～2 周就可引起成瘾。如必须再用时应间隔 10d。

(四)避免应用不适用于老年患者的药物

根据对老年人用药的"利与弊"原则来判定用药的"当"与"不当",若所使用的药物尽管具有减轻症状的作用,但也会给患者带来不良反应或严重的毒副作用,如轻者为过度镇静、食欲减退、口干、便秘、视物模糊和尿失禁等,重者可发生跌倒、骨折、急性意识障碍、尿潴留、直立性低血压、晕厥等。如有其他药物替代者,则能造成这些不良反应的药物对老年人来说应列为禁用或慎用。下列药物对老年患者应禁用或慎用。

1.禁用药物

长效苯二氮草类、短效巴比妥类、阿米替林、吲哚美辛、保泰松、氯磺丙脲、丙氧酚胺、双嘧达莫、肌松药、颠茄和莨菪碱、止血药、甲基多巴、利血平、氨基糖苷类和多黏菌素类抗生素、万古霉素、四环素、利福平、洋地黄毒苷等。

2.控制剂量

氟哌啶醇、地高辛、西咪替丁、雷尼替丁、铁制剂等。

3.控制疗程

右旋麻黄碱、H_2 受体拮抗药、口服抗生素、奥沙西泮、三唑仑、艾司唑仑等。

(五)慎用滋补药或抗衰老药

补益中药、延缓衰老药或保健食品对老年人颇具吸引力,但应注意真正有效的抗衰老药尚缺乏充分的科学证据,可以说至今为止尚无一种药物能真正逆转衰老的进程,因此,更无所谓的抗衰老长寿药或秘方。即使是维生素类药物,对老年人来说亦应正确合理应用,不能滥用,因为维持正常生理代谢所需维生素量很微小,如维生素 C 每日仅需 50～75mg,维生素 B_6 仅需 1～2mg,且一般由每日的饮食中可满足需求,若超量应用维生素 C 可产生大量草酸盐结晶有导致泌尿系统结石的可能。应用维生素 E 6 个月和每日 300mg 以上,易引起血小板聚集、血栓形成、血栓性静脉炎,甚至肺栓塞,还可引起高血压、糖尿病、心绞痛加重及免疫功能下降,降低维生素 A、维生素 K 的肠道吸收,引起皮肤粗糙、夜盲症、眼干燥症、角膜软化和出血倾向等。因此,只有在某种维生素缺乏或疾病治疗需要时才给予补充,一旦纠正,即减量或停药。

(六)关注用药全过程,及时予以监督指导

1.药师细致讲解用药注意事项

对有特殊注意事项的药物,在发药时重点讲解,使患者明确用法;瓶签和药袋的标记要清楚,特别要关注那些患有多种疾病,肝肾功能不全的老人用药,药师在发药时一定要耐心细致解说,保证患者掌握正确的用药方法。

2.家属要履行观察疗效与监督用药的责任

多数老年患者往往不需住院治疗,院外用药是最为常见的,由于记忆力减退,容易忘服、多服、误服药物,故其家属负有监督用药与观察疗效及反应的责任,发现问题应及时处理,必要时应陪同患者到医院处理。

3.普及医药科普知识

老年患者往往比较关注且轻信与自己疾病相关的医药广告,社会各界应大力宣传医药科普知识,告知老年患者不要随意使用广告推荐的药品,不能滥用偏方和秘方、滋补药或抗衰老药;同时也要告知老年患者,糖皮质激素类药物、解热镇痛药物、抗生素、维生素、泻药、安眠药物等都应避免滥用,否则会出现较严重的后果。

简而言之,对老年人的用药应注意以下原则:

(1)明确诊断,掌握病情,采取准确的对因治疗和对症治疗措施,用药品种以少为佳。

(2)熟悉所用药物的药理作用及药动学特点。

(3)根据老年人药物效应特点,采用最小有效剂量为宜。

(4)疗程要适当,停药要及时。

(5)对药物的副作用,不可轻易地用另一种药物去对抗。

(6)不可因年老多病就多用药,严防滥用药。

(7)根据老年人的特点适当选择剂型与包装,从各方面注意,便于给药方案落实,必要时给予指导或监督。

第三节　妊娠与哺乳期妇女的临床用药

一、不同妊娠周期用药特点

(一)妊娠早期用药

在卵子受精后 2 周,即孕卵着床前后,药物对胚胎的不良影响主要表现为"全"或"无"现象。"全"表示胚胎受损严重而死亡,最终流产。"无"指无影响或影响很小,可以经过其他早期

的胚胎细胞完全分裂代偿受损细胞,使胚胎继续发育,不出现异常。因此,妊娠早期若短期服用少量药物,不必过分担忧。

药物对胚胎的不良影响关键在于受孕后的 3～12 周,这是"致畸高度敏感期"。此时期胎儿各部分开始定向发育,主要器官均在此阶段初步形成。如孕妇在此期间服药,可能对即将发育成特定器官的细胞产生损害,使胎儿发育停滞或出现畸变。已知器官发育至初步形成需要一定的时间。具体而言,受精后 15～25d 神经初步形成;20d 胚胎头尾开始分体节(骨骼肌肉的前身);30d 发生感官和肢芽,初步建立胚胎血液循环;60d 肢芽生长,颜面形成,心、肝、消化道和生殖器官形成和发育。因此,在妊娠前 12 周孕妇用药不当有可能致畸,此期用药应特别慎重。

据统计,全球大约有 3% 的新生儿出生时有严重先天性畸形,我国每年大约有 60 万缺陷婴儿出生。其中 1%～5% 的先天缺陷与药物有关。一般说来,生长迅速的器官易受到毒物的影响,快速分化的胚胎对某些能影响细胞分裂、酶、蛋白质和 DNA 合成的药物十分敏感,如细胞毒物、烷化剂和抗代谢药等。沙利度胺曾在大约 10 个品系的大鼠和 15 个品系的小鼠中进行过试验,并未发现有致畸作用,但在人类却能产生明显的致畸后果。现已证实,沙利度胺本身无致畸作用,但若在体内转化为环氧化代谢产物后具有致畸毒性,而此转化过程仅发生在对沙利度胺致畸敏感的种属中。另外,胎儿畸形发生不仅与孕妇有关,也与其父有一定关系。20世纪 60 年代曾有因父亲用药产生畸形婴儿的报道。研究证实,其致畸原因是精子中存在有致畸作用的药物。最近研究证实,人和家兔使用苯妥英钠后,在精液中出现该药,由于苯妥英钠可致唇裂、腭裂、鞍鼻等畸形,因此接受苯妥英钠抗癫痫治疗的男性所生后代有可能发生出生缺陷。

(二)妊娠中期和晚期用药

出生缺陷是指在出生时就存在的人类胚胎(胎儿)在结构和功能(代谢)方面的异常,表现为任何解剖学和功能的改变。因此,出生缺陷不仅是指妊娠早期胎儿异常发育所致的畸形,还包括妊娠中期和晚期用药引起的胎儿发育迟缓和功能异常。

受精后第 12 周至足月妊娠,胎儿各个器官继续发育,其功能逐步完善;神经系统、生殖系统及牙的发育仍在进行,直至出生后还在继续。虽然从理论上讲,随着胎龄的增加,胎儿各器官功能在不断完善,对致畸原的耐受性逐渐增强,对致畸敏感性降低,畸形发生率明显减少。但是,某些致畸原在妊娠的中、晚期仍有可能对胎儿造成伤害,引起胎儿功能改变。这个时期各器官的发育相对完善,药物的不良影响主要表现为发育迟缓和功能缺陷。例如,此阶段孕妇服用药物如咖啡因、地塞米松,可引起胎儿低出生体重及多脏器结构与功能损伤。流行病学调查结果已证实,宫内发育迟缓对胎儿的危害还将延续到出生后,表现为成年后代谢综合征及多种代谢性疾病(如糖尿病、脂肪肝、高血压等)和神经精神性疾病(如抑郁症、精神分裂症等)的易感性增加,严重影响人口健康素质。因此,此时期用药也应慎重,要根据用药适应证,权衡利弊后再做出选择。

(三)药物对胎儿的直接和间接毒性

药物对胎儿的影响存在直接和间接效应。相对分子质量小、脂溶性高的药物极易透过胎盘在胎儿体内蓄积,从而直接引起胎儿毒性。如中枢兴奋药咖啡因可直接进入胎儿体内,主要分布于胎儿肝、脑和心脏等器官。由于胎肝发育不完善，对咖啡因的代谢能力较低，同时胎肾小球滤过率低，对咖啡因及其代谢产物的排泄减慢，且存在"羊水肠道循环"，故咖啡因在胎儿体内更易引起蓄积而产生毒性，妊娠期慎用。去极化型肌松药筒箭毒碱是能直接透过胎盘的水溶性药物，其可通过激活胎儿乙酰胆碱受体，阻断不同部位的肌肉群，妊娠期应禁用，分娩时或分娩已近时反复大量使用可诱发新生儿肌无力或呼吸微弱，应慎用。除此以外，一些内分泌干扰药物如大剂量咖啡因、地塞米松等，还可通过下调 2 型 11β-羟类固醇脱氢酶表达，开放胎盘糖皮质激素屏障，使胎儿过暴露于母源性或外源性糖皮质激素中。后者可抑制胎儿下丘脑-垂体-肾上腺轴发育，引起子代神经内分泌轴发育编程改变，增加出生后多种代谢性疾病的易感性。

（四）药物对胎儿危害的分类标准

美国食品药品监督管理局（FDA）于 1979 年根据动物实验、临床实践经验及对胎儿的不良影响，将药物分为 A、B、C、D、X 五类，以指导临床合理用药。

A 类：妊娠早期应用，经临床对照观察未见药物对胎儿有损害，也未发现随后的妊娠期间对胎儿有损害，是最安全的一类。

B 类：动物实验显示对胎仔有危害，但临床对照观察未能证实；或动物实验未发现有致畸作用，但无临床对照观察资料。多种临床常用药属于此类，例如红霉素、磺胺类、地高辛、氯苯那敏等。妊娠期可适当选用此类药物。

C 类：动物实验中观察到胎仔畸形和其他胚胎发育异常，但是缺乏临床对照观察资料；或者缺乏动物实验和临床对照观察资料。如庆大霉素、氯霉素、异丙嗪等，应用本类药物时，应当权衡药物对母亲的有利性和对胎儿的危险性后做出决定。

D 类：临床有一定资料表明对胎儿有危害，一般不用；但治疗孕妇疾病的疗效肯定，又无代替之药物，其效益明显超过其危害时，可再考虑应用，如苯妥英钠、链霉素等。

X 类：动物实验和临床资料证实对胎儿危害大，为妊娠期禁用的药物。

根据上述分类标准，在临床应用药物中，仅有 0.7% 属于 A 类，19% 为 B 类，C 类药物最多，占 66%，D 类和 X 类分别占 7%。必须强调的是，上述分类标准不是绝对的，药物对每一位孕妇的危险性还受到药物剂量、用药时间、遗传因素、孕期保健和潜在疾病的影响。

二、妊娠期常用药物

市场上药物品种的繁多和妊娠期的特殊性，使临床医生对妊娠期用药的复杂性增加。现将妊娠期常用的主要药物分别介绍如下。

（一）抗感染药物

抗菌治疗学的一般原则同样适用于妊娠期。然而，由于妊娠生理的改变，往往会影响药物的药动学过程，同时也必须考虑药物对胎儿的影响。

1.抗生素及人工合成抗菌药

大部分抗生素属于 B 类，虽然对胚胎（胎儿）的危害较小，但仍需慎用。有些抗生素对胎儿的不良影响要引起重视，如链霉素、卡那霉素和新霉素等氨基糖苷类药物对听神经有明显的毒性,其损害程度与妊娠期间使用此类药物的剂量并无直接关系,而与使用的时期有关。氯霉素的毒性较大,可引起再生障碍性贫血,且可在未成熟胎儿体内蓄积而引起"灰婴综合征"。四环素可致乳牙色素沉着和骨骼发育迟缓。磺胺类药物在胎儿体内与胆红素竞争白蛋白,可能导致黄疸发生。这些药物在妊娠期不宜应用。

2.抗真菌药

妊娠期约有10%的妇女可能患有白念珠菌性阴道炎,应用制霉菌素、克霉唑和咪康唑,未见对胎儿有明显的损害。但是,灰黄霉素可致连体双胎,酮康唑可对动物致畸,虽对人类无证据,但孕妇仍应避免使用。

3.抗病毒药

此类药物对胎儿的危害尚未证实。阿昔洛韦对动物无致畸作用,目前已试用于妊娠中、晚期疱疹病毒的治疗,未见不良反应,但由于其抗病毒机制不甚清楚,故最好不要用于无并发症的皮肤黏膜疱疹,仅可考虑用于重症病毒性全身感染。阿糖胞苷、齐多夫定可用于治疗全身性疱疹病毒感染及新生儿病毒性脑炎。

4.抗寄生虫药

氯喹对妊娠中疟疾发作的治疗意义超过药物本身对胎儿的轻度影响。奎宁除有堕胎作用外,还可提高畸胎发生率。滴虫阴道炎在孕妇中较为常见,对甲硝唑、替硝唑的应用存在争议。甲硝唑在动物有致畸作用,但在临床未得到证实。

(二)心血管系统药物

1.抗高血压药

近年来应用β受体阻断药治疗妊娠高血压综合征取得一定疗效。普萘洛尔的疗效确切,但有报道称其可致胎儿宫内发育迟缓。阿替洛尔半衰期较长,对血压的控制较稳定,但有关对孕妇及胎儿的安全性临床资料很少。阿贝洛尔具有α、β受体阻断作用,未见胎儿畸形,但由于其可阻止新生儿的交感神经效应,故对其影响有待进一步确定。噻嗪类利尿药不宜用于妊娠期,一方面早孕期应用有致畸作用,另一方面可导致水电解质紊乱。孕期可用钙通道阻滞药(如硝苯地平)和血管舒张药(如肼屈嗪)。适量应用硫酸镁治疗妊娠高血压综合征未见对胎儿有不良影响,但须严格控制剂量,否则会抑制母体中枢神经系统,并阻断神经肌肉接头的传导,引起严重不良反应。

2.强心和抗心律失常药

多数强心和抗心律失常药对胎儿是安全的,地高辛常用于慢性心功能不全的孕妇,对母体不产生毒性的剂量下,对胎儿无不良影响,由于其易通过胎盘,故可用地高辛治疗胎儿室上性心动过速。孕妇使用胺碘酮治疗难治性心律失常时,有报道胎儿出现心动过缓、室上性快速心律失常、宫内发育迟缓。由于胺碘酮对胎儿的潜在毒性,且胺碘酮半衰期很长,因此妊娠期要谨慎使用。抗心律失常药物奎尼丁可通过胎盘,影响胎儿的心脏功能。此外,奎尼丁作为P-糖蛋白抑制剂能通过抑制胎盘的P-糖蛋白,抑制其外排功能,从而增加胎儿过暴露于外源药物或毒物的风险,间接引起胎儿毒性,因此孕妇忌用。

(三)镇静药和抗惊厥药

巴比妥类药物易通过胎盘。由于胎儿消除药物的能力有限,故在胎儿体内的药物水平可达到或超过母体水平。妊娠早期应用巴比妥类是否致畸,说法不一,但小剂量、短期应用对胎儿可能无不良影响。苯二氮䓬类均为亲脂性物质,可迅速通过胎盘进入胎儿体内。有研究发现,妊娠早期应用地西泮与婴儿唇裂有关,但是发生率很低。妊娠后期重复给予苯二氮䓬类可使药物在胎儿体内蓄积,引起新生儿张力减退。母体长期使用这类药物,也可导致新生儿戒断综合征,故应避免习惯性使用。

有报道,妊娠期单独使用苯妥英钠或合用其他抗惊厥药物,胎儿唇裂和腭裂、先天性心脏损害或小头畸形发生的危险性可增加 2～3 倍。由于苯妥英钠是叶酸拮抗剂,故在应用时可适当补充叶酸,以减少畸形发生。

(四)平喘药

氨茶碱是妊娠期治疗哮喘的常用药物,但应注意用药剂量和时间,它属于 C 类药。近年来,选择 β_2 受体激动剂(如沙丁胺醇、特布他林)疗效较满意,且对胎儿相对安全,因 β_2 受体激动剂还可直接抑制子宫收缩,有保胎作用。哮喘急性发作时,孕妇皮下注射肾上腺素对胎儿未见明显不良反应。

(五)激素药物

妊娠期哮喘、结缔组织病或需免疫抑制治疗的患者,常需使用皮质醇治疗。动物实验中糖皮质激素可使仔鼠产生腭裂。有临床报道,妊娠早期使用过糖皮质激素的妇女,娩出婴儿的腭裂发生率为 1.5%,而腭裂的自然发生率仅为 0.04%～0.1%。动物实验还发现,6 种糖皮质激素中,地塞米松、倍他米松和曲安西龙可使小鼠产生腭裂,而泼尼松龙、甲泼尼龙和氢化可的松却很少发生。地塞米松在临床上已被广泛用于先兆早产、多胎妊娠、前置胎盘等。临床对于孕 24～34 周且有早产倾向的孕妇,常规给予单疗程或多疗程地塞米松治疗,以促进胎肺成熟、减少新生儿呼吸窘迫综合征发生和降低围生儿死亡率。然而,越来越多的研究表明,临床治疗剂量的地塞米松不仅会引起胎儿低体重,还可引起出生后追赶性生长、多脏器发育不良及成年后多种慢性疾病易感。因此,妊娠期应用地塞米松需权衡利弊后再行使用。

妊娠期雄激素和雌激素均不应使用,可引起婴儿性别的错化。如孕早期用己烯雌酚可致女孩青春期后发生阴道腺癌和透明细胞癌。习惯性流产患者应用黄体酮保胎时,注意剂量不宜过大,时间也不宜过长。

(六)降血糖药

妊娠合并糖尿病患者应给予必要的监护和治疗。但是,孕妇糖尿病的临床过程较复杂,至今母婴死亡率仍处于较高水平。注射胰岛素可使孕妇血糖接近正常水平,可降低糖尿病患者围生儿死亡率和畸胎的发生率。药物治疗时,不应选用磺酰脲类降糖,因其对胰岛细胞的刺激作用不显著、疗效差,且有致畸报道。

(七)镇吐药

妊娠早期一般在妊娠 6～8 周出现呕吐,持续 4～6 周。多数孕妇可通过调整生活和饮食加以克服,无须治疗。但是,严重的呕吐也会引起不良的后果,如导致酮症、脱水,进而出现电解质紊乱,甚至肝、肾损害,可选用 H_1 受体阻断药(如异丙嗪、茶苯海明)和吩噻嗪类药物(如氯丙嗪、奋乃静)等进行治疗。目前尚无确切证据认为上述药物对人类有致畸作用,但仍有必要进行深入研究。

三、分娩期临床用药

分娩活动虽属正常生理过程,但是在分娩过程中,产妇出现的并发症或胎儿出现宫内窘迫均需要用药。产程中常用的药物包括镇痛药、镇静药、麻醉药、宫缩剂、宫缩抑制剂及防治子痫抽搐药等。

(一)镇痛和镇静药

母亲在分娩时的紧张状态和胎儿窘迫之间有一定的关系,适量使用镇痛、镇静药可以减轻产妇的疼痛与恐惧,有利于胎儿的顺利娩出,但是用量太大可使产程延长,甚至停滞。

哌替啶是分娩常用药物,肌内注射哌替啶 50～100mg 可持续镇痛 4h,用药后 2～3h 血药浓度达高峰,为使药物对呼吸抑制的副作用降至最低程度,要计算好药物注射到胎儿娩出的时间。有资料报道,潜伏期使用哌替啶能减轻疼痛,保证产妇休息;亦可增强宫缩频率与强度,调整不协调的宫缩,以加速产程。虽胎心率有所下降,但不会造成胎儿窘迫。可引起新生儿呼吸抑制,其抑制程度和用药剂量及时间有关。故分娩时应用哌替啶应注意:①剂量不宜过大,在短时间内能结束分娩者最好不用,以免引起新生儿呼吸抑制;②根据其峰时间,为使药物抑制呼吸的不良反应降至最低,在用药后 1h 内或 4h 后娩出胎儿最为理想。

地西泮具有良好的抗焦虑、镇静、催眠、抗惊厥和肌肉松弛作用,可用于分娩止痛和抗惊厥。作为妊娠高血压疾病的辅助用药,地西泮可松弛肌张力。在分娩过程中局部宫颈注射,能消除宫颈水肿,促进宫颈口扩张。产程中单次局部用药治疗宫颈水肿未见不良反应。由于胎儿排泄功能较差,药物及代谢产物在胎儿的血浓度较母体高,且在胎儿心脏积聚较多,如分娩前给予孕妇大剂量可致新生儿张力减退、低热、Apgar 评分低、高胆红素血症、对冷应激的反应减弱、神经系统受抑制,偶见皮疹、白细胞减少等。故产程进入活跃期后不宜使用该药。

(二)麻醉药

产科手术常用局部麻醉和硬膜外阻滞麻醉,如麻醉剂使用不当可能影响新生儿。如临产前用环丙烷、乙醚等,分娩后的婴儿可能产生中枢神经抑制及呼吸抑制。普鲁卡因、利多卡因常用作脊椎麻醉或局部浸润麻醉。脊椎麻醉可使母体血压下降,胎盘血流减少,胎儿缺氧;如局部大剂量用药亦可引起新生儿中枢神经抑制、新生儿窒息、心动过缓等。

(三)子宫收缩药和子宫收缩抑制药

1.子宫收缩药

子宫收缩药在分娩期是使用较多的药物,合理使用有利于产程进展,减少分娩期并发症的发生,但使用不当可造成子宫过度收缩,影响胎儿。

缩宫素口服无效,可肌内注射、静脉推注、静脉滴注。小剂量缩宫素可用于催产、引产,大剂量用于产后止血。因此在胎儿娩出前严禁肌内注射、静脉推注。在静脉滴注时应严格掌握用药指征,用于催产、引产时要加强用药监护,注意调整药物的用量和静滴速度,以保持子宫的节律性收缩;如滴注速度太快,可因宫缩过强、过频或强直收缩引起胎儿窘迫、胎死宫内、胎盘早剥、子宫破裂等危害。

产后出血是产妇死亡的首要原因,合理应用子宫收缩药对防治产后出血至关重要。麦角制剂是很强的子宫收缩药,可使子宫产生强直性收缩,止血效果好,起效迅速。胎儿娩出前禁用。因可引起血管急速收缩、血压突然升高,甚至面色苍白、手足发冷、头痛、胸闷、恶心和呕吐等,故妊娠期高血压、妊娠合并心脏病的孕妇禁用。因有收缩宫颈的作用,如在胎儿娩出后即用药,应估计药物产生作用的时间,以免发生胎盘嵌顿。大剂量缩宫素肌内注射、静脉滴注或推注可用于治疗产后出血,但须在胎儿娩出后即用。垂体后叶素含有缩宫素和加压素,可升高血压,妊娠期高血压的孕妇禁用。前列腺素类药物(如地诺前列酮、地诺前列素)均有起效快、作用强的特点。硫前列酮经子宫肌层或宫颈注射,为产后出血急救时的首选药物。

2.子宫收缩抑制药

治疗早产常用的子宫收缩抑制药有 β_2 受体激动剂、硫酸镁、钙通道阻滞药等。

β_2 受体激动药利托君可抑制宫缩,用于治疗早产。此药可通过胎盘屏障,使新生儿心率发生改变和出现低血糖,因此须密切注意。沙丁胺醇能松弛子宫的平滑肌,改善胎盘血流量,常用于预防和治疗早产。但沙丁胺醇可引起胎儿及新生儿心率加快、心律失常、低血压和高血糖,并可致母体子宫出血。此外,沙丁胺醇对糖代谢有影响,还具有轻度 β_1 受体兴奋作用,故对妊娠合并心脏病、甲亢及糖尿病的患者禁用。硫酸镁有抑制子宫平滑肌的作用,也是钙通道阻滞药,并可降低子宫平滑肌对缩宫素的敏感性。此外,还具有抑制横纹肌、神经肌肉接头传导作用,故有抗惊厥作用,但应用时应严格控制用药剂量,用药过程中观察有无毒性反应发生。新型钙通道阻滞药硝苯地平等通过抑制钙离子从细胞外向细胞内转移,起到抑制宫缩的作用。此药有扩张血管作用,用药期间应检测血压和心率。

(四)防治子痫抽搐药物

先兆子痫和子痫对母体和胎儿的危害均很大。目前预防和控制子痫发作的首选药物为硫酸镁。

1.硫酸镁的作用机制

镁离子可抑制运动神经末梢对乙酰胆碱的释放,阻断神经肌肉接头的传导,从而使骨骼肌松弛,故能有效预防和控制子痫发作;镁离子尚可使血管内皮合成前列腺素增多,血管扩张,痉挛解除,血压下降;镁依赖的 ATP 酶恢复功能,有利于钠泵的运转,达到消除脑水肿、降低中枢神经细胞兴奋性、制止抽搐的目的。临床应用硫酸镁治疗子痫,对宫缩和胎儿无明显不良影响。

2.硫酸镁的用药方法

肌内注射:25％硫酸镁 20mL 加 2％普鲁卡因 2mL,深部肌内注射,每 6h 一次。缺点是血药浓度不稳定,并有局部疼痛,不易为产妇接受。静脉给药:首次负荷量用 25010 硫酸镁 16mL 溶于 25％葡萄糖溶液 10mL 中,缓慢静脉注射(不少于 5min),继而以 25％硫酸镁 60mL 溶于 10％葡萄糖溶液 1000mL 中静脉滴注,滴注速度以 1g/h 为宜,最快不超过 2g/h,日总量控制在 20～25g。

3.硫酸镁的毒性反应

硫酸镁过量可使心肌收缩功能和呼吸受到抑制,危及生命。正常孕妇血清镁离子浓度为 0.75～1mmol/L,治疗有效血镁浓度为 1.7～3mmol/L。血清镁浓度达 3.5～5.0mmol/L 时膝反射消失,出现中毒症状,血镁浓度达 5.5～7.0mmol/L 时全身肌张力降低,呼吸抑制,当超过

7.5mmol/L 时心跳停止。

4.硫酸镁治疗的注意事项

用药前和用药中均应密切观察患者,有条件者应测定血镁浓度以指导用药。定期检查膝反射,膝反射必须存在,呼吸必须大于 16 次/min,尿量不少于 25mL/h,24h 尿量大于 600mL。尿少提示排泄功能受到抑制,镁离子易积蓄而发生中毒。治疗时须备好钙剂作为解毒剂。出现中毒症状时,立即静脉注射 10%葡萄糖酸钙 10mL,并给予吸氧、人工呼吸等抢救。

四、哺乳期用药

母乳是婴儿最理想的营养品,且含有多种免疫物质,母乳喂养不但对婴儿生长发育产生有利的影响,还能增加婴儿抵抗病原微生物袭击的能力,增进母子之间的感情。鼓励母乳喂养是有利于婴儿生长的保健措施。由于哺乳期用药可通过乳汁进入婴儿体内,对婴儿产生影响,因此哺乳期选药时要慎重,哺乳期妇女用药对婴儿危害的问题颇受关注。

哺乳期药物可经乳汁排泄,大多数药物以被动转运方式进入乳汁。药物经母乳进入新生儿的数量主要取决于:①药物分布到母乳中的药量,能进入乳母血液循环的药物几乎均可进入乳汁,但一般不超过乳母摄入药量的 1%～2%;②新生儿从母乳中摄入的药量药物分布到母乳中的数量与药物的血浆浓度、相对分子质量、解离度、脂溶性有关。血浆的药物浓度依赖于母体内药物的药动学过程,并以药物的分布容积最为重要。由于大多数药物的分布容积较高,血浆浓度相对低,因此转运入乳汁中的药物含量有限,一般不超过母体一日药量的 1%。但也有例外,例如红霉素、地西泮、磺胺类药物等。药物相对分子质量越小,越容易转运,相对分子质量小于 200 时,药物在血浆和乳汁的浓度相近。许多药物可与血浆蛋白结合,其结合程度则由药物自身的特性决定,只有游离型的药物才能扩散进入乳汁,结合率高的药物进入乳汁的药量较少。乳汁的 pH 一般在 7.0 左右,低于母体血浆 pH,因此弱酸性药物在乳汁中的浓度低于血浆浓度,而弱碱性药物在乳汁中的浓度则等于或高于血浆浓度。由于乳汁中脂肪含量较高,因此脂溶性高的药物易进入乳汁。

新生儿从母乳中摄入的药量取决于药物被新生儿吸收的药量。药物进入新生儿体内后,由于新生儿血浆蛋白量少,与药物的结合率较差,使游离药物量增多,组织中药物浓度增加。同时新生儿的肝功能发育未健全,各种代谢酶(尤其是 II 相结合酶)活性较低,影响了新生儿对多种药物的代谢。另外,新生儿的肾小球滤过率低,消除药物的能力差,易导致药物在新生儿体内蓄积而中毒。有报道,哺乳期间母亲服用锂制剂,新生儿体内发生累积的报道,可引起新生儿张力过低、心动过缓、甲状腺肿等。因此,哺乳期的母亲必须使用锂制剂时,应当严密监测新生儿的锂水平和甲状腺功能。胺碘酮可分泌到乳汁中,由于其半衰期长,导致新生儿暴露于高浓度胺碘酮的乳汁中,使新生儿心动过缓,又因为胺碘酮含有 37%的碘,也会造成新生儿甲状腺功能障碍。因此,哺乳期允许应用的药物,也应掌握适应证,要适时、适量地应用。

五、妊娠和哺乳期妇女用药注意事项

(1)尽量避免不必要的用药,包括保健品。

（2）当确定需要使用药物治疗时,应遵循下列原则:

①能用一种药物就应避免联合用药;

②根据孕周大小即胎儿所属发育时期考虑用药。如怀孕3个月以内是胎儿器官发育重要时期,用药要特别慎重,可以推迟治疗的,应推迟治疗;

③根据药物可能对胎儿影响程度不同,从选择对胎儿影响最小的药物开始。如妊娠合并甲亢,选用先后次序为:镇静剂(地西泮)、β受体拮抗剂(阿替洛尔)、抗甲状腺代谢药(丙硫氧嘧啶);

④能用疗效肯定的老药就避免使用尚难确定对胎儿有无不良影响的新药;

⑤选择药物时,应遵循"能不用药即不用;能口服、不注射;复合制剂不首选"的原则。对于一般孕妇的常见病,比如感冒、孕吐、皮疹等,可以选择一些经过多年的实践验证,温和有效而且安全的中药(请注意不是中西药结合的复方制剂)。比如,治疗感冒的双黄连口服液、鱼腥草注射液、感冒软胶囊,都是比较适合孕妇的药物。对于发热的患者,临床上首先采取的是物理降温(冰帽、酒精擦浴等),只有高热不退的孕妇才考虑给以解热镇痛药物(常用对乙酰氨基酚)。当然,即便是温和的药物,也必须在医生和药师的指导下正确使用。自行加大剂量、延长疗程都可能产生毒副作用。

（3）当病情需要使用可能对胎儿有损害的药物时应遵循下列原则:

①在妊娠早期,孕妇必须使用对胎儿肯定有害甚至可能致畸的药物,则应先终止妊娠,然后再用药;

②要权衡药物对母婴的利弊来决定是否用药。如妊娠合并癫痫,考虑若孕期癫痫频繁发作本身对母婴损害很大,故为控制癫痫发作只好用药;

③要尽可能降低药物可能带来损害的程度。一般可从调节用药剂量着手,使用量调节至能控制病情发作的最小有效剂量;

④在尽可能短的时间内使用适当剂量的药物:孕妇长时间服药,即使是小剂量的药物往往对胎儿也有较大损害。多数药物在短期使用比长期使用的危险性小,应仔细选择有效的药物和在尽可能短的时间内使用最小有效的剂量;

⑤慎用补药:各种各样的营养食品,维生素和矿物补充剂并非每个孕妇都需要。原则上,身体状况良好的孕妇只需要在孕早期常规服用叶酸(0.4mg/d)以预防胎儿的神经管畸形就可以了。如果在孕期内经过正规检查,发现某种营养素缺乏(如钙、铁等)可以考虑有针对性服用该类制剂。但是,身体健康的孕妇不应该随便补充所谓的"全营养素"。因为在身体并不需要的情况下,过多地摄入微量元素是有害的,即使是各种维生素也不能无限量地服用。建议孕期以食疗为主,进行营养素的补充,因为食品中的营养更容易被身体吸收,也不会轻易产生服用过量后的毒副作用。

第五章 抗感染药物

第一节 抗生素

一、青霉素类

(一)青霉素(苄青霉素,苄西林,青霉素 G)

1.药理作用

抑制细菌繁殖期细胞壁的合成,导致细菌溶菌死亡。对革兰氏阳性球菌、化脓性链球菌、肺炎球菌、不产酶金黄色葡萄球菌、表皮葡萄球菌及阴性球菌(脑膜炎球菌及淋球菌等)作用较强。革兰氏阳性杆菌(白喉棒状杆菌、炭疽杆菌等)及革兰氏阳性厌氧菌(产气荚膜杆菌、破伤风杆菌、丙酸杆菌、真杆菌、乳酸杆菌等)对青霉素敏感,致病螺旋体(梅毒螺旋体、钩端螺旋体)和放线菌对本品高度敏感,但肠杆菌对青霉素耐药。

2.临床应用

适用于敏感菌所致各种感染,如败血症、肺炎、脑膜炎、扁桃体炎、中耳炎、猩红热、丹毒、产褥热、心内膜炎、破伤风、气性坏疽、炭疽、白喉、流行性脑脊髓膜炎、梅毒、淋病、回归热、钩端螺旋体病、樊尚咽峡炎、放线菌病等,也可用于感染性心内膜炎的预防给药。

3.用法用量

肌内注射:1d 80 万～200 万 U,分 3～4 次给药。

静脉滴注:1d 200 万～1000 万 U,分 2～4 次给药。

4.不良反应

过敏反应较常见,过敏性休克的发生率为 0.004%～0.04%,其中病死率可达 10%;其他反应尚有血清病型反应、溶血性贫血、药疹、接触性皮炎、间质性肾炎、哮喘发作等,肌内注射区可发生周围神经炎。

5.注意事项

必须按规定方法做皮肤敏感试验。有哮喘、湿疹、花粉症、荨麻疹等过敏性疾病史或肾功能严重损害者慎用。氯霉素、红霉素、四环素、磺胺类等抑菌剂可干扰青霉素的杀菌活性,临床如需合用,应间隔给药时间。丙磺舒、阿司匹林、吲哚美辛、保泰松、磺胺类可减少青霉素在肾小管的排泄,从而提高本品血药浓度。本品不宜口服,肌内注射吸收迅速,广泛分布于组织体液中,不易透入眼、骨组织、无血供区域和脓肿腔中。重金属,尤其是含铜、锌和汞的药物与本品钠盐或钾盐存在配伍禁忌。头孢噻吩、林可霉素、四环素、万古霉素、琥乙红霉素、两性霉素B、β-去甲肾上腺素、间羟胺、苯妥英钠、异丙嗪、B族维生素、维生素C等与本品输液合用产生混浊。不宜与华法林联合应用。

6.制剂规格

注射用青霉素钠:160万U,400万U。

(二)普鲁卡因青霉素(青霉素混悬剂,普青,普鲁卡因青霉素G)

1.药理作用

青霉素的普鲁卡因盐,抗菌作用和青霉素相仿,注射后青霉素缓慢释放和吸收,作用持久。

2.临床应用

多用于对青霉素高度敏感的病原体,如A组溶血性链球菌所致的扁桃体炎、猩红热、肺炎球菌肺炎、青霉素敏感金黄色葡萄球菌所致的皮肤软组织感染、樊尚咽峡炎,也可单独用于治疗钩端螺旋体病、虱传回归热、早期梅毒等。

3.用法用量

肌内注射:1次40万~80万U,1d 1~2次。

4.不良反应

主要为青霉素的过敏反应。

5.注意事项

对普鲁卡因和其他局麻药过敏者慎用,其余同"青霉素"。

6.制剂规格

注射用普鲁卡因青霉素:40万U(每40万U含青霉素钠或钾10万U和普鲁卡因青霉素30万U)。

(三)苯唑西林(苯唑青霉素,新青霉素Ⅱ)

1.药理作用

可耐酸、耐青霉素酶,不为金黄色葡萄球菌所产生的β-内酰胺酶破坏,对金黄色葡萄球菌产酶株有效,对革兰氏阳性菌和奈瑟菌属有抗菌活性,但对青霉素敏感葡萄球菌和各种链球菌的抗菌作用较青霉素弱。

2.临床应用

用于耐青霉素的葡萄球菌感染,治疗皮肤、软组织感染和内脏感染等。

3.用法用量

肌内注射或静脉滴注:成人1次0.5~1.0g,每4~6h 1次;小儿体重40kg以下者,1次12.5~25mg/kg,每6h 1次。

4.不良反应

与青霉素有交叉过敏反应;转氨酶升高或引起非特异性肝炎;大剂量静脉给药可引起惊厥;可见中性粒细胞下降。其余见"青霉素"。

5.注意事项

对青霉素类过敏者禁用。有过敏性疾病、肝病者或新生儿慎用。本品与氨基糖苷类混合后,两者抗菌活性明显减弱,且增加后者肾毒性。对于严重肾功能减退患者避免大剂量应用,以防神经系统毒性反应。

6.制剂规格

注射用苯唑西林钠:0.5g,1.0g(效价)。

(四)苄星青霉素(长效西林)

1.药理作用

长效青霉素、肌内注射后缓慢游离出青霉素,1次注射血药浓度可维持2周,但血药浓度较低。

2.临床应用

用于青霉素敏感菌所致的轻至中度感染及预防风湿热,也可用于控制链球菌感染。

3.用法用量

肌内注射,1次60万~120万U,2~4周1~2次。

4.不良反应

主要为青霉素过敏反应。肌内注射可见局部疼痛、压痛反应。

5.注意事项

同"青霉素"。

6.制剂规格

注射剂:30万U,60万U,120万U。

(五)青霉素V

1.药理作用

抗菌谱与青霉素相似,作用较弱。耐酸,口服吸收迅速而完全,不受食物影响。

2.临床应用

用于革兰氏阳性球菌所致轻症感染。

3.用法用量

口服1次0.5g,1d 4次。

4.不良反应

主要有恶心、呕吐、腹泻,过敏反应,过敏性休克。

5.注意事项

有青霉素类药物过敏史或青霉素皮肤试验阳性患者禁用。不宜作鞘内注射,本品钾盐不可静脉推注。水溶液在室温不稳定,应用本品须新鲜配制。大剂量使用本品应定期检测电解质。

6.制剂规格

片剂:125mg(20万U),250mg(40万U),500mg(80万U)。

(六)氨苄西林(安比西林,安必仙,氨苄青霉素)

1.药理作用

抗菌谱较广,对革兰氏阳性球菌和杆菌(包括厌氧菌)的抗菌作用与青霉素相似,对部分革兰氏阴性菌具有较强抗菌活性,对产霉菌株无效,口服稳定,$t_{1/2}$为1.5h,体内分布良好,主要经尿液排泄。

2.临床应用

用于敏感菌所致的呼吸道、胃肠道、尿路、软组织感染以及脑膜炎、败血症、心内膜炎等。

3.用法用量

口服或肌内注射,1d 2～4g,分 4 次给药。

静脉给药,1d 4～12g,分 2～4 次给药,小儿酌减。

4.不良反应

与青霉素钠相仿,过敏反应较为多见。皮疹是最常见的反应,多发生于用药后 5d,呈荨麻疹或斑丘疹,前者为青霉素过敏反应的典型皮疹,后者对氨苄西林有一定的特异性,注射给药的皮疹发生率高于口服者。传染性单核细胞增多症、巨细胞病毒感染、淋巴细胞白血病、淋巴瘤等患者应用本品时易发生皮疹。少数患者出现血清谷丙转氨酶(ALT)升高。大剂量氨苄西林静脉给药可发生抽搐等神经系统毒性症状,婴儿应用氨苄西林后可出现颅内压增高,表现为囟隆起。极大量氨苄西林可能发生听力障碍。氨苄西林所致的间质性肾炎亦有报道。

5.注意事项

(1)患者每次开始应用药品前,必须先进行青霉素皮试。

(2)对头孢菌素类药物过敏者及有哮喘、湿疹、花粉症、荨麻疹等过敏性疾病史者慎用。

(3)药品与其他青霉素类药物之间有交叉过敏性。若有过敏反应产生,则应立即停用该品,并采取相应措施。

(4)肾功能减退者应根据血浆肌酐清除率调整剂量或给药间期。

(5)对怀疑为伴梅毒损害的淋病患者,在使用药品前应进行暗视野检查,并至少在 4 个月内,每个月接受血清试验一次。

(6)长期或大剂量应用药品者,应定期检查肝、肾、造血系统功能和检测血清钾或钠。

6.制剂规格

胶囊剂:0.25g,0.5g。注射用氨苄西林:0.5g,1.0g。

(七)氯唑西林(邻氯青霉素,邻氯苯甲异噁唑青霉素钠,氯唑青霉素)

1.药理作用

抗菌谱与苯唑西林相仿,但对金黄色葡萄球菌作用较苯唑西林为弱。本品对酸稳定,可经口给药,但受食物影响,$t_{1/2}$ 为 0.5～1h,可透入胸腔积液和关节囊液,可透过胎盘进入胎儿,不易透过正常的血-脑脊液屏障,主要由尿中排泄。

2.临床应用

本品适应证与苯唑西林相同,但由于本品不易透过血-脑脊液屏障,故很少用于治疗脑膜炎。

3.用法用量

口服,1d 4～6g,分 4 次空腹服用;肌内注射,1d 2～4g,分 4 次用;静脉滴注,1d 4～6g,分 2～4 次,小儿酌减。

4.不良反应

同苯唑西林。

5.注意事项

本品能降低胆红素结合能力,有黄疸的新生儿慎用。静脉给药不宜大剂量使用。

6.制剂规格

注射用氯唑西林钠:0.5g。

(八)阿莫西林(羟氨苄青霉素,阿莫仙,阿莫新)

1.药理作用

抗菌谱与氨苄西林相似,但杀菌作用更强,对肠球菌、沙门菌属及幽门螺杆菌作用较强,对志贺菌属作用较弱。口服吸收迅速而完全。食物对吸收的影响不显著,可通过胎盘、脑膜,在脑脊液中可达到有效浓度。

2.临床应用

常用于敏感菌所致呼吸道、尿路、胆道感染以及伤寒等。

3.用法用量

口服:成人及体重超过40kg儿童,每次0.25~0.5g,每6~8h一次,一日剂量不超过4g;体重小于40kg儿童按体重20~40mg/(kg·d),分2~3次服用;3个月以下婴儿30mg/(kg·d),每12h一次;肾功能严重损害患者需调整给药剂量。奈瑟淋球菌尿道炎可单次口服本品3g。

静脉滴注、肌内注射:每次0.5~1g,一日3~4次。

4.不良反应

恶心、呕吐、腹泻及假膜性肠炎等胃肠道反应。皮疹、药物热和哮喘等过敏反应。贫血、血小板减少、嗜酸粒细胞增多;血清氨基转移酶可轻度增高。由念珠菌或耐药菌引起的二重感染。偶见兴奋、焦虑、失眠、头晕以及行为异常等。

5.注意事项

(1)青霉素类口服药物偶可引起过敏性休克,尤多见于有青霉素或头孢菌素过敏史的患者。用药前必须详细询问药物过敏史并作青霉素皮肤试验。如发生过敏性休克,应立即实施抢救,予以保持气道畅通、吸氧及应用肾上腺素、糖皮质激素等治疗措施。

(2)传染性单核细胞增多症患者应用本品易发生皮疹,应避免使用。

(3)阿莫西林可导致采用Benedit或Fehling试剂的尿糖试验出现假阳性。

(4)下列情况应慎用:哮喘、花粉症等过敏性疾病史者,老年人和肾功能严重损害者。

6.制剂规格

片剂,胶囊剂:0.125g,0.25g,0.5g。

(九)阿莫西林-氟氯西林

1.药理作用

为阿莫西林与氟氯西林钠按1:1比例组成的复合抗生素,可起到对葡萄球菌产霉菌株和某些革兰氏阴性菌敏感菌株的抗菌作用。

2.临床应用

用于敏感菌引起的呼吸道感染、消化系统感染、泌尿道感染、皮肤软组织感染、骨和关节感染、口腔及耳鼻咽喉感染等。

3.用法用量

口服:成人一天 3 次,一次 500mg。2~12 岁儿童一天 3 次,一次 250mg。重症患者可适度提高用药剂量。为保证药物最大吸收,应在空腹状态下给药,通常可在进餐前 1h 服药。

4.不良反应

过敏反应、消化道反应、肝肾毒性反应、神经系统反应、血液系统反应。长期、大剂量用药可致菌群失调,出现由念珠菌或耐药菌引起的二重感染。

5.注意事项

传染性单核细胞增多症、淋巴细胞白血病、巨细胞病毒感染、淋巴瘤等患者禁用。有哮喘、湿疹、荨麻疹等过敏性疾病史者和过敏体质者慎用;孕妇和哺乳期妇女慎用。用药前必须先做青霉素皮肤试验。

6.制剂规格

胶囊剂:0.25g(含氟氯西林、阿莫西林各 125mg)。

(十)氟氯西林

1.药理作用

青霉素的异噁唑衍生物。通过抑制细菌细胞壁四肽侧链和五肽交联桥的结合而阻碍细胞壁合成,从而发挥杀菌作用。对革兰氏阳性菌有效,由于革兰氏阴性菌缺乏五肽交联桥而青霉素对其作用不大。

2.临床应用

用于葡萄球菌所致的各种周围感染。但对于耐甲氧西林金黄色葡萄球菌(MRSA)无效。对溶血性链球菌等链球菌属,肺炎链球菌和不产青霉素酶的葡萄球菌具有良好抗菌作用。对肠球菌有中等度抗菌作用,淋病奈瑟菌、脑膜炎奈瑟菌、白喉棒状杆菌、炭疽芽孢杆菌、牛型放线菌、念珠状链杆菌、李斯特菌、钩端螺旋体和梅毒螺旋体对本品敏感。

3.用法用量

口服:每次 250mg,每日 3 次;重症用量为每次 500mg,每日 4 次,于进食前 0.5~1h 空腹服用。肌内注射:每次 250mg,每日 3 次;重症每次 500mg,每日 4 次。静脉注射:每次 500mg,每日 4 次,将药物溶于 10~20mL 注射用水或葡萄糖输液中推注,每 4~6h 1 次。1d 量不宜超过 8g。儿童:2 岁以下按成人量的 1/4;2~10 岁按成人量的 1/2,根据体重适当调整。也可按照每日 25~50mg/kg,分次给予。

4.不良反应

偶见胃肠道副作用如轻度而短暂的恶心、呕吐、腹泻。偶见肝炎和胆汁淤积性黄疸。和其他青霉素类一样,极少见假膜性肠炎。可见典型的过敏反应如荨麻疹,紫癜,斑疹和斑丘疹。大剂量非肠道给药可出现神经毒性、中性粒细胞减少症和白细胞减少症。静脉给药曾观察到血栓性静脉炎。

5.注意事项

用药前必须先做青霉素皮肤试验。新生儿、妊娠期妇女、肝肾功能严重损害者、有过敏性疾病史者慎用。不能与氨基糖苷类、环丙沙星、培氟沙星等配伍使用。注射时勿与血液、血浆、水解蛋白、氨基酸以及脂肪乳配伍。

6.制剂规格

片剂:125mg。胶囊剂:250mg,500mg。注射用氟氯西林钠:500mg,1000mg。

(十一)双氯西林

1.药理作用

为半合成青霉素,抗菌谱与氯苯唑青霉素相似,其血药浓度和血清蛋白结合率较高。主要用于对青霉素耐药的葡萄球菌感染,包括败血症、心内膜炎、骨髓炎、呼吸道感染及创面感染等。

2.临床应用

适用于治疗敏感细菌所致的胃肠道感染、尿路感染、呼吸道感染、软组织感染、脑膜炎、败血症、心内膜炎等。

3.用法用量

口服,成人每次0.25~0.5g,饭后1~2h口服为宜,4~6次/d;儿童,每日30~60mg/kg,分4次服用。

4.不良反应

皮疹最常见;口服可引起轻度恶心、呕吐、腹泻等胃肠道反应;大剂量使用(每日200mg/kg)时可出现肾毒性等。二重感染:长期或大量应用本品可致耐青霉素金黄色葡萄球菌、革兰氏阴性杆菌或白念珠菌感染。

5.注意事项

用药前必须先做青霉素皮肤试验。孕妇及哺乳期妇女、新生儿、肝功能严重损害者慎用。传染性单核细胞增多症患者应避免使用本品。

6.制剂规格

片剂:0.25g;注射用双氯西林:0.5g。

(十二)哌拉西林(氧哌嗪青霉素)

1.药理作用

抗菌谱广,对铜绿假单胞菌、大肠杆菌、肺炎杆菌、变形杆菌和流感杆菌等革兰氏阴性菌的抗菌作用强,优于氨苄西林、羧苄西林,对除耐青霉素金黄色葡萄球菌外的革兰氏阳性菌也有较强作用,对脆弱拟杆菌也较敏感。口服不吸收,肌内注射 T_{peak} 约为0.71h,以原型经肾及胆汁排泄。

2.临床应用

用于铜绿假单胞菌和敏感菌所致的败血症及呼吸道、尿路、胆道、腹腔、妇科、皮肤、软组织感染等,亦可与氨基糖苷类联用,用于粒细胞减少症免疫缺陷患者的感染。

3.用法用量

肌内注射或静脉给药,1次1~2g,1d 4次。

4.不良反应

可见皮疹、药物热、胃肠道反应等,能抑制血小板聚集,大剂量或长期应用易引起凝血功能障碍导致出血。少数患者在用药过程中出现皮疹、皮肤瘙痒或发热症状,并可引起白细胞减少、血清转氨酶升高等。静脉注射速度过快可致恶心、胸部不适、咳嗽、发热、口腔异味和眼结膜出血等。

5.注意事项

哺乳期妇女慎用。与氨基糖苷类联用时应间隔给药。尿毒症患者大剂量应用本品,可能出现青霉素脑病,使用期间注意凝血功能变化。其余见"青霉素"。

6.制剂规格

注射用哌拉西林:1g,2g。

(十三)羧苄西林(羧苄青霉素)

1.药理作用

为广谱青霉素类药,作用机制与青霉素相仿,对革兰氏阳性菌的作用明显弱于青霉素,对铜绿假单胞菌、变形杆菌(除产酶奇异变形杆菌)、多数大肠杆菌、沙门菌、志贺菌属、流感杆菌和奈瑟菌属有抗菌活性,对厌氧菌也有一定作用。

2.临床应用

治疗全身性铜绿假单胞菌感染,亦可用于敏感菌感染及腹腔和女性生殖道感染。

3.用法用量

肌内注射或静脉注射,1 次 1~2g,1d 4 次,严重感染日剂量可至 20~30g,分 4~6 次给予。

4.不良反应

(1)过敏反应:青霉素类药物的过敏反应较常见,包括荨麻疹等各类皮疹、白细胞减少、间质性肾炎、哮喘发作和血清病型反应(Ⅲ型变态反应)。严重者偶可发生过敏性休克。

(2)消化道反应:恶心、呕吐和肝大等,谷丙转氨酶(ALT)、谷草转氨酶(AST)、肌酐升高。

(3)大剂量静脉注射该品时可出现抽搐等神经系统反应、高钠和低钾血症。

(4)该品为弱酸,故血药浓度过高时可发生急性代谢性酸中毒,此反应尤多见于肾病患者且已有酸中毒者。

(5)其他:念珠菌二重感染、出血等。

5.注意事项

本品可影响凝血机制而发生紫癜、出血反应,大剂量给药可出现抽搐等神经系统反应,高钠和低钾血症、血药浓度过高时可发生急性酸中毒。本品与庆大霉素或妥布霉素联用时不可置于同一容器内。

6.制剂规格

注射用羧苄西林:1g,2g,3g。

(十四)阿洛西林(苯咪唑青霉素,氧咪苄青霉素,咪氨苄西林)

1.药理作用

为广谱酰脲类青霉素,对大多数革兰氏阴性菌、革兰氏阳性球菌及厌氧菌均具抗菌作用,包括对庆大霉素和羧苄西林的耐药菌株,对铜绿假单胞菌的抗菌活性强于羧苄西林、美洛西林。对 β-内酰胺酶不稳定。本品注射后分布广,可透过胎盘,$t_{1/2}$ 为 1~1.4h,主要以原型自尿中排出。

2.临床应用

用于铜绿假单胞菌和其他敏感菌所致的败血症、脑膜炎、心内膜炎,以及呼吸道、尿路、妇科感染等。

3.用法用量

肌内注射或静脉滴注,1次3～4g,1d 3～4次。

4.不良反应

过敏反应较多见,胃肠道反应偶有发生,偶见转氨酶升高和白细胞减少。

5.注意事项

本品与氨基糖苷类联用时不可置于同一容器内,不宜与抗凝血药、非甾体抗炎药合用。用前必须做皮肤过敏试验。孕妇、肾功能不全者慎用。

6.制剂规格

注射用阿洛西林:1g,2g。

(十五)氨苄西林钠-氯唑西林钠

1.药理作用

具有氨苄西林钠和氯唑西林钠两者的特点,既对革兰氏阳性菌和阴性菌有广谱杀灭作用,又对耐青霉素的金黄色葡萄球菌有效。

2.临床应用

用于敏感菌所致的呼吸道感染、胃肠道感染、尿路感染、软组织感染、心内膜炎、脑膜炎、败血症等。也可用于化脓性链球菌或肺炎球菌与耐青霉素葡萄球菌所致的混合感染。

3.用法用量

肌内注射:一次0.5～1.0g,一日3～4次。

静脉滴注:一日2～4g,儿童按体重一日20～40mg/kg,分次给药。

4.不良反应

最常见的反应为皮疹,多发生于用药后5d,呈荨麻疹或斑丘疹;亦可发生间质性肾炎;过敏性休克偶见。少数患者出现血清转氨酶升高及淤胆型黄疸。

5.注意事项

本品须新鲜配制。用药前必须先做青霉素皮肤试验。哺乳期妇女禁用。本品降低患者胆红素与血清蛋白结合能力,新生儿尤其是有黄疸者慎用本品。传染性单核细胞增多症、巨细胞病毒感染、淋巴细胞白血病、淋巴瘤患者应用本品时易发生皮疹,应避免使用。如与葡萄糖输液配伍,宜较快速度滴注,半小时内滴完,以免药效降低。

6.制剂规格

注射用氨苄西林钠氯唑西林钠:0.5g,1.0g。

(十六)巴氨西林

1.药理作用

系氨苄西林甲戊酯,在体外无抗菌活性,在体内吸收过程中被肠壁的非特异性酯酶水解为氨苄西林而发挥其抗菌作用。对多种革兰氏阳性菌和革兰氏阴性菌有效。对溶血性链球菌、肺炎链球菌和不产青霉素酶葡萄球菌具较强抗菌活性,但稍逊于青霉素。

2.临床应用

用于敏感菌引起的呼吸道感染、泌尿系统感染及皮肤软组织感染。

3.用法用量

成人:常用量一次 0.4g,一日 2 次。重症剂量加倍。小儿:常用量一次 12.5mg/kg,一日 2 次。治疗单纯性淋病:本品 1.6g 加丙磺舒 1g 单剂量口服。

4.不良反应

过敏反应,消化道反应,血液系统异常,肝功能异常,偶见间质性肾炎,二重感染。

5.注意事项

用药前必须先做青霉素皮肤试验。传染性单核细胞增多症、巨细胞病毒感染、淋巴细胞白血病、淋巴瘤患者禁用。孕妇及哺乳期妇女、肾功能严重损害者慎用。

6.制剂规格

片剂:0.4g。

(十七)仑氨西林

1.药理作用

体内水解成氨苄西林而产生杀菌作用,其抗菌谱、作用及用途均与氨苄西林相同。口服后迅速吸收,广泛分布于各组织和体液中。

2.临床应用

用于敏感菌所致的呼吸道感染、妇科感染、泌尿生殖器感染、皮肤软组织感染、耳、鼻、咽喉感染以及其他严重感染如心内膜炎、脑膜炎等。

3.用法用量

口服:成人 3～4 次/d,每次 500mg。严重感染时剂量可加倍。

4.不良反应

粒细胞及血小板减少。电解质紊乱引起口干、嗜睡、肌痛,个别病例可有胃肠道反应,如恶心呕吐、腹胀腹泻、皮疹、光敏性皮炎、瘙痒、结晶尿、高尿酸血症、急性痛风、肌痛、血糖升高。长期服用可致低钠血症、低氯血症和低钾血症。突然停药可引起钠、氯及水的潴留。

5.注意事项

用药前必须先做青霉素皮肤试验,本品或其他青霉素类过敏者禁用。儿童、妊娠早期和哺乳期妇女,严重肝肾功能不全者、痛风及糖尿病患者,哮喘、湿疹、荨麻疹等过敏性疾病者应慎用。

6.制剂规格

片剂:250mg。

(十八)匹氨西林(匹氨青霉素,匹呋西林,匹呋氨苄青霉素)

1.药理作用

半合成青霉素类抗生素,对铜绿假单胞菌、大肠埃希菌、肺炎杆菌、变形杆菌、肠杆菌属、枸橼酸杆菌、沙雷菌属、不动杆菌属以及对青霉素敏感的革兰氏阳性球菌均有抑菌作用,大剂量有杀菌作用。对脆弱拟杆菌等大多数厌氧菌具有较好的抗菌作用。

2.临床应用

半合成青霉素类抗生素。用于革兰氏阴性杆菌中敏感菌株所致的呼吸系统、泌尿系统、消化系统、妇科和生殖器官等感染,如败血症、化脓性脑膜炎、腹膜炎、骨髓炎、皮肤及软组织感染及眼、耳、鼻、咽喉科感染。

3.用法用量

口服:成人轻症感染 1d 1.5～2g,分 2～3 次服,重症感染可按每日 3～4g,分为 3～4 次服。儿童 1d 量为 40～80mg/kg,分为 4 次给予。

4.不良反应

食欲缺乏、恶心、呕吐、腹泻、肌内注射局部疼痛和皮疹,且多在给药过程中发生,大多程度较轻,不影响继续用药,重者停药后上述症状迅速减轻或消失。少数病例可出现血清氨基转移酶、碱性磷酸酶升高及嗜酸粒细胞一过性增多。中性粒细胞减少、低钾血症等极为罕见。未见肾功能改变以及血液电解质紊乱等严重反应。

5.注意事项

用药前必须先做青霉素皮肤试验。传染性单核细胞增多症、巨细胞病毒感染、淋巴细胞白血病、淋巴瘤患者禁用。儿童、妊娠早期和哺乳期妇女慎用。

6.制剂规格

片剂,胶囊剂:0.25g。

(十九)美西林

1.药理作用

为第三代广谱半合成青霉素,是从半合成的脒基类半合成青霉素中找到的一种新的化合物,经酶水解而半合成的氨苄脒青霉素。美西林为杀菌剂,是通过干扰细菌细胞壁的生物合成而起抗菌作用。美西林主要作用于细菌的转肽酶,对革兰氏阴性菌,包括大肠杆菌、克雷伯菌属、肠杆菌属、枸橼酸杆菌、志贺菌、沙门菌和部分沙雷杆菌等有良好的抗菌作用;对革兰氏阳性菌作用较弱;对假单胞菌、吲哚阳性变形杆菌、奈瑟菌属、厌氧杆菌和肠球菌等无效。

2.临床应用

适应证基本与氨苄西林相似,可用于大肠杆菌、克雷伯菌属、肠杆菌属等敏感微生物引起的单纯性或复合性泌尿道感染,以及由此引起的败血症。对于很严重的病例,可考虑加用其他 β-内酰胺类抗生素。

3.用法用量

成人,0.5g/d,每 6h 1 次,肌内注射或静脉注射;该品 0.5g 以注射用水 2.2mL 溶解供深部肌内注射;以该品 0.5g 稀释至 50mL,缓慢静脉滴注,儿童每日 30～60mg/kg,分 3～4 次,用法同成人。

4.不良反应

主要不良反应有:①皮疹、药物热等过敏反应多见,过敏性休克偶见。②偶见恶心、呕吐、腹泻、腹痛等胃肠道反应。③少数患者用药后可出现肝药酶一过性升高。④长期用药可出现二重感染。⑤美西林肌内或静脉给药时可致注射部位局部疼痛、硬结,严重者可致血栓性静脉炎。

5.注意事项

用药前必须先做青霉素皮肤试验。妊娠前 3 个月孕妇、哺乳期妇女和严重肝、肾功能障碍患者、高度过敏体质患者，均应慎用。严禁与氨基糖苷类药物联用。

6.制剂规格

注射用美西林:0.25g。

二、头孢菌素类

(一)头孢氨苄

1.药理及应用

本品为半合成的第一代口服头孢菌素,口服吸收良好。适用于敏感菌所致的急性扁桃体炎、咽峡炎、中耳炎、鼻窦炎、支气管炎、肺炎等呼吸道感染、尿路感染及皮肤软组织感染等。不宜用于重症感染。

2.用法用量

(1)成人一般一次 250～500mg,一日 4 次,最高剂量一日 4g。单纯性膀胱炎、皮肤软组织感染及链球菌咽峡炎患者每 12h 500mg。肾功能减退的患者,应根据肾功能减退的程度,减量用药。

(2)缓释胶囊:成人及体重 20kg 以上儿童,常用量一日 1～2g,分 2 次于早、晚餐后口服。

3.不良反应

恶心、呕吐、腹泻和腹部不适较为多见;皮疹、药物热等过敏反应;偶可发生过敏性休克;头晕、复视、耳鸣、抽搐等神经系统反应。

4.药物相互作用

与乙醇合用产生"双硫仑"反应。其他参见氨苄西林。

5.注意与禁忌

参见氨苄西林。

6.调剂要点

嘱患者用药期间避免饮酒。其他参见氨苄西林。

7.常用制剂

胶囊剂和片剂:0.125g,0.25g。颗粒剂:50mg,125mg。缓释胶囊:0.25g。

8.贮存

遮光、密封,在凉暗处保存。

(二)头孢唑啉

1.药理及应用

为半合成的第一代头孢菌素,抗菌谱广。用于敏感细菌所致的中耳炎、支气管炎、肺炎等呼吸道感染、尿路感染、皮肤软组织感染、骨和关节感染、败血症、感染性心内膜炎、肝胆系统感染及眼、耳、鼻、喉科等感染,以及外科手术前的预防用药。

2.用法用量

成人常用剂量:一次 0.5～1g,一日 2～4 次。严重感染可增加至一日 6g,分 2～4 次静脉给予。

3.不良反应

静脉注射发生的血栓性静脉炎和肌内注射区疼痛均较头孢噻吩少而轻;药疹发生率为1.1%,嗜酸性粒细胞增高的发生率为1.7%,偶有药物热;个别患者可出现暂时性AST及ALT、碱性磷酸酶升高,肾功能减退患者应用高剂量(一日12g)的本品时可出现脑病反应。偶见白念珠菌二重感染。

4.药物相互作用

庆大霉素或阿米卡星体外能增强本品抗菌作用。与强利尿药合用有增加肾毒性的可能,与氨基糖苷类抗生素合用可能增加后者的肾毒性。其他见氨苄西林。

5.注意与禁忌

(1)对青霉素过敏或过敏体质者慎用;与其他头孢菌素或头霉素有交叉过敏反应。

(2)对某些生化诊断有干扰,需注意。

(3)患者有胃肠道疾病史者,特别是溃疡性结肠炎、局限性肠炎或抗生素相关性结肠炎者和肾功能减退者应慎用头孢菌素。

(4)与庆大霉素或其他肾毒性抗生素合用有增加肾损害的危险性;对肾功能减退患者应在减少剂量情况下谨慎使用;因头孢唑啉部分在肝脏代谢,因此肝功能损害患者也应慎用。

(5)当静脉滴注体积超过100mL时不要用注射用水。

(6)在老年人中血消除半衰期($t_{1/2}$)较年轻人明显延长,应按肾功能适当减量或延长给药间期。

(7)其他参见头孢氨苄。

6.调剂要点

参见头孢氨苄。

7.常用制剂

注射用头孢唑啉钠:0.5g,1.0g,1.5g,2.0g。

8.贮存

密封、在干燥凉暗处保存。

(三)头孢羟氨苄

1.药理及应用

本品为半合成的第一代口服头孢菌素,用于敏感细菌所致的尿路感染、皮肤软组织感染以及急性扁桃体炎、急性咽炎、中耳炎和肺部感染等。口服吸收良好,受食物影响小。

2.用法用量

(1)胶囊剂、片剂:成人:一次0.5～1.0g,一日2次;A族溶血性链球菌咽炎及扁桃体炎每12h 15mg/kg;疗程至少10d。成人肾功能减退者首次剂量为1g饱和量,然后根据肾功能减退程度予以延长给药间期。

(2)颗粒剂:用40℃以下温开水溶解后口服。成人:一天1～2g,分2～3次服。

3.不良反应

(1)以恶心、上腹部不适等胃肠道反应为主。

(2)少数患者尚可发生皮疹等过敏反应,偶可发生过敏性休克;也可出现尿素氮、AST及

ALT、血清碱性磷酸酶一过性升高。

4.药物相互作用

参见氨苄西林。

5.注意与禁忌

(1)如发生过敏性休克,须立即就地抢救,抢救措施见青霉素。

(2)有胃肠道疾病史的患者,尤其有溃疡性结肠炎、局限性肠炎或抗菌药物相关性结肠炎(头孢菌素很少产生抗生素相关性肠炎)者应慎用。

(3)头孢氨苄主要经肾排出,肾功能减退患者应用须减量。

(4)其他见头孢氨苄。

6.调剂要点

发药时应询问患者对头孢菌素类、青霉素类药物过敏史。其他见头孢氨苄。

7.常用制剂

胶囊或片剂:0.125g,0.25g,0.5g。颗粒剂:0.125g,0.25g。

8.贮存

遮光、密闭于干燥、凉暗处。

(四)头孢拉定

1.药理及应用

为第一代头孢菌素,抑制细菌细胞壁的合成。适用于敏感菌所致的急性咽炎、扁桃体炎、中耳炎、支气管炎和肺炎等呼吸道感染、泌尿生殖道感染及皮肤软组织感染等。

2.用法用量

(1)口服:成人一次 0.25～0.5g,每 6h 1 次,感染较严重者一次可增至 1.0g,但一日总量不超过 4g。

(2)静脉滴注、静脉注射或肌内注射:成人,一次 0.5～1.0g,每 6h 1 次,一日最高剂量 8g。

3.不良反应

恶心、呕吐、腹泻、上腹部不适等胃肠道反应较为常见。药疹发生率约 1%～3%,抗生素相关性肠炎、嗜酸性粒细胞增多。偶见阴道念珠菌病。周围血常规白细胞及中性粒细胞减少等见于个别患者。少数患者可出现暂时性血尿素氮升高,AST 及 ALT、血清碱性磷酸酶一过性升高。肌内注射疼痛明显。

4.药物相互作用

本品可延缓苯妥英钠在肾小管的排泄;保泰松与头孢菌素类抗生素合用可增加肾毒性。其他参见头孢氨苄。

5.注意与禁忌

本品主要经肾排出,肾功能减退者须减少剂量或延长给药间期。其他参见头孢氨苄。

6.调剂要点

参见头孢氨苄。

7.常用制剂

片剂及胶囊剂:0.25g,0.5g。颗粒剂:0.125g,0.25g。注射剂:0.5g,1.0g。

8.贮存

置干燥、阴凉处保存。

（五）头孢呋辛

1.药理及应用

为第二代头孢菌素类抗生素,抑制细菌细胞壁的合成。适用于敏感菌株所致急性咽炎或扁桃体炎、急性中耳炎、上颌窦炎、慢性支气管炎急性发作、急性支气管炎、单纯性尿路感染、皮肤软组织感染及无并发症淋病奈瑟菌性尿道炎和宫颈炎。

2.用法用量

可深部肌内注射、静脉注射、滴注或口服。

(1)成人常用量为每 8h 0.75～1.5g,疗程 5～10d。对于生命受到威胁的感染或罕见敏感菌所引起的感染,每 6h 1.5g。对于细菌性脑膜炎,剂量每 8h 不超过 3.0g。对于单纯性淋病应肌内注射单剂量 1.5g,可分注于两侧臀部,同时口服 1g 丙磺舒。

(2)头孢呋辛酯口服,一般一日 0.5g;下呼吸道感染患者:一日 1g;单纯性下尿路感染患者:一日 0.25g。均分 2 次服用。

3.不良反应

局部反应:如血栓性静脉炎等。胃肠道反应:如腹泻,恶心、抗生素相关性肠炎等。过敏反应:常见为皮疹、瘙痒、荨麻疹等。偶见过敏症、药物热、多形红斑、间质性肾炎、毒性表皮剥脱性皮炎、斯-约综合征。血液:可见血红蛋白和血细胞比容减少、短暂性嗜酸性粒细胞增多症、短暂性的嗜中性白细胞减少症及白细胞减少症等,偶见血小板减少症。肝功能:可见 ALT 及 AST、碱性磷酸酶、乳酸脱氢酶及血清胆红素一过性升高。

4.药物相互作用

参见头孢氨苄。

5.注意与禁忌

使用时应注意监测肾功能,特别是对接受高剂量的重症患者。肾功能不全者应减少一日剂量。头孢呋辛能引起抗生素相关性肠炎,应警惕。其他参见头孢氨苄。

6.调剂要点

参见头孢氨苄。

7.常用制剂

注射剂:0.25g,0.5g,0.75g,1.0g。头孢呋辛酯片或胶囊剂:0.125g,0.25g。干混悬剂:0.125g。

8.贮存

遮光、密封、在干燥凉暗处保存。

（六）头孢克洛

1.药理及应用

为广谱半合成头孢菌素类抗生素,抑制细菌细胞壁的合成。适用于敏感菌所致的呼吸道感染如肺炎、支气管炎、咽喉炎、扁桃体炎等;中耳炎;鼻窦炎;尿路感染如淋病、肾盂肾炎、膀胱炎;皮肤与皮肤组织感染等;胆道感染等。

2.用法用量

常用剂量 0.25g,每 8h 服一次。较重的感染(如肺炎)或敏感性稍差的细菌引起的感染,剂量可加倍,但一日总量不宜 4g。治疗急性淋球菌尿道炎、可给予一次 3g 的剂量,与丙磺舒合用。

3.不良反应

(1)过敏反应:包括荨麻疹样皮疹、瘙痒、荨麻疹;血清病样反应;罕见 Stevens-Johnson 综合征、毒性上皮坏死溶解和过敏症。

(2)胃肠道综合征:发生率约 2.5%,其中包括腹泻。

(3)其他:嗜酸性粒细胞增多、生殖器瘙痒或阴道炎,罕见血小板减少或可逆性间质性肾炎。罕见中枢神经系统不良反应:神经过敏、失眠、精神错乱、高血压、头晕、幻觉和嗜睡。

4.药物相互作用

参见头孢氨苄。

5.注意与禁忌

长期使用的患者如发生二重感染,必须采取适当措施。存在严重肾功能不全时要慎用。其他参见头孢氨苄。

6.调剂要点

参见头孢氨苄。

7.常用制剂

胶囊剂:0.125g,0.25g。缓释胶囊:0.1875g。片剂:0.25g。缓释片:0.375g。颗粒剂:0.1g,0.125g,0.25g。

8.贮存

遮光、密封、在干燥凉暗处保存。

(七)头孢曲松

1.药理及应用

为第三代头孢菌素类抗生素,半衰期长。用于敏感菌所致的下呼吸道感染、尿路、胆道感染,以及腹腔感染、盆腔感染、皮肤软组织感染、骨和关节感染、败血症、脑膜炎等及手术期感染预防。

2.用法用量

本品可肌内注射或静脉注射、滴注。

(1)成人及 12 岁以上儿童,1～2g,一日 1 次(每 24h)。危重病例或由中度敏感菌引起之感染,剂量可增至 4g,一日一次。

(2)肾功能衰竭患者(肌酐清除率＜10mL/min)一日用量不能超过 2g。严重的肝、肾功能障碍者,应定期监测头孢曲松的血药浓度。

3.不良反应

(1)胃肠道不适、稀便或腹泻、恶心、呕吐、胃炎和舌炎;嗜酸细胞增多,白细胞减少,粒细胞减少,溶血性贫血,血小板减少等;皮疹、过敏性皮炎、瘙痒、荨麻疹、水肿、多形性红斑等;静脉炎。

（2）其他罕见不良反应包括头痛和眩晕、症状性头孢曲松钙盐之胆囊沉积、肝脏氨基转移酶增高、少尿、血肌酐增加、生殖道霉菌病、发热、寒战以及过敏性或过敏样反应、抗生素相关性肠炎及凝血障碍。

4.药物相互作用

氨基糖苷类：有协同抗菌作用，但可能加重肾损害。乙醇可使血中乙酰醛浓度升高，出现双硫仑样反应。丙磺舒不影响本药的消除。与氨苯蝶啶、万古霉素、氟康唑以及氨基糖苷类抗生素具有不相容性。

5.注意与禁忌

（1）本品不能加入哈特曼溶液以及林格溶液等含有钙的溶液中使用。本品与含钙剂或含钙产品合并用药有可能导致致死性结局的不良事件。

（2）本品与青霉素类、头孢菌素、头霉素或青霉胺可能发生交叉过敏反应。

（3）有胃肠道疾病史者，特别是溃疡性结肠炎、局限性肠炎或抗生素相关性结肠炎（头孢菌素类很少产生抗生素相关性肠炎）者应慎用。

（4）孕妇及哺乳期妇女慎用。

6.调剂要点

（1）发药时应询问患者对头孢菌素类、青霉素类药物过敏史。

（2）注意患者处方中有无含类似成分的药物。

（3）注意询问患者是否合用含钙药物，交代药物相互作用。

7.常用制剂

注射用头孢曲松钠：0.25g,0.5g,0.75g,1.0g,1.5g,2.0g,3.0g,4.0g。

8.贮存

遮光、密封，20℃以下凉暗处保存。

（八）头孢哌酮舒巴坦

1.药理及应用

为头孢哌酮和舒巴坦的复方制剂，头孢哌酮为第三代头孢菌素，通过抑制敏感细菌细胞壁的生物合成而达到杀菌作用。舒巴坦可防止耐药菌对青霉素类和头孢菌素类抗生素的破坏。

2.用法用量

成人：一日2.0~4.0g，分2次静脉给药，每12h给药1次。在严重感染或难治性感染时，一日剂量可增加到8g。病情需要时，可另外单独增加头孢哌酮的用量。舒巴坦一日推荐最大剂量为4g。肝肾功能障碍患者需要调整用药剂量。

3.不良反应

一般不良反应有过敏反应（包括休克）、低血压、抗生素相关性肠炎、淋巴细胞减少症、皮肤瘙痒、Stevens-Johnson综合征、血尿、血管炎等。胃肠道反应有腹泻、稀便、恶心和呕吐。皮肤反应表现为斑丘疹和荨麻疹。其他有头痛、发热、注射部位疼痛和寒战，可逆性中性粒细胞减少症等。局部反应有注射部位疼痛、静脉炎。

4.药物相互作用

与非甾体抗炎药、血小板聚集抑制药合用增加出血危险；与氨基糖苷类、其他头孢菌素或利尿剂合用可能增加肾毒性。干扰维生素 K 代谢,导致低凝血酶原血症。

5.注意与禁忌

(1)一旦发生过敏反应,应立即停药并给予适当的治疗。参见青霉素。

(2)合并有肝功能障碍和肾功能损害的患者,应监测头孢哌酮的血清浓度,根据需要调整用药剂量。

(3)与乳酸钠林格注射液混合后有配伍禁忌。与氨基糖苷类抗生素、2%盐酸利多卡因注射液之间有物理性配伍禁忌。

(4)孕妇、哺乳期妇女、新生儿慎用;老年人应慎用本品并需调整剂量。

6.调剂要点

(1)发药时应询问患者对头孢菌素类、青霉素类药物过敏史。

(2)注意患者处方中有无含类似成分的药物。

(3)发药时核对两药的配比及剂量。

7.常用制剂

头孢哌酮钠舒巴坦钠(1∶1):1.0g(头孢哌酮钠 0.5g:舒巴坦钠 0.5g),2.0g(头孢哌酮钠 1.0g:舒巴坦钠 1.0g)。头孢哌酮钠舒巴坦钠(2∶1):1.5g(头孢哌酮钠 1.0g:舒巴坦钠 0.5g),2.25g(头孢哌酮钠 1.5g:舒巴坦钠 0.75g),3g(头孢哌酮钠 2.0g:舒巴坦钠 1.0g),4.5g(头孢哌酮钠 3.0g:舒巴坦钠 1.5g)。

8.贮存

密封,在干燥凉暗处保存。

三、碳青霉烯类

(一)亚胺培南/西司他丁钠

1.药理及应用

为具有碳青霉烯环的硫霉素类广谱抗生素,有较好的耐酶性能,与其他 β-内酰胺类药物间较少出现交叉耐药性。西司他丁是肾肽酶抑制剂,能减少亚胺培南的排泄并减轻药物的肾毒性。适用于多种病原体所致和需氧/厌氧菌引起的混合感染,以及在病原菌未确定前的早期治疗。

2.用法用量

静脉滴注。成人:轻度感染一次 250mg,每 6h 1 次,一日总量 1g。中度感染一次0.5~1g,每 12h 1 次,一日总量 1.5~2.0g。严重感染一次 0.5g,每小时 1 次,一日总量 2g。不太敏感菌所引起的严重感染一次 1g,每 6~8h 1 次,一日总量 3~4g。肾功能损害和体重轻的患者需按肌酐清除率调整剂量和用药间隔时间。

3.不良反应

(1)静滴速度太快可引起血栓静脉炎,肌内注射时可引起局部疼痛、红斑、硬结等。本品也可致过敏反应,如皮肤瘙痒、皮疹、荨麻疹、药热、嗜酸性粒细胞增多、白细胞减少、中性粒细胞减少、血小板减少或增多、血红蛋白减少等。

（2）肝脏可有氨基转移酶、血胆红素或碱性磷酸酶升高。肾脏：可有血肌酐和血尿素氮升高。

（3）可有神经系统方面的症状，如肌痉挛、精神障碍等。

（4）本品可引起恶心、呕吐、腹泻等胃肠道症状，偶可引起假膜性肠炎。

4.药物相互作用

与氨基糖苷类对铜绿假单胞菌有协同抗菌作用；丙磺舒使亚胺培南血药浓度升高，半衰期延长；环孢素增加本品神经毒性作用；与更昔洛韦合用可引起癫痫发作。不可与含乳酸钠的输液或其他碱性药液相配伍。

5.注意与禁忌

使用前，应详细询问患者过去有无对β-内酰胺抗生素的过敏史。亚胺培南/西司他丁钠不能与其他抗生素混合静脉滴注或直接加入其他抗生素中使用。

6.调剂要点

发药时应询问患者对头孢菌素类、青霉素类药物过敏史。

7.常用制剂

注射用亚胺培南/西司他丁钠（以亚胺培南计）：0.25g,0.5g,1g。

8.贮存

密闭、避光，25℃以下保存。

（二）美罗培南

1.药理及应用

本药为杀菌剂，抗菌谱极广，并有很强的抗菌活性，尤其对包括铜绿假单胞菌在内的葡萄糖非发酵革兰氏阴性菌有极强的抗菌活性，并且对各种革兰氏阳性和阴性细菌产生的β-内酰胺酶均稳定。本药与其他碳青霉烯类抗生素不同，对人体的肾脱氢肽酶-I稳定。用于肺炎及院内获得性肺炎、尿路感染、腹腔内感染、妇科感染、皮肤及软组织感染、脑膜炎、败血症等。

2.用法用量

静脉滴注，剂量根据感染的类型和严重程度而决定。肺炎、尿路感染、妇科感染例如子宫内膜炎、皮肤及附属器感染：一次0.5g,每8h1次；院内获得性肺炎、腹膜炎、推定有感染的中性粒细胞减低患者及败血症：一次1.0g,每8h1次；脑膜炎：一次2g,每8h1次。肾功能障碍患者应减少给药剂量或延长给药间隔。

3.不良反应

（1）过敏反应主要有皮疹、瘙痒、药热等过敏反应；偶见过敏性休克。

（2）可有腹泻、恶心、呕吐、便秘等胃肠道症状。偶见肝功异常、胆汁淤积型黄疸、排尿困难和急性肾衰。中枢神经系统偶见失眠、焦虑、意识模糊、眩晕、神经过敏、感觉异常、幻觉、抑郁、痉挛、意识障碍等中枢神经系统症状等，偶可诱发癫痫发作。血液系统偶见出血症状。

（3）注射给药时可致局部疼痛、红肿、硬结，严重者可致血栓性静脉炎。

4.药物相互作用

与氨基糖苷类合用对某些铜绿假单胞菌有协同抗菌作用。丙磺舒抑制本药在肾脏排泄，导致血药浓度升高，半衰期延长。与丙戊酸合用可致后者血药浓度降低而导致癫痫复发。

5.注意与禁忌

(1)与其他碳青霉烯类和β-内酰胺类抗生素、青霉素和头孢菌素有部分交叉过敏反应。

(2)进食不良或全身状况不良的患者,有可能引起维生素 K 缺乏症状。

(3)孕妇慎用,哺乳期妇女使用本品时须停止授乳。

(4)用于老年人时,可因生理功能下降或维生素 K 缺乏而应慎用。

6.调剂要点

发药时应询问患者对头孢菌素类、青霉素类药物过敏史。

7.常用制剂

注射剂:0.25g,0.5g。

8.贮存

密闭,在凉暗干燥处保存。

(三)厄他培南

1.药理及应用

为碳青霉烯类衍生物,对需氧革兰氏阳性菌和革兰氏阴性菌以及厌氧菌都有效。对革兰氏阳性菌的抗菌活性略低于亚胺培南,对革兰氏阴性菌、流感嗜血杆菌和卡他莫拉菌的抗菌活性强于亚胺培南。适用于治疗成人由敏感菌株引起的继发性腹腔感染、复杂性皮肤及附属器感染、社区获得性肺炎、复杂性尿道感染、急性盆腔感染和妇产科术后感染、菌血症等。

2.用法用量

静脉滴注或肌内注射。成人一般一次 1g,一日 1 次。疗程 5~14d;严重肾功不全患者,需将剂量调整为一日 500mg。

3.不良反应

常见的有:头痛、静脉炎、血栓性静脉炎、腹泻、呕吐、皮疹。偶见头晕、嗜睡、失眠、癫痫发作、精神错乱、低血压、呼吸困难、口腔念珠菌病、便秘、反酸、与艰难梭状芽孢杆菌相关的腹泻、口干、消化不良、食欲减退、红斑、瘙痒、阴道瘙痒、变态反应、真菌感染。罕见过敏样反应、幻觉。

4.药物相互作用

参见美罗培南。

5.注意与禁忌

参见美罗培南。

6.调剂要点

发药时应询问患者对头孢菌素类、青霉素类药物过敏史。

7.常用制剂

注射用厄他培南钠:1g。

8.贮存

密闭、干燥、避光、25℃以下保存。

(四)氨曲南

1.药理及应用

为单酰胺环类 β-内酰胺抗生素,对大多数需氧革兰氏阴性菌具有高度的抗菌活性,与大多

数 β-内酰胺类抗生素不同的是它不诱导细菌产生 β-内酰胺酶,同时对细菌产生的大多数 β-内酰胺酶高度稳定。适用于治疗敏感需氧革兰氏阴性菌所致的尿路感染、下呼吸道感染、败血症、腹腔内感染、妇科感染、术后伤口及烧伤、溃疡等皮肤软组织感染等。

2.用法用量

用法:静脉滴注、静脉注射、肌内注射。成人尿路感染:一次 0.5g 或 1g,每 8 或 12h 1 次。中重度感染:一次 1g 或 2g,每 8 或 12h 1 次。危及生命或铜绿假单胞菌严重感染:一次 2g,每 6 或 8h 1 次,最高剂量一日 8g。患者有短暂或持续肾功能减退时宜根据肾功能情况,酌情减量。

3.不良反应

常见为恶心、呕吐、腹泻及皮肤过敏反应。其他:白细胞计数降低、血小板减少、难辨梭菌腹泻、胃肠出血、剥脱性皮炎、低血压、一过性心电图变化、肝胆系统损害,中枢神经系统反应及肌肉疼痛等较罕见。

4.药物相互作用

与氨基糖苷类合用对多数肠杆菌属和铜绿假单胞菌有协同抗菌作用,但不可混合静脉滴注。

5.注意与禁忌

(1)与青霉素之间无交叉过敏反应,但对青霉素、头孢菌素过敏及过敏体质者仍需慎用。

(2)氨曲南肝毒性低,但对肝功能已受损的患者应观察其动态变化。

(3)氨曲南可与氯霉素磷酸酯、硫酸庆大霉素、硫酸妥布霉素、头孢唑啉钠、氨苄西林钠联合使用,但和萘夫西林、头孢拉定、甲硝唑有配伍禁忌。

(4)有不同程度的抗生素相关性肠炎。

(5)对妊娠妇女或有妊娠可能性的妇女,仅在必要时方可给药;哺乳妇女使用时应暂停哺乳;婴幼儿慎用;老年人用药剂量应按其肾功能减退情况酌情减量。

6.调剂要点

审方注意有无本品禁忌证。注意询问患者合用药物,交代药物相互作用。

7.常用制剂

注射剂:0.5g,1.0g,2.0g。

8.贮存

密闭、避光保存。

四、氨基糖苷类

(一)链霉素

1.药理作用

氨基糖苷类抗生素。对结核分枝杆菌有强大抗菌作用,非结核分枝杆菌对本品大多耐药。对布氏杆菌、土拉伦杆菌、鼠疫杆菌、小螺菌、肉芽肿荚膜杆菌等有良好的抗菌作用,对许多革兰氏阴性杆菌如大肠埃希菌、克雷伯菌属、变形杆菌属、肠杆菌属、沙门菌属、志贺菌属、布鲁菌属、巴斯德杆菌属等也具抗菌作用；脑膜炎奈瑟菌和淋病奈瑟菌亦对本品敏感。链霉素对葡萄球菌属及其他革兰氏阳性球菌的作用差。各组链球菌、铜绿假单胞菌和厌氧菌对本品耐药。

主要与细菌核糖体 30S 亚单位结合，抑制细菌蛋白质的合成。细菌与链霉素接触后极易产生耐药性。链霉素和其他抗菌药物或抗结核药物联合应用可减少或延缓耐药性的产生。

可迅速进入大多数组织的细胞外液和细菌性脓腔中，并可透过胎盘，但不易进入细胞、纤维空洞及干酪样组织内，也不易透过血-脑脊液屏障。口服吸收差，结核杆菌对本品的耐药性产生迅速，宜联合用药。

2.临床应用

主要与其他抗结核药联合用于结核分枝杆菌所致各种结核病的初治病例或其他敏感分枝杆菌感染；可单用于治疗土拉菌病或与其他抗菌药物联合用于鼠疫、腹股沟肉芽肿、布鲁菌病、鼠咬热等的治疗；亦可与青霉素或氨苄西林联合治疗草绿色链球菌或肠球菌所致的心内膜炎。

3.用法用量

(1)肌内注射，一次 0.5g(以链霉素计，下同)，每 12h 1 次，与其他抗菌药物合用；细菌性(草绿色链球菌)心内膜炎，肌内注射，每 12h 1g，与青霉素合用，连续 1 周，继以每 12h 0.5g，连续 1 周；60 岁以上的患者应减为每 12h 0.5g，连续 2 周。

(2)肠球菌性心内膜炎，肌内注射，与青霉素合用，每 12h 1g，连续 2 周，继以每 12h 0.5g，连续 4 周。

(3)鼠疫，肌内注射，一次 0.5～1g，每 12h 1 次，与四环素合用，疗程 10d。

(4)土拉菌病，肌内注射，每 12h 0.5～1g，连续 7～14d。

(5)结核病，肌内注射，每 12h 0.5g 或 1 次 0.75g，一日 1 次，与其他抗结核药合用；如采用间歇疗法，即每周给药 2～3 次，每次 1g；老年患者肌内注射，一次 0.5～0.75g，一日 1 次。

(6)布鲁菌病，每日 1～2g，分 2 次肌内注射，与四环素合用，疗程 3 周或 3 周以上。

4.不良反应

血尿、排尿次数减少或尿量减少、食欲减退、口渴等肾毒性症状，少数可产生血液中尿素氮及肌酐值增高；影响前庭功能时可有步履不稳、眩晕等症状；影响听神经出现听力减退、耳鸣、耳部饱满感；部分患者可出现面部或四肢麻木、针刺感等周围神经炎症状；偶可发生视力减退(视神经炎)，嗜睡、软弱无力、呼吸困难等神经肌肉阻滞症状；偶可出现皮疹、瘙痒、红肿。少数患者停药后仍可发生听力减退、耳鸣、耳部饱满感等耳毒性症状，应引起注意。

5.注意事项

失水，重症肌无力或帕金森病患者，肾功能损害者慎用。定期检查尿常规和肾功能，听力检查或听电图(尤其高频听力)，有条件时应监测血药浓度。新生儿、年老和肾功能减退患者慎用。孕妇慎用。

6.制剂规格

注射用硫酸链霉素：0.5g，0.75g，2g，5g。

(二)庆大霉素

1.药理作用

氨基糖苷类抗生素，作用机制是与细菌核糖体 30S 亚单位结合，抑制细菌蛋白质的合成。

对各种革兰氏阴性细菌及革兰氏阳性细菌都有良好抗菌作用,对各种肠杆菌科细菌如大肠埃希菌、克雷伯菌属、变形杆菌属、沙门菌属、志贺菌属、肠杆菌属、沙雷菌属及铜绿假单胞菌等有良好抗菌作用。对葡萄球菌属(包括金黄色葡萄球菌和凝固酶阴性葡萄球菌)中甲氧西林敏感菌株的约80%有良好抗菌作用,但甲氧西林耐药株则对本品多数耐药。近年来革兰氏阴性杆菌对庆大霉素耐药株显著增多。对链球菌属和肺炎链球菌的作用较差。本品与β-内酰胺类合用时,多数可获得协同抗菌作用。

肌内注射后吸收迅速完全。血消除半衰期2~3h,肾功能减退者可显著延长。蛋白结合率低。在体内可分布于各种组织和体液中,在肾皮质细胞中积聚,也可通过胎盘屏障,不易透过血-脑脊液屏障。主要以原型随尿排出。

2.临床应用

适用于治疗敏感革兰氏阴性杆菌,如大肠埃希菌、克雷伯菌属、肠杆菌属、变形杆菌属、铜绿假单胞菌以及葡萄球菌甲氧西林敏感株所致的系统或局部感染。治疗腹腔感染及盆腔感染时应与抗厌氧菌药物合用,多与其他抗菌药联合应用。与青霉素(或氨苄西林)合用可治疗肠球菌属感染。

3.用法用量

肌内注射或稀释后静脉滴注:一次80mg(8万U),每8h1次;或一次240mg(24万U),每24h1次。疗程为7~14d。静脉滴注时加入的液体量应不少于300mL,药液浓度不超过0.1%,一日1次,应在30~60min缓慢滴入,以免发生神经肌肉阻滞作用。

鞘内及脑室内给药:剂量为成人一次4~8mg,小儿(3个月以上)一次1~2mg,每2~3d1次。注射时将药液稀释至不超过0.2%的浓度,抽入5mL或10mL的无菌针筒内,进行腰椎穿刺后先使相当量的脑脊液流入针筒内,边抽边推,将全部药液于3~5min缓缓注入。

口服给药:1次80~160mg,1d3~4次,小儿10~15mg/(kg·d),分3~4次服用。

4.不良反应

听力减退、耳鸣或耳部饱满感等耳毒性反应,影响前庭功能时可发生步履不稳、眩晕;还可能发生血尿、排尿次数显著减少或尿量减少、食欲减退、极度口渴等肾毒性反应。发生率较低者有因神经肌肉阻滞或肾毒性引起的呼吸困难、嗜睡、软弱无力等。偶有皮疹、恶心、呕吐、肝功能减退、粒细胞减少、贫血、低血压等。

5.注意事项

失水、重症肌无力或帕金森病及肾功能损害患者慎用。用药前、用药过程中应定期测定尿常规和肾功能。必要时作听力检查或听电图。有条件时监测血药浓度。应给予患者足够的水分,以减少肾小管的损害。不得静脉推注,因有抑制呼吸作用。

6.制剂规格

注射剂:20mg(2万U,1mL),40mg(4万U,2mL)。片剂:40mg。滴眼剂:40mg(8mL)。

(三)妥布霉素

1.药理作用

属氨基糖苷类抗生素,作用机制是与细菌核糖体30S亚单位结合,抑制细菌蛋白质的合成。抗菌谱与庆大霉素近似,对大肠埃希菌、产气杆菌、克雷伯菌、铜绿假单胞菌和志贺菌等革兰氏阴性菌有抗菌作用;对铜绿假单胞菌的抗菌作用较庆大霉素强 3～5 倍,对庆大霉素中度敏感的铜绿假单胞菌对本品高度敏感。甲氧西林敏感金黄色葡萄球菌对本品敏感;对链球菌、厌氧菌无效。本品肌内注射或静脉滴注均可在多种体液中达到有效药物浓度,不易透过血-脑脊液屏障,主要经尿液以原型排泄。

2.临床应用

主要用于葡萄球菌和革兰氏阴性杆菌所致的泌尿系统感染;呼吸道感染,皮肤软组织及骨、关节感染;腹腔感染;革兰氏阴性杆菌尤其是铜绿假单胞菌所致的败血症,可与青霉素类或头孢菌素类抗生素合用,治疗混合性感染、免疫功能低下患者的感染及各种难治性感染。

3.用法用量

(1)肌内注射或静脉注射:一日 2～3mg/kg,分 2～4 次给药;7～10d 为一疗程。

(2)严重感染患者为一日 4～5mg/kg,临床症状改善后应降至一日 3mg/kg。

4.不良反应

常见耳、肾毒性,其肾毒性低于庆大霉素,此外尚可引起恶心、呕吐、转氨酶升高以及血小板、白细胞与粒细胞计数减低、皮疹等。

5.注意事项

宜定期测定患者的血药峰、谷浓度,并按此调整剂量。处理严重感染时首次宜给予冲击量,以保证药物在组织和体液中迅速达到有效浓度,剂量应按标准体重(去除过多脂肪)计算。肾功能不全、肝功能异常、前庭功能或听力减退者、失水、重症肌无力或帕金森病及老年患者慎用。与庆大霉素之间存在较密切的交叉耐药性。肾功能障碍或老年患者,需减少首剂用药量或延长给药间隔。

6.制剂规格

注射剂:80mg(2mL)。滴眼剂:15mg(5mL)。

(四)阿米卡星(丁胺卡那霉素)

1.药理作用

为半合成的广谱氨基糖苷类抗生素,作用机制为作用于细菌核糖体的 30S 亚单位,抑制细菌合成蛋白质。对常见的革兰氏阴性菌(包括铜绿假单胞菌)、某些革兰氏阳性菌及部分分枝杆菌具较强的抗菌活性,其抗菌活性较庆大霉素略低。对金黄色葡萄球菌作用优于庆大霉素,本品对耐药菌产生的氨基糖苷类灭活酶有较强的耐受性,对链球菌属不敏感。肌内注射本品 $t_{1/2}$ 为 2h,分布于细胞外液,不易透过血-脑脊液屏障,经尿液排泄。与半合成青霉素类或头孢菌素类合用常可获协同抗菌作用。

2.临床应用

用于对卡那霉素或庆大霉素耐药的革兰氏阴性杆菌所致的尿路、下呼吸道、腹腔、软组织、骨和关节、生殖系统等部位的感染及败血症等。

3.用法用量

肌内注射或静脉滴注:单纯性尿路感染对常用抗菌药耐药者每 12h 0.2g;用于其他全身感染每 12h 7.5mg/kg 或每 24h 15mg/kg。成人一日不超过 1.5g,疗程不超过 10d。稀释后静脉滴注。

4.不良反应

可发生听力减退、耳鸣或耳部饱满感;少数患者亦可发生眩晕、步履不稳等症状。听力减退一般于停药后症状不再加重,但个别在停药后可能继续发展至耳聋。有一定肾毒性,患者可出现血尿,排尿次数减少或尿量减少、血尿素氮、血肌酐值增高等。大多系可逆性,停药后即见减轻,但亦有个别出现肾衰竭的报道。神经肌肉阻滞作用少见。

5.注意事项

与抗假单胞菌青霉素如哌拉西林联用治疗铜绿假单胞菌感染时,不可同置于一个输液器中,以免降效。对本品过敏者禁用。肾功能不全、肝功能异常、前庭功能或听力减退者、失水、重症肌无力或帕金森病及老年患者慎用。必要时测定患者的血药峰、谷浓度,并按此调整剂量。处理严重感染时首次宜给予冲击量,以保证药物在组织和体液中迅速达到有效浓度,剂量应按标准体重(去除过多脂肪)计算。

6.制剂规格

注射用硫酸阿米卡星:0.2g。注射剂:0.2g(2mL)。

(五)奈替米星(乙基西梭霉素,奈替霉素)

1.药理作用

为半合成的氨基糖苷类抗生素,抗菌谱与庆大霉素相似。其特点为对氨基糖苷核苷转化酶稳定,故对庆大霉素耐药的大肠杆菌、克雷伯菌属、肠杆菌属及枸橼酸杆菌属敏感。

2.临床应用

用于敏感革兰氏阴性菌所致呼吸道、消化道、泌尿生殖系、皮肤和软组织、骨和关节、腹腔、创伤等部位感染,也适用于败血症。

3.用法用量

全身性感染成人静脉滴注 4~6mg/(kg·d),分 2~3 次用;单纯泌尿系感染肌内注射 3~4mg/(kg·d),分 2~3 次用。一日最高剂量不超过 7.5mg/kg。疗程均为 7~14d。血液透析后应补给 1mg/kg。

4.不良反应

本品耳、肾毒性较少见。常发生于原有肾功能损害者或应用剂量超过一般常用剂量者。

5.注意事项

见"庆大霉素"。

6.制剂规格

注射剂:150mg(1.5mL)。

(六)卡那霉素

1.药理作用

抗菌谱与链霉素相似而作用稍强,对结核杆菌有效,对铜绿假单胞菌无效。对葡萄球菌属(甲氧西林敏感株)有一定作用,其他革兰氏阳性细菌如溶血性链球菌、肺炎链球菌、肠球菌属和厌氧菌等对本品多数耐药。耐药菌株也多,临床已少用。口服不吸收。肌内注射较易进入胸腔积液、腹水,主要经尿液排出。

2.临床应用

用于敏感菌所致的系统感染,如肺炎、败血症、尿路感染、腹腔感染等,常需与其他抗菌药物联合应用。

3.用法用量

肌内注射或静脉滴注:1次0.5~1.0g,1d 2次。一般日剂量不超过1.5g,疗程不超过10d。

4.不良反应

同"庆大霉素"。

5.注意事项

同"庆大霉素"。

6.制剂规格

注射用硫酸卡那霉素:0.5g,1.0g。滴眼剂:40mg(8mL)。

(七)西索米星(西梭霉素,西索霉素)

1.药理作用

抗菌谱与庆大霉素相似,对铜绿假单胞菌的抗菌作用较庆大霉素强,与妥布霉素相似,对沙雷杆菌的作用弱于庆大霉素,药动学性质与庆大霉素相似。

2.临床应用

用于大肠杆菌、痢疾杆菌、克雷伯菌、变形杆菌等革兰氏阴性菌所致的局部或全身感染。

3.用法用量

肌内注射或静脉滴注,3~5mg/(kg·d),分2~3次给予。

4.不良反应

同"庆大霉素"。

5.注意事项

同"庆大霉素"。

6.制剂规格

注射剂:75mg(1.5mL),100mg(2mL)。

(八)小诺米星(小诺霉素,沙加霉素)

1.药理作用

抗菌谱与庆大霉素相似,与其他氨基糖苷类的交叉耐药性较轻。其他与庆大霉素相似。

2.临床应用

用于常见敏感菌所致呼吸道、泌尿道、腹腔及外伤感染、败血症。

3.用法用量

肌内注射。泌尿道感染,1次120mg,1d 2次。其他感染:1次60mg,1d 2~3次。

4.不良反应

同"庆大霉素",程度稍轻。

5.注意事项

同"庆大霉素",一般仅供肌内注射,老年人应减量给药。

6.制剂规格

注射剂:60mg(2mL)。

(九)新霉素

1.药理作用

抗菌作用与卡那霉素相似,对革兰氏阳性、阴性及结核杆菌均具抗菌活性,对链球菌、肺炎球菌、铜绿假单胞菌作用较差。药动学性质同氨基糖苷类。

2.临床应用

用于肠道感染或手术前肠道准备,外用可作局部感染治疗。

3.用法用量

口服1次0.25～0.5g,1d4次。

4.不良反应

可引起食欲缺乏、恶心、腹泻等,但长期应用(10周以上)不影响维生素K的合成。较少发现听力减退、耳鸣或耳部饱满感;头晕或步履不稳;尿量或排尿次数显著减少或极度口渴。偶可引起肠黏膜萎缩而导致吸收不良综合征及脂肪性腹泻,甚至假膜性肠炎。

5.注意事项

溃疡性结肠炎及有口腔牙病患者(新霉素可引起口腔刺激或疼痛)慎用。长期口服本品的慢性肠道感染患者,尤其伴有肾功能减退或同服其他耳毒性或肾毒性药物者仍应注意出现耳、肾毒性的可能。口服时对胃肠道有刺激,肠梗阻患者禁用。

6.制剂规格

片剂:0.1g,0.25g。滴眼剂:40mg(8mL)。

(十)大观霉素(壮观霉素,淋必治)

1.药理作用

氨基糖苷类抗生素,对淋球菌有较强的抗菌活性,对许多肠杆菌科细菌具中度抗菌活性。普鲁威登菌和铜绿假单胞菌通常对本品耐药;肌内注射后主要经尿以原型排出。

2.临床应用

用于淋球菌所致的泌尿系感染,适用于对青霉素、四环素耐药的病例。

3.用法用量

肌内注射,1次2g,1d1次。迁延未愈者,1次2g,1d2次。

4.不良反应

注射部位疼痛、荨麻疹,偶有眩晕、恶心、发热、失眠等。未见耳、肾毒性发生。

5.注意事项

孕妇、新生儿和肾病患者禁用。不可静脉给药。由于多数淋病患者同时合并沙眼衣原体感染,因此应用本品治疗后应继以7d疗程的四环素或多西环素或红霉素治疗。

6.制剂规格

注射用大观霉素:2g。

(十一)依替米星(爱大霉素)

1.药理作用

广谱抗生素,对大部分革兰氏阳性细菌和革兰氏阴性细菌有良好抗菌活性,对大肠杆菌、克雷伯肺炎杆菌等及葡萄菌属有较高的抗菌活性,对大部分耐庆大霉素和头孢唑啉的金黄色葡萄球菌、大肠杆菌和克雷伯肺炎杆菌仍然有效。体内以肾、肺分布较多,经肾排泄。

2.临床应用

用于由敏感菌引起的呼吸道、泌尿生殖系统、皮肤和软组织感染等。

3.用法用量

静脉滴注或肌内注射,成人 1d0.2～0.3g,分 1～2 次静脉滴注。疗程为5～10d。

4.不良反应

耳、肾毒性,发生率和严重程度与奈替米星相似,主要发生于肾功能不全的患者、剂量过大或过量的患者,表现为眩晕、耳鸣等,个别患者电测听力下降,程度均较轻。余同"庆大霉素"。

5.注意事项

同"庆大霉素",与其他氨基糖苷类抗生素、多黏菌素、强效利尿药合用可加重耳、肾毒性。

6.制剂规格

注射用依替米星:0.05g,0.1g。

(十二)异帕米星(氨基环醇)

1.药理作用

对细菌产生的多种氨基糖苷类钝化酶稳定。抗菌谱与阿米卡星相似,对大肠杆菌、枸橼酸杆菌、克雷伯菌、肠杆菌、变形杆菌、铜绿假单胞菌有很强的抗菌活性,对肠杆菌科细菌的抗菌活性是阿米卡星的 2 倍,对沙雷菌属优于阿米卡星。在体内不被代谢,主要经肾排泄。

2.临床应用

用于敏感菌引起的败血症、外伤、手术创面等的二重感染以及呼吸道、泌尿道感染和腹膜炎等。

3.用法用量

静脉滴注或肌内注射,成人一日 0.4g,分 1～2 次注射。一日 1 次给药时,滴注时间不得少于 1h;一日 2 次给药时,滴注时间宜控制为 30～60min。

4.不良反应

同"庆大霉素"。

5.注意事项

同"庆大霉素"。

6.制剂规格

注射用异帕米星:0.2g,0.4g。

五、四环素类

(一)四环素

1.药理作用

广谱抑菌剂,高浓度时呈现杀菌作用,能特异性地与核糖体 30S 亚基结合而抑制肽链的增长,影响细菌或其他微生物的蛋白质合成,易耐药。口服吸收不完全(为 30％～70％)。体内分布广泛,易渗入胸腔积液、腹水、胎儿循环,但不易透过血-脑脊液屏障,易与骨和牙齿等组织结合,$t_{1/2}$ 为 8h,蛋白结合率 65%,多在肝中代谢成无活性物质,经尿液排出。

2.临床应用

主要用于立克次体、肺炎支原体、衣原体、布氏杆菌等敏感菌所致感染,也可用于敏感的革兰氏阳性球菌或革兰氏阴性杆菌所致的轻症感染。

3.用法用量

口服:1 次 0.5g,成人 1d 3~4 次;8 岁以上小儿 30~40mg/(kg·d),分 3~4 次服用。

4.不良反应

多见恶心、呕吐等胃肠道反应,可造成发育阶段的儿童牙齿黄染,大量使用可致肝脏损害,可使人体内正常菌群减少,并可致二重感染,四环素类易产生交叉过敏反应。

5.注意事项

服用本品应多饮水,宜空腹并避免静卧服用。孕妇、哺乳期妇女及 8 岁以下儿童禁用。肝、肾功能不全者慎用。

6.制剂规格

片剂,胶囊剂:0.25g。注射用盐酸四环素:0.25g,0.5g(1mg 相当于 1000U)。

(二)多西环素

1.药理作用

抗菌谱与抗菌作用与四环素相似,口服吸收好。

2.临床应用

用于呼吸道、泌尿道及胆道感染,可用于中、重度痤疮患者作为辅助治疗。

3.用法用量

口服给药。①抗菌及抗寄生虫感染:成人,第一日 100mg,每 12h 1 次,继以 100~200mg,一日 1 次或 50~100mg,每 12h 1 次。②淋病奈瑟菌性尿道炎和宫颈炎:一次 100mg,每 12h 1 次。共 7d。③非淋病奈瑟菌性尿道炎,由沙眼衣原体或解脲支原体引起者,以及沙眼衣原体所致的单纯性尿道炎、宫颈炎或直肠感染:均为一次 100mg,一日 2 次,疗程至少 7d。④梅毒:一次 150mg,每 12h 1 次,疗程至少 10d。

4.不良反应

多见恶心、呕吐等胃肠道反应,大量使用可致肝脏损害,可使人体内正常菌群减少,并可致二重感染,四环素类易产生交叉过敏反应。

5.注意事项

同"四环素"。

6.制剂规格

片剂,胶囊剂:0.1g。

(三)土霉素

1.药理作用

抗菌谱与四环素相同,对阿米巴痢疾等肠道感染的疗效略强于四环素。

2.临床应用

同四环素。对细菌性痢疾等肠道感染,包括阿米巴痢疾,疗效略强于四环素。

3.用法用量

口服1次0.5g,1d 3～4次;8岁以上小儿30～40mg/(kg·d),分3～4次服用。

4.不良反应

同"四环素"。原有显著肾功能损害的患者可能发生氮质血症、高磷酸血症和酸中毒。

5.注意事项

同"四环素"。

6.制剂规格

片剂:0.125g,0.25g。

(四)米诺环素

1.药理作用

抗菌谱与四环素相近,具高效和长效作用,抗菌作用为四环素类中最强,口服吸收迅速而完全,经胆汁排泄。

2.临床应用

同"多西环素",也可用于软组织感染、脑膜炎及其带菌者。

3.用法用量

口服1次0.1g,1d 2次,首剂加倍。或在首次量后,每6h服用50mg。

4.不良反应

菌群失调较为多见。消化道反应,如食欲缺乏、恶心、呕吐等,偶见肝、肾损害,也可影响牙齿和骨发育。过敏反应:主要表现为皮疹、荨麻疹、药物热、光敏性皮炎和哮喘等。罕见全身性红斑狼疮,若出现,应立即停药并作适当处理。可见眩晕、耳鸣、共济失调伴恶心、呕吐等前庭功能紊乱(呈剂量依赖性,女性比男性多见),常发生于最初几次剂量时,一般停药24～48h后可恢复。

5.注意事项

易致光敏性皮炎,避免日晒。其他同"四环素"。

6.制剂规格

片剂:0.1g。

(五)金霉素

1.药理作用

抗菌谱与四环素同,对耐青霉素的金黄色葡萄球菌疗效较四环素强。

2.临床应用

用于治疗结膜炎、沙眼。

3.用法用量

涂入眼睑内,一日1～2次;局部用药,适量涂于患处,一日1～2次。

4.不良反应

少见,应用本品后可感到视物模糊。应用时耐药菌株可过度生长。

5.注意事项

刺激性强,不宜口服或注射。急性或慢性沙眼的疗程应为1～2个月或更长,眼膏可作为夜间治疗用药,以保持感染部位与药物接触较长时间。

6.制剂规格

眼膏:0.5%。

(六)替加环素

1.药理作用

抗菌谱与四环素同,对耐青霉素的金黄色葡萄球菌疗效较四环素强。

2.临床应用

适用于18岁以上患者由特定细菌的敏感菌株所致感染的治疗:复杂性腹腔内感染如弗劳地枸橼酸杆菌、阴沟肠杆菌、大肠埃希菌、产酸克雷伯菌、肺炎克雷伯菌、粪肠球菌(仅限于万古霉素敏感菌株)、金黄色葡萄球菌(甲氧西林敏感菌株和甲氧西林耐药菌株)、咽峡炎链球菌族、脆弱拟杆菌、多形拟杆菌、产气荚膜梭菌和微小消化链球菌等。

3.用法用量

静脉滴注,推荐首剂100mg,而后每12h为50mg。

4.不良反应

恶心、呕吐,发生率30%左右。也有过敏反应、急性胰腺炎、肝脏胆汁淤积和黄疸等。

5.注意事项

两性霉素B、两性霉素B脂质体复合物、地西泮、艾美拉唑和奥美拉唑不应与替加环素同时给药。在牙齿发育期,除非其他药物无效或禁忌,否则不应使用本品。不推荐用于18岁以下患者。

6.制剂规格

注射用替加环素:50mg。

六、大环内脂类

(一)红霉素

1.药理及应用

为大环内酯类广谱抗生素。用于敏感菌所致军团病、肺炎支原体肺炎、肺炎衣原体肺炎、衣原体及支原体所致泌尿生殖系感染、沙眼衣原体结膜炎、淋病奈瑟菌感染、厌氧菌所致口腔感染、空肠弯曲菌肠炎、百日咳等各类感染。

2.用法用量

口服:成人,一日0.75～2g,分3～4次。静脉滴注:成人,一次0.5～1.0g,一日2～3次。栓剂直肠给药:成人,一次0.1g,一日2次,用送药器将药栓塞入肛门2cm深处为宜。

3.不良反应

胃肠道反应多见,有腹泻、恶心、呕吐、中上腹痛、口舌疼痛、胃纳减退等,其发生率与剂量大小有关。肝毒性少见,患者可有乏力、恶心、呕吐、发热及肝功能异常,偶见黄疸等。过敏反应表现为药物热、皮疹、嗜酸性粒细胞增多等,发生率约 0.5%～1%。偶有心律失常、口腔或阴道念珠菌感染。

4.药物相互作用

(1)可抑制卡马西平、丙戊酸、芬太尼、环孢素、阿司咪唑或特非那定等的代谢,导致后者血药浓度增高而或发生毒性反应。红霉素可干扰茶碱的代谢,使茶碱血药浓度升高,毒性增加。

(2)长期服用华法林的患者应用本品时可导致凝血酶原时间延长,从而增加出血的危险性,老年患者尤应注意。

(3)对氯霉素和林可霉素类有拮抗作用。与避孕药合用使避孕药疗效降低。

5.注意与禁忌

(1)溶血性链球菌感染用本品治疗时,至少需持续 10d,以防止急性风湿热的发生。

(2)用药期间定期随访肝功能。肝病患者和严重肾功能损害者红霉素的剂量应适当减少。

(3)可通过胎盘屏障而进入胎儿循环,浓度一般不高,文献中也无对胎儿影响方面的报道,但孕妇应用时仍宜权衡利弊。红霉素有相当量进入母乳中,哺乳期妇女应用时应暂停哺乳。

6.调剂要点

审方注意有无本品禁忌证。注意询问患者合用药物,交代药物相互作用。

7.常用制剂

硬脂酸红霉素片:0.05g(5 万 U),0.125g(12.5 万 U),0.25g(25 万 U)。红霉素片:0.125g(12.5 万 U),0.25g(25 万 U)。注射用乳糖酸红霉素:0.25g(25 万 U),0.3g(30 万 U)。红霉素栓:0.1g,0.2g。

8.贮存

密闭、避光、干燥处保存。

(二)琥乙红霉素

1.药理及应用

为大环内酯类抗生素,为红霉素的琥珀酸乙酯,在胃酸中较红霉素稳定,高浓度时对某些细菌也具杀菌作用。应用参见红霉素。

2.用法用量

口服给药,成人常用剂量一日 1.6g,分 2～4 次服用;严重感染时每日量可加倍,分 4 次服用。

3.不良反应

服用本品后发生肝毒性反应者较服用其他红霉素制剂为多见,其他参见红霉素。

4.药物相互作用

参见红霉素。

5.注意与禁忌

参见红霉素。

6.调剂要点

参见红霉素。

7.常用制剂

片剂:0.1g,0.125g。颗粒剂:0.05g,0.1g,0.125g,0.25g。

8.贮存

密闭、避光、干燥。

(三)罗红霉素

1.药理及应用

为半合成的十四元环大环内酯类抗生素。抗菌谱与抗菌作用基本上与红霉素相仿,口服吸收好,进食可使生物利用度下降约一半。应用参见红霉素。

2.用法用量

空腹口服,一般疗程为 5～12d。成人:一次 150mg,一日 2 次;也可一次 300mg,一日 1 次。

3.不良反应

主要不良反应为腹痛、腹泻、恶心、呕吐等胃肠道反应,但发生率明显低于红霉素。偶见皮疹、皮肤瘙痒、头昏、头痛、肝功能异常(ALT 及 AST 升高)、外周血细胞下降等。

4.药物相互作用

不可与麦角胺、二氢麦角碱、溴隐亭、特非那定、酮康唑及西沙必利配伍。

5.注意与禁忌

(1)轻度肾功能不全者无须作剂量调整,严重肾功能不全者给药时间延长一倍。

(2)肝功能不全者慎用。本品与红霉素存在交叉耐药性,对红霉素或其他大环内酯类药物过敏者禁用。

(3)食物对本品的吸收有影响,进食后服药会减少吸收,与牛奶同服可增加吸收。

6.调剂要点

须告知患者服用本品后可能影响驾驶及机械操作能力。

7.常用制剂

片剂:150mg,250mg,300mg。

8.贮存

密闭、干燥、室温下保存。

(四)克拉霉素

1.药理及应用

为大环内酯类抗生素,特点为在体外的抗菌活性与红霉素相似,但在体内对部分细菌如金黄色葡萄球菌、链球菌、流感嗜血杆菌等的抗菌活性比红霉素强。适用于敏感菌所引起的各类感染;也用于军团菌感染或与其他药物联合用于鸟分枝杆菌感染、幽门螺杆菌感染的治疗。

2.用法用量

成人一次 0.25g,每 12h 1 次;重症感染者一次 0.5g,每 12h 1 次。根据感染的严重程度应连续服用 6～14d。根据感染的严重程度应连续服用 5～10d。

3.不良反应

主要有口腔异味、腹痛、腹泻、恶心、呕吐等胃肠道反应,头痛,AST 及 ALT 短暂升高;可能发生过敏反应,偶见肝毒性、艰难梭菌引起的抗生素相关性肠炎。可能发生短暂性中枢神经系统不良反应,包括焦虑、头昏等。

4.药物相互作用

本品可使地高辛、茶碱、口服抗凝血药、麦角碱或二氢麦角碱、三唑仑的血药浓度增高而显示更强的作用。对于卡马西平、环孢素、苯妥英等也可有类似的作用。利托那韦、氟康唑可抑制本药的代谢,使血药浓度增加。

5.注意与禁忌

(1)与红霉素及其他大环内酯类药物之间有交叉过敏和交叉耐药性。

(2)可能出现真菌或耐药细菌导致的严重感染。

(3)肝功能损害、中度至严重肾功能损害者慎用。严重肝功能损害者、水电解质紊乱患者、服用特非那丁者禁用。孕妇、哺乳期妇女禁用。

6.调剂要点

参见红霉素。

7.常用制剂

片剂或胶囊剂:0.125g,0.25g。颗粒剂:0.125g。

8.贮存

避光、密闭、阴凉干燥处保存。

(五)阿奇霉素

1.药理及应用

本品为十五元环大环内酯类抗生素,作用机制与红霉素相同。本品在体内分布广泛,在各组织内浓度可达同期血浓度的 10～100 倍,半衰期长。主要用于敏感菌所致各类感染。

2.用法用量

成人用量:沙眼衣原体或敏感淋病奈瑟菌所致性传播疾病,仅需单次口服本品 1.0g;对其他感染的治疗:第 1d,0.5g 顿服,第 2～5d,一日 0.25g 顿服或一日 0.5g 顿服,连服 3d。重症可注射给药,每日 1 次,每次 0.5g,2d 后症状控制可改为口服给药。

3.不良反应

常见胃肠道反应:腹泻、腹痛、稀便、恶心、呕吐等。局部反应:注射部位疼痛、局部炎症等。皮肤反应:皮疹、瘙痒。其他反应有:畏食、头晕或呼吸困难等,也可引起黏膜炎、口腔念珠菌病、胃炎等、头痛、嗜睡等、关节痛、支气管痉挛、过敏性休克和血管神经性水肿等。也可见 AST 及 ALT、肌酐、乳酸脱氢酶、胆红素及碱性磷酸酶升高,白细胞、中性粒细胞及血小板计数减少。

4.药物相互作用

不宜与含铝或镁的抗酸药同时服用,后者可降低本品的血药峰浓度的 30%,但未见对总生物利用度的影响;必须合用时,本品应在服用上述药物前 1h 或服后 2h 给予。其他参见红霉素。

5.注意与禁忌

严重肾功能不全患者使用阿奇霉素时应慎重;肝功能不全者慎用,严重肝病患者不应使用。孕妇和哺乳期妇女慎用。治疗盆腔炎时若怀疑合并厌氧菌感染,应合用抗厌氧菌药物。

6.调剂要点

进食可影响阿奇霉素的吸收,告知患者需在餐前 1h 或餐后 2h 服用。其他参见红霉素。

7.常用制剂

阿奇霉素片或胶囊:0.25g,0.5g。阿奇霉素颗粒:0.125g,0.25g,0.5g。注射用乳糖酸阿奇霉素:0.125g,0.25g,0.5g。阿奇霉素注射液:2mL：0.25g,2mL：0.125g。5mL：0.5g。

8.贮存

密闭、阴凉干燥处保存。

(六)林可霉素

1.药理及应用

对常见的需氧革兰氏阳性菌有较高抗菌活性,对厌氧菌有良好的抗菌作用。其抑制细菌细胞的蛋白质合成,系抑菌剂。主要用于敏感菌所致的呼吸道感染、骨髓炎、胆道炎、败血症及关节软组织感染。

2.用法用量

口服:宜空腹服用。成人:一日 1.5～2g,分 3～4 次服用。肌内注射:一日 0.6～1.2g。静脉滴注:成人一次 0.6g,每 8h 或 12h 1 次。

3.不良反应

(1)消化系统反应:恶心、呕吐、腹痛、腹泻等症状。

(2)过敏反应:可见皮疹、瘙痒等,偶见荨麻疹、血管神经性水肿和血清病反应等,罕有表皮脱落、大疱性皮炎、多形红斑和 steven-johnson 综合征的报道。

(3)静脉给药可引起血栓性静脉炎。快速滴注本品时可能发生低血压、心电图变化甚至心跳、呼吸停止。

4.药物相互作用

(1)与氯霉素、红霉素相互拮抗。

(2)与神经肌肉阻滞药合用时引起骨骼肌无力、呼吸抑制或麻痹。

(3)与抗蠕动止泻药合用可致结肠内毒素排出延迟,增加引起假膜性肠炎的危险,不宜合用。

5.注意与禁忌

肠道疾病或有既往史者、肝功能减退和肾功能严重减退者慎用、既往有哮喘或其他过敏史者慎用。孕妇应用时需充分权衡利弊。哺乳期妇女应慎用.如必须采用时应暂停哺乳。

6.调剂要点

注意空腹服用本药。注意有无本品禁忌证。注意询问患者合用药物,交代药物相互作用。

7.常用制剂

盐酸林可霉素片:0.25g,0.5g。盐酸林可霉素注射液:2mL：0.6g。1mL：0.2g。

8.贮存

避光、密闭保存。

（七）克林霉素

1.药理及应用

为林可霉素的衍生物,抗菌谱与林可霉素相同,抗菌活性较林可霉素强 4～8 倍。主要用于敏感菌所致的吸入性肺炎、脓胸、肺脓肿、骨髓炎、腹腔感染、盆腔感染及败血症等。

2.用法用量

口服:成人:一次 0.15～0.45g,一日 4 次。肌内注射或静脉滴注:成人:一日 0.6～2.4g,分 2～4 次。

3.不良反应

参见林可霉素。

4.药物相互作用

与红霉素有拮抗作用,不宜合用。

5.注意与禁忌

参见林可霉素。

6.调剂要点

审方注意有无本品禁忌证。注意患者处方中有无含类似成分的药物。注意询问患者合用药物,交代药物相互作用。

7.常用制剂

盐酸克林霉素胶囊:0.075g,0.15g。盐酸克林霉素棕榈酸酯颗粒剂:1g：37.5mg。2g：75mg。24g：0.9g(按克林霉素计)。盐酸克林霉素注射液:4mL：0.3g。8mL：0.6g。2mL：0.3g。注射用克林霉素磷酸酯:0.3g,0.6g,1.2g。

8.贮存

密闭、在阴凉处保存。

七、糖肽类

（一）万古霉素

1.药理及应用

对耐甲氧西林金黄色葡萄球菌(MRSA)有效,能够抑制细菌细胞壁的合成,具有杀菌作用,另外还可以改变细菌细胞膜的通透性,阻碍细菌 RNA 的合成。主要用于敏感菌所致的败血症、感染性心内膜炎、骨髓炎、关节炎、灼伤、手术创伤等浅表性继发感染、肺炎、肺脓肿、脓胸、腹膜炎、脑膜炎。

2.用法用量

口服:用于治疗由难辨梭状杆菌引起的与使用抗生素有关的抗生素相关性肠炎。一日总剂量为 0.5～2g,分 3～4 次服,连服 7～10d。静脉滴注:一日 2g,每 6h 0.5g 或每 12h 1g。

3.不良反应

休克、过敏样症状。急性肾功能不全,间质性肾炎。多种血细胞减少、无粒细胞血症、血小板减少。皮肤黏膜综合征。第 8 脑神经损伤。假膜性大肠炎。肝功能损害、黄疸。

4.药物相互作用

与氨基糖苷类合用对肠球菌有协同抗菌作用,但肾毒性、耳毒性可能增加。考来烯胺可使本品失活。与耳毒性、肾毒性药物合用,可导致毒性增强。

5.注意与禁忌

(1)应以稀释溶液静脉滴注,滴注时间在 60min 以上。

(2)用药过量的患者或肾功能不全的患者宜进行肾功能测定和听力功能试验,以及早发现肾毒性或耳毒性。

(3)有可能引发抗生素相关性肠炎。

(4)不宜肌内注射,静脉滴注时尽量避免药液外漏,且应经常更换注射部位,滴速不宜过快。

(5)在治疗过程中应监测血药浓度,尤其是需延长疗程者或有肾功能、听力减退者和耳聋病史者。

6.调剂要点

注意万古霉素稀释溶液的剂量以及滴注速度。注意按照患者肾功能情况调整剂量。

7.常用制剂

注射用盐酸万古霉素:0.5g(50 万 U),1.0g(100 万 U)。盐酸万古霉素胶囊:0.125g(12.5 万 U),0.25g(25 万 U)。

8.贮存

室温下保存。

(二)去甲万古霉素

1.药理及应用

对葡萄球菌属包括金黄色葡萄球菌和凝固酶阴性葡萄球菌中甲氧西林敏感及耐药株、各种链球菌、肺炎链球菌及肠球菌属等多数革兰氏阳性菌均有良好抗菌作用。口服不吸收。主要用于敏感菌所致的肠道感染、系统感染、青霉素过敏者的心内膜炎。

2.用法用量

静脉缓慢滴注:成人用量,一日 0.8~1.6g(80 万~160 万 U),分 2~3 次静脉滴注。

3.不良反应

可出现皮疹、恶心、静脉炎等。可引致耳鸣、听力减退,肾功能损害。个别患者尚可发生一过性周围血象白细胞降低、AST 及 ALT 升高等。快速注射可出现类过敏反应血压降低,甚至心脏停搏,以及喘鸣、呼吸困难、皮疹、上部躯体发红(红颈综合征)、胸背部肌肉痉挛等。

4.药物相互作用

参加万古霉素。

5.注意与禁忌

不可肌内注射或静脉推注。新生儿和婴幼儿中尚缺乏应用的资料。妊娠期患者避免应用。哺乳期妇女慎用。其他参见去甲万古霉素。

6.调剂要点

参见万古霉素。

7.常用制剂

注射用盐酸去甲万古霉素:0.4g(40 万 U),0.8g(80 万 U)。

8.贮存

密闭,在凉暗处保存。

(三)替考拉宁

1.药理及应用

一种新型糖肽类抗生素,抑制细胞壁合成的途径与万古霉素一样,干扰肽聚糖中新的部分的合成过程。对厌氧的及需氧的革兰氏阳性菌均有抗菌活性。其抗菌谱同万古霉素相似。主要用于敏感菌所致的皮肤和软组织感染,泌尿道感染,呼吸道感染,骨和关节感染,败血症,心内膜炎及持续不卧床腹膜透析相关性腹膜炎。

2.用法用量

静脉给药首剂:0.4g,一日 1 次或每 12h 1 次,维持剂量:0.2～0.4g,一日 1 次。

3.不良反应

局部反应:注射部位疼痛、血栓性静脉炎。过敏反应:皮疹、瘙痒、支气管痉挛、药物热、过敏反应。胃肠道反应:恶心、呕吐、腹泻。神经系统反应:嗜睡、头痛。血常规异常:嗜酸性粒细胞增多、白细胞减少、中性粒细胞减少、血小板减少、血小板增多。肝肾功能异常:AST 及 ALT 碱性磷酸酶增高,一过性血肌酐增高。其他:轻微听力下降、耳鸣及前庭功能紊乱。

4.药物相互作用

耳毒性、肾毒性药物可导致毒性增强。

5.注意与禁忌

(1)与万古霉素可能有交叉过敏反应,故对万古霉素过敏者慎用。

(2)肾功能受损者应调整剂量。治疗期间定期作血液、肝、肾功能的检查。

(3)某些情况下应对肾、耳功能进行监测。

6.调剂要点

审方注意有无本品禁忌证。注意患者处方中有无含类似成分的药物。注意询问患者合用药物,交代药物相互作用。

7.常用制剂

注射用替考拉宁:0.2g。

8.贮存

密闭,于 10℃ 以下保存。

八、其他抗生素类

(一)克林霉素(氯洁霉素,氯林霉素)

1.药理作用

抗菌谱与林可霉素相同,抗菌活性较林可霉素强 4～8 倍。抗菌谱为大多数革兰氏阳性菌和某些厌氧的革兰氏阴性菌。但革兰氏阴性需氧菌包括流感嗜血杆菌、奈瑟菌属及支原体属均对本品耐药。口服吸收快而完全,分布广泛,可通过胎盘,不易透过血-脑脊液屏障,在肝脏代谢,部分代谢物可保留抗菌活性。代谢物由胆汁、尿液排泄。

2.临床应用

本品是金黄色葡萄球菌骨髓炎的首选治疗药物,用于厌氧菌所致的腹腔和妇科感染及敏感菌所致的呼吸道、关节和软组织、骨组织、胆道等感染及败血症、心内膜炎等。

3.用法用量

口服给药:1次0.15～0.3g(重症感染可用0.45g),一日3～4次。儿童:一日剂量8～25mg/kg(一般感染8～16mg/kg,重症感染17～25mg/kg),分3～4次服用(体重10kg以下幼儿每次服药应不少于37.5mg,一日3次)。

静脉滴注:成人1次0.6～2.4g,一日2～4次;1月龄以上儿童,重症感染15～25mg/(kg·d),极严重者可按25～40mg/(kg·d),分3～4次使用。

4.不良反应

胃肠道反应:常见恶心、呕吐、腹痛、腹泻等;严重者有腹绞痛、腹部压痛、严重腹泻(水样或脓血样),伴发热、异常口渴和疲乏(假膜性肠炎)。腹泻、肠炎和假膜性肠炎可发生在用药初期,也可发生在停药后数周。血液系统:偶可发生白细胞减少、中性粒细胞减少、嗜酸粒细胞增多和血小板减少等;罕见再生障碍性贫血。过敏反应:可见皮疹、瘙痒等,偶见荨麻疹、血管性水肿和血清病反应等,罕见剥脱性皮炎、大疱性皮炎、多形性红斑和SteveN-Johrison综合征。肝、肾功能异常,如血清氨基转移酶升高、黄疸等。静脉滴注可能引起静脉炎;肌内注射局部可能出现疼痛、硬结和无菌性脓肿。

5.注意事项

胃肠道疾病或有既往史者,特别如溃疡性结肠炎、局限性肠炎或抗生素相关性肠炎(本品可引起假膜性肠炎);肝功能减退;肾功能严重减退;有哮喘或其他过敏史者;孕妇、哺乳期妇女慎用。用药期间需密切注意排便次数,如出现排便次数增多,应注意假膜性肠炎的可能。疗程长者,需定期检测肝、肾功能和血常规。本品不能透过血-脑脊液屏障,故不能用于脑膜炎。不同细菌对本品的敏感性可有相当大的差异,故药敏试验有重要意义。与林可霉素有交叉耐药性,与红霉素有拮抗作用。出生4周以内的婴儿禁用本品。

6.制剂规格

胶囊剂:75mg,150mg。注射剂:0.15g(2mL)。

(二)林可霉素

1.药理作用

抗菌谱与克林霉素相同,抗菌活性较克林霉素弱。抗菌谱为大多数革兰氏阳性菌和某些厌氧的革兰氏阴性菌。但革兰氏阴性需氧菌包括流感嗜血杆菌、奈瑟菌属及支原体属均对本品耐药。口服吸收快而完全,分布广泛,可通过胎盘,不易透过血-脑脊液屏障,在肝脏代谢,部分代谢物可保留抗菌活性。代谢物由胆汁、肠道、尿液排泄,静脉滴注后4.9%～30.3%经尿排出。

2.临床应用

金黄色葡萄球菌骨髓炎的首选治疗药物,用于厌氧菌所致的腹腔和妇科感染及敏感菌所致的呼吸道、关节和软组织、骨组织、胆道等感染及败血症、心内膜炎等。

3.用法用量

口服给药：成人，一日1.5～2g，分3～4次用。

静脉滴注：成人一次0.6g，每8h或12h1次。

4.不良反应

同"克林霉素"。快速滴注本品时可能发生低血压、心电图变化甚至心跳、呼吸停止。

5.注意事项

同"克林霉素"。

6.制剂规格

片剂：250mg，500mg。注射剂：0.6g(2mL)。

(三)黏菌素(多黏菌素E)

1.药理作用

属窄谱抗生素，主要作用于细菌细胞膜，使细胞内的重要物质外漏，其次影响核质和核糖体的功能，为慢效杀菌剂。大肠埃希菌、克雷伯菌属、肠杆菌属对本品敏感，本品对铜绿假单胞菌的抗菌活性差异较大。不动杆菌属、沙门菌属、志贺菌属、流感嗜血杆菌、百日咳鲍特菌、嗜肺军团菌通常敏感。霍乱弧菌可呈现敏感，但埃尔托型弧菌耐药。沙雷菌属、脑膜炎奈瑟菌、淋病奈瑟菌、变形杆菌属、布鲁菌属均耐药。脆弱拟杆菌耐药，而其他拟杆菌属和真杆菌属则很敏感。所有革兰氏阳性菌对黏菌素均耐药。

2.临床应用

肠道手术前准备或用于大肠杆菌性肠炎和对其他药物耐药的细菌性痢疾。

3.用法用量

口服给药：成人每日100万～300万U，分3次服。儿童一次25万～50万U，一日3～4次。宜空腹给药。

4.不良反应

纳减、恶心和呕吐等胃肠道反应及皮疹、瘙痒等过敏反应。

5.注意事项

严重肾功能损害者慎用，不宜与其他肾毒性药物合用。磺胺药、TMP、利福平和半合成青霉素会增强黏菌素对大肠杆菌、肠杆菌属、肺炎杆菌、铜绿假单胞菌等的抗菌作用。

6.制剂规格

片剂：50万U，100万U，300万U。

(四)多黏菌素B

1.药理作用

对铜绿假单胞菌、大肠杆菌、肺炎克雷伯菌，以及流感嗜血杆菌、肠杆菌属、沙门菌、志贺菌、百日咳杆菌、巴斯德菌和弧菌等革兰氏阴性菌有抗菌作用。变形杆菌、奈瑟菌、沙雷菌、普鲁威登菌、革兰氏阴性菌和专性厌氧菌均对本类药物不敏感。

2.临床应用

主要应用于铜绿假单胞菌及其他假单胞菌引起的创面、尿路以及眼、耳、气管等部位感染，也可用于败血症、腹膜炎。

3.用法用量

静脉滴注:成人及儿童肾功能正常者 1d 1.5～2.5mg/kg(一般不超过 2.5mg/kg),分成两次,每 12h 滴注 1 次。婴儿肾功能正常者可耐受 1d 4mg/kg 的用量。

肌内注射:成人及儿童,1d 2.5～3mg/kg,分次给予,每 4～6h 用药 1 次。婴儿 1d 量可用到 4mg/kg,新生儿可用到 4.5mg/kg。

鞘内注射:用于铜绿假单胞菌性脑膜炎,成人与 2 岁以上儿童,每日 5mg,应用 3～4d 后,改为隔日 1 次,至少 2 周,直至脑脊液培养阴性。2 岁以下儿童,每次 2mg,每日 1 次,连续 3～4d(或者 2.5mg 隔日 1 次),以后用 2.5mg,隔日 1 次,直到检验正常。

4.不良反应

肾毒性:尿素氮和血清肌酐增高,偶有肾衰竭和急性肾小管坏死。神经毒性亦常见,暂时性神经系统改变如头晕、眩晕、共济失调、口齿迟钝、视物模糊、嗜睡、精神错乱、肢体麻木、口感异常等。大剂量可致神经肌肉阻滞,造成呼吸停顿。过敏反应:亦可发生变态反应,出现瘙痒、皮疹、药物热等症,严重者出现休克。偶可引起白细胞减少和肝毒性反应等。肌内注射疼痛明显。

5.注意事项

对肾脏的损害较多见,肾功能不全者应减量。静脉注射可能招致呼吸抑制,一般不采用。妊娠 B 类。妊娠及哺乳期妇女、小儿、严重肾功能不全患者慎用。鞘内注射量 1 次不宜超过 5mg,以防引起对脑膜或神经组织的刺激。不应与其他有肾毒性或神经肌肉阻滞作用的药物联合应用,以免发生意外。

6.制剂规格

注射用多黏菌素 B:50mg(50 万 U)。

(五)磷霉素

1.药理作用

为广谱抗生素,通过阻碍细菌细胞壁合成的第一步而起杀菌作用,抗菌谱与庆大霉素、妥布霉素相似,包括葡萄球菌、大肠杆菌、淋球菌、伤寒杆菌、沙雷杆菌、奇异变形杆菌及部分链球菌。对革兰氏阴性菌的抗菌活性比四环素、氯霉素强,但对产霉金黄色葡萄球菌的活性则不及四环素、氯霉素。与其他药物(如阿莫西林、头孢素)相比,本药给予单次剂量即可在泌尿系统中持续保持较高的药物浓度。

2.临床应用

磷霉素钙口服制剂适用于治疗敏感菌所致的单纯性下尿路感染、肠道感染(包括细菌性痢疾)、呼吸道感染、皮肤软组织感染、眼科感染及妇科感染等。磷霉素钠注射剂适用于敏感细菌所致的尿路、皮肤及软组织、肠道感染,也可与其他抗生素联合应用,治疗由敏感菌所致重症感染如败血症、腹膜炎、骨髓炎等。

3.用法用量

口服给药:治疗尿路感染等轻症感染,一日 2～4g 磷霉素钙,分 3～4 次服用。

静脉滴注:治疗中度或重度系统感染,一日 4～12g 磷霉素钠,严重感染可增至一日 16g,

分 2～3 次滴注。

4.不良反应

主要为轻度胃肠道反应,如恶心、食欲缺乏、中上腹不适、稀便或轻度腹泻,一般不影响继续用药。偶可发生皮疹、嗜酸粒细胞增多、周围血常规红细胞、血小板一过性降低、白细胞降低、血清氨基转移酶一过性升高、头晕、头痛等反应。注射部位静脉炎。极个别患者可能出现休克。

5.注意事项

5 岁以下小儿应禁用。本品毒性低,耐受性好,但仍可致皮疹、胃肠道反应及转氨酶升高等。与镁等金属盐配伍可生成不溶性沉淀,磷霉素钠含钠量高,肾功能不全、高血压等患者慎用,孕妇慎用。肝、肾功能减退者慎用。用于严重感染时除需应用较大剂量外,尚需与其他抗生素如 β-内酰胺类或氨基糖苷类联合应用。用于金黄色葡萄球菌感染时,也宜与其他抗生素联合应用。在体外对腺苷二磷酸(ADP)介导的血小板凝集有抑制作用,剂量加大时更为显著。5 岁以上儿童应慎用并减量使用。

6.制剂规格

胶囊剂:0.1g。注射用磷霉素钠:1.0g,4.0g,2.0g。

(六)新生霉素

1.药理作用

细菌抑制剂,但在高浓度下可作为杀菌剂。主要通过抑制细菌的蛋白和核酸合成而阻断细菌细胞壁的合成,从而抑制细菌生长。抗菌谱与青霉素类和红霉素相似,有广谱抗菌活性。尚未发现新生霉素与氯霉素、红霉素、青霉素、链霉素或四环素之间存在交叉耐药。

2.临床应用

主要用于耐药性金黄色葡萄球菌引起的感染,如肺炎、败血症等,对严重感染疗效较差。易引起细菌耐药性,故宜与其他抗菌药物配伍应用。

3.用法用量

口服给药:一次 0.5g,一日 4 次。

静脉给药:一次 0.5～1g,一日 2 次。

4.不良反应

可有腹泻、恶心、呕吐、皮疹,偶有黄疸、白细胞减少。

5.注意事项

肝功能不全者慎用。6 个月以下婴儿使用本品有引起高胆红素血症的危险。孕妇慎用。哺乳期妇女用药时应暂停哺乳。用药期间,应常规监测肝功能和血液学参数。不可用葡萄糖溶液稀释。

6.制剂规格

胶囊剂:0.25g。注射用新生霉素:0.5g。

(七)达托霉素

1.药理作用

环酯肽类抗生素,通过多方面破坏细菌细胞膜的功能,达到抗菌作用,包括扰乱细胞膜对氨基酸的转运,阻碍细胞壁肽聚糖和胞壁酸酯的生物合成,改变细胞膜电位;还能破坏细菌的细胞膜,使其内容物外泄致细菌死亡。对多种耐药革兰氏阳性菌敏感,如对糖肽类敏感的葡萄球菌、对甲氧西林耐药的肠球菌、对甲氧西林耐药的金黄色葡萄球菌、凝固酶阴性葡萄球菌、对苯唑西林耐药的金黄色葡萄球菌和表皮葡萄球菌、对青霉素耐药的肺炎链球菌、草绿色链球菌、化脓性链球菌、对万古霉素耐药的粪肠球菌等。本品对单核细胞增多性李斯特杆菌的效果较差,对于革兰氏阴性致病菌无效。

2.临床应用

用于复杂性皮肤及软组织感染。金黄色葡萄球菌菌血症,包括感染性心内膜炎。

3.用法用量

静脉滴注:①复杂性皮肤及软组织感染,一次 4mg/kg,一日 1 次,连用 7～14d。②金黄色葡萄球菌菌血症,一次 6mg/kg,每 24h 1 次,最短疗程为 2～6 周。

4.不良反应

(1)心血管系统:可见血压变化、心律失常。

(2)代谢/内分泌系统:可见低钾血症、低镁血症、血糖升高、电解质紊乱。

(3)神经系统:头晕、头痛、失眠、焦虑。

(4)胃肠道:恶心、呕吐、腹泻、便秘。

(5)皮肤:可见皮疹、瘙痒等。不良反应发生率不超过 10%。

5.注意事项

有肌肉骨骼病史者及肾功能损害者慎用。孕妇及哺乳期妇女慎用。用药前后及用药时应当检查或监测血常规、肾功能、血生化、肌酸激酶等。

6.制剂规格

注射用达托霉素:0.25g,0.5g。

(八)夫西地酸钠

1.药理作用

通过抑制细菌的蛋白质合成而产生杀菌作用,对一系列革兰氏阳性细菌有强大的抗菌作用。葡萄球菌,包括对青霉素、甲氧西林和其他抗生素耐药的菌株,均对本品高度敏感。夫西地酸钠与临床使用的其他抗菌药物之间无交叉耐药性。

2.临床应用

用于敏感菌(尤其是对其他抗生素耐药的菌株)所致的骨髓炎或皮肤、软组织感染。用于其他抗生素治疗失败的深部感染,如败血症、肺炎、心内膜炎等。

3.用法用量

口服给药:一次 0.5g,一日 3 次;重症加倍。

静脉滴注:一次 0.5g,一日 3 次。儿童及婴儿:每日 20mg/kg,分 3 次给药。

4.不良反应

静脉注射本品可能会导致血栓性静脉炎和静脉痉挛。每天用药 1.5～3g 时,可见可逆性转氨酶增高、可逆性黄疸,尤其是严重的金黄色葡萄球菌性菌血症的患者。若黄疸持续不退,需停用本药,则血清胆红素会恢复正常。

5.注意事项

黄疸及肝功能不全者慎用。孕妇慎用。哺乳期妇女禁止局部用于乳房部位的皮肤感染。用药期间,应常规监测肝功能和血胆红素浓度。若葡萄糖注射液过酸,溶液会呈乳状,如出现此情况即不能使用。应输入血流良好、直径较大的静脉或中心静脉插管输入,以减少发生静脉痉挛及血栓性静脉炎。

6.制剂规格

片剂:0.25g。注射用夫西地酸:0.5g。乳膏:0.3g(5g)。

(九)利福昔明

1.药理作用

第一个非氨基糖苷类胃肠道抗生素,作用强、抗菌谱广,与其他胃肠道抗生素相比,对多种革兰氏阳性、革兰氏阴性需氧菌和厌氧菌具有高度抗菌活性,且对革兰氏阳性菌的作用强于革兰氏阴性菌。不被胃肠道吸收,在肠道内浓度极高,通过杀灭肠道的病原体而在局部发挥抗菌作用。

2.临床应用

治疗由敏感菌所致肠道感染,包括腹泻综合征、夏季腹泻、旅行者腹泻和小肠结肠炎等;预防胃肠道围术期感染性并发症;用于高氨血症(肝性脑病)的辅助治疗。

3.用法用量

口服给药:①肠道感染,一次200mg,一日3～4次。一般连续用药不超过7d。②围术期预防感染,一次400mg,一日2次。③高氨血症(肝性脑病)的辅助治疗,一次400mg,一日3次。

4.不良反应

恶心、呕吐、腹胀和腹痛,头痛,肝性脑病患者服用后可有体质下降,血清钾和血清钠轻度升高。

5.注意事项

儿童连续用药不宜超过7d。长期大剂量用药或肠黏膜受损时,因有极少量(少于1%)药物被吸收,导致尿液呈粉红色。此为用药后的正常现象。

6.制剂规格

片剂,胶囊剂:0.2g。混悬液:100mg(5mL)。干混悬剂:0.2g。

(十)瑞他帕林

1.药理作用

新型截短侧耳素类抗菌药,与细菌50S核糖体亚基部位结合并相互作用,抑制蛋白质合成。对甲氧西林敏感的金黄色葡萄球菌、化脓性链球菌等革兰氏阳性菌具有抗菌活性。

2.临床应用

适用于对甲氧西林敏感的金黄色葡萄球菌、化脓性链球菌所致的成年人及9个月以上儿童的脓疱性皮肤病。

3.用法用量

局部给药:成人在感染部位涂布本药,涂布面积为100cm²,一日2次,共5d。9个月以上儿童,涂布面积为体表面积的 2%。

4.不良反应

头痛、用药部位刺激、腹泻、恶心、鼻咽炎、肌酸激酶增加等。

5.注意事项

对光敏感者、全身感染患者慎用。9 个月以下儿童用药的有效性和安全性尚未确定。不能全身和黏膜给药。

6.制剂规格

软膏:1%。

第二节　合成抗菌药

一、磺胺类

磺胺类药通过阻止细菌的叶酸代谢而起抑制细菌生长的作用,与抗菌增效剂甲氧苄啶(TMP)联合使用,可使细菌的叶酸代谢受到双重阻断,显著加强了磺胺药的抗菌作用。

(一)磺胺嘧啶

1.药理作用

属中效磺胺,抑制细菌生长繁殖,对大多数革兰氏阳性和阴性菌都有抑制作用,其中对脑膜炎双球菌、肺炎链球菌、淋球菌、溶血性链球菌的抑制作用较强,对葡萄球菌疗效差。但近年来细菌对本品的耐药性增高,尤其是链球菌属、奈瑟菌属以及肠杆菌科细菌。

2.临床应用

(1)敏感脑膜炎球菌所致的流行性脑脊髓膜炎的治疗和预防。

(2)与甲氧苄啶合用可治疗对其敏感的流感嗜血杆菌、肺炎链球菌和其他链球菌所致的中耳炎及皮肤软组织等感染。

(3)星形奴卡菌病。

(4)对氯喹耐药的恶性疟疾治疗的辅助用药。

(5)治疗由沙眼衣原体所致的宫颈炎和尿道炎的次选药物。

(6)治疗由沙眼衣原体所致的新生儿包涵体结膜炎的次选药物。

3.用法用量

口服给药:①治疗一般感染,成人一次 1g,一日 2 次,首次剂量加倍。2 个月以上婴儿及小儿常用量,一次 25~30mg/kg,一日 2 次,首次剂量加倍(总量不超过 2g)。②预防流行性脑脊髓膜炎,成人一次 1g,一日 2 次,疗程 2d。2 个月以上婴儿及小儿,每日 0.5g,疗程 2~3d。

静脉给药:成人首剂 50mg/kg,继以每日 100mg/kg,分 3~4 次静脉滴注或缓慢静脉注射。2 个月以上小儿,每日 50~75mg/kg,分 2 次应用。流行性脑脊髓膜炎者,每日 100~150mg/kg,分 3~4 次。

4.不良反应

(1)过敏反应较常见,可表现为药疹、光敏反应、药物热,严重者可发生渗出性多形红斑、剥脱性皮炎和大疱表皮松解萎缩性皮炎等。

(2)中性粒细胞减少或缺乏症、血小板减少症及再生障碍性贫血。

(3)溶血性贫血及血红蛋白尿。缺乏葡萄糖-6-磷酸脱氢酶患者应用后易发生,在新生儿和小儿中多见。

(4)高胆红素血症,新生儿核黄疸,肝功能减退,严重者急性重型肝炎。

(5)肾脏损害:结晶尿、血尿和管型尿,间质性肾炎或肾小管坏死等。

(6)恶心、呕吐、胃纳减退、腹泻、头痛、乏力等。

(7)中枢神经系统:精神错乱、定向力障碍、幻觉、欣快感或抑郁感。

5.注意事项

(1)缺乏葡萄糖-6-磷酸脱氢酶、血卟啉病、失水、休克和老年患者应慎用。

(2)对呋塞米、砜类、噻嗪类利尿药、磺脲类、碳酸酐酶抑制药呈过敏的患者,对磺胺药亦可过敏。

(3)应用本品时应饮用足量水分,如应用疗程长,剂量大时宜同服碳酸氢钠。

(4)治疗中须注意检查血常规、尿常规及肝、肾功能。一般不推荐用于尿路感染的治疗。使用1周以上者应同时给予B族维生素。

6.制剂规格

片剂:0.5g。注射剂:0.4g(2mL),1g(5mL)。

(二)甲氧苄啶

1.药理作用

抑制二氢叶酸还原酶,与磺胺药合用双重阻断叶酸的合成。口服吸收良好。

2.临床应用

常与抗菌药物合用治疗细菌性感染。

3.用法用量

口服给药,1次0.1~0.2g,1d0.2~0.4g。

4.不良反应

恶心、呕吐、食欲缺乏、血尿、药物过敏、白细胞和血小板减少等症状。

5.注意事项

孕妇,严重肝、肾疾病,血液病禁用。早产儿、新生儿避免使用。

6.制剂规格

片剂:0.1g。

(三)磺胺嘧啶银

1.药理作用

抗菌作用机制与磺胺嘧啶相同,有广谱抗菌活性,对多数革兰氏阳性菌、革兰氏阴性菌具有较强抗菌活性;此外,对酵母菌和其他真菌也有良好的抗菌作用,尤其对铜绿假单胞菌具有强大抑制作用。所含银盐具有收敛作用,能促使创面干燥、结疤、早期愈合。

2.临床应用

局部用于预防及治疗Ⅱ、Ⅲ度烧、烫伤继发的创面感染,尤其是铜绿假单胞菌感染。

3.用法用量

常用1%～2%乳膏或软膏涂布于创面,涂药厚度约为1.5mm,1～2d一次。一日极量为30g。

4.不良反应

局部有轻微刺激性,偶可发生短暂性疼痛。本品自局部吸收后可发生各种不良反应,与磺胺药全身应用时相同。

5.注意事项

对磺胺类药物过敏者,孕妇、哺乳期妇女,2个月以下婴儿,肝、肾功能不全者均禁用。可自局部部分吸收,其余同"磺胺嘧啶"。

6.制剂规格

软膏,乳膏:1%,2%。

(四)磺胺甲噁唑(SMZ)

1.药理作用

抗菌谱与SD相近,但抗菌作用较强。与增效剂甲氧苄啶(TMP)联合应用时,其抗菌作用有明显增强。

2.临床应用

主要用于治疗呼吸、消化、泌尿系统常见感染疾病:

3.用法用量

口服给药:成人首剂2g,以后每日2g,分2次服;小儿首剂每日50～60mg/kg,总剂量不超过2g/d,分2次服。

4.不良反应

同"磺胺嘧啶"。

5.注意事项

同"磺胺嘧啶"。长期服用应加服碳酸氢钠。

6.制剂规格

片剂:0.5g。

(五)柳氮磺吡啶

1.药理作用

为磺胺类抗菌药。属口服不易吸收的磺胺药,吸收部分在肠微生物作用下分解成5-氨基水杨酸和磺胺吡啶。5-氨基水杨酸与肠壁结缔组织络合后,较长时间停留在肠壁组织中,起到抗菌消炎和免疫抑制作用,如减少大肠埃希菌和梭状芽孢杆菌,同时抑制前列腺素的合成以及其他炎症介质白三烯的合成。因此,目前认为本品对炎症性肠病产生疗效的主要成分是5-氨基水杨酸。由本品分解产生的磺胺吡啶对肠道菌群显示微弱的抗菌作用。

2.临床应用

主要用于炎症性肠病,即克罗恩病和溃疡性结肠炎。也可用于类风湿关节炎、强直性脊柱炎,还可用于肠道手术前预防感染等。

3.用法用量

口服给药:成人常用量,初剂量为一日 2～3g,分 3～4 次口服,无明显不适量,可渐增至一日 4～6g,待肠病症状缓解后逐渐减量至维持量,一日 1.5～2g。小儿初剂量为一日 40～60mg/kg,分 3～6 次口服,病情缓解后改为维持量一日 30mg/kg,分 3～4 次口服。

4.不良反应

血清磺胺吡啶及其代谢产物的浓度(20～40µg/mL)与毒性有关。浓度超过 50µg/mL 时具毒性,故应减少剂量,避免毒性反应。余同磺胺嘧啶。

5.注意事项

直肠镜与乙状结肠镜检查,观察用药效果及调整剂量。遇有胃肠道刺激症状,除强调餐后服药外,也可分成小量多次服用,甚至每小时 1 次,使症状减轻。根据患者的反应与耐药性,随时调整剂量,部分患者可采用间歇治疗(用药 2 周,停药 1 周)。腹泻症状无改善时,可加大剂量。夜间停药间隔不得超过 8h。肾功能损害者应减小剂量。余同磺胺嘧啶。

6.制剂规格

片剂:0.25g。

(六)磺胺多辛

1.药理作用

长效磺胺药,维持血中有效浓度时间最长,抗菌作用弱于 SD。

2.临床应用

皮肤及软组织感染、气管炎、肺炎、急性扁桃体炎、咽喉炎、鼻炎、急性细菌性痢疾、尿路感染等。

3.用法用量

口服给药:首剂 1～1.5g,以后 1 次 0.5g,4～7d 一次。

4.不良反应

偶见恶心、头晕、头痛、药疹等,个别可有白细胞减少。其余同"磺胺嘧啶"。

5.注意事项

严重肝、肾疾患,早产儿,新生儿禁用。其余同"磺胺嘧啶"。

6.制剂规格

片剂:0.5g。

二、喹诺酮类

(一)诺氟沙星

1.药理及应用

为氟喹诺酮类抗菌药,具广谱抗菌作用,尤其对需氧革兰氏阴性杆菌的抗菌活性高。主要用于敏感细菌所引起的急慢性肾盂肾炎、膀胱炎、前列腺炎、细菌性痢疾、胆囊炎、伤寒、产前产后感染、盆腔炎、中耳炎、鼻窦炎、急性扁桃腺炎及皮肤软组织感染等。

2.用法用量

口服:400mg,一日2次。静脉滴注:0.2～0.4g,一日2次。

3.不良反应

胃肠道反应较为常见。

4.药物相互作用

(1)碱性药物、抗胆碱药、H₂受体阻断药以及含铝、钙、铁等多价阳离子的制剂均可降低胃液酸度而使本类药物的吸收减少,应避免同服。

(2)利福平、伊曲康唑、氯霉素均可使本类药物的作用降低,使诺氟沙星的作用完全消失。

(3)氟喹诺酮类抑制茶碱的代谢,与茶碱联合应用时,使茶碱的血药浓度升高,可出现茶碱的毒性反应,应予注意。

(4)与华法林同时使用有增加出血的危险。

5.注意与禁忌

(1)宜多进水,保持24h排尿量在1200mL以上。

(2)肾功能减退者,根据肾功能调整剂量。

(3)对诺氟沙星及任何一种其他喹诺酮类药过敏者禁用。

(4)孕妇、哺乳期妇女、18岁以下儿童禁用。

6.调剂要点

应用本品时应避免过度暴露于阳光,如发生光敏反应需停药。

7.常用制剂

注射剂:2mL:0.1g,2mL:0.2g,10mL:0.2g,20mL:0.4g。胶囊剂:0.1g。

8.贮存

干燥处保存,避免阳光直射。

(二)氧氟沙星

1.药理及应用

为杀菌剂,通过作用于细菌DNA螺旋酶的A亚单位,抑制DNA的合成和复制而导致细菌死亡。主要用于敏感菌引起的泌尿生殖系统感染、呼吸道感染、胃肠道感染、伤寒、骨和关节感染、皮肤软组织感染、败血症等全身感染。

2.用法用量

口服或静脉缓慢滴注:成人:一次0.2～0.4g,一日2次。

3.不良反应

参见诺氟沙星。

4.药物相互作用

(1)可使环孢素的血药浓度升高,合用时必须监测环孢素血浓度,并调整剂量。

(2)丙磺舒可减少本品自肾小管分泌约50%,合用时可因本品血浓度增高而产生毒性。

(3)本品可干扰咖啡因的代谢,从而导致咖啡因消除减少,血消除半衰期($t_{1/2\beta}$)延长,并可能产生中枢神经系统毒性。

（4）其他参见诺氟沙星。

5.注意与禁忌

参见诺氟沙星。

6.调剂要点

参见诺氟沙星。

7.常用制剂

片剂:0.1g。颗粒剂:0.1g(按氧氟沙星计)。注射液:100mL(氧氟沙星 0.2g 与氯化钠 0.9g)。

8.贮存

避光、密闭保存。

（三）左氧氟沙星

1.药理及应用

本品为氧氟沙星的左旋体,其体外抗菌活性约为氧氟沙星的两倍。其余参见氧氟沙星。

2.用法用量

口服:成人常用量为一日 0.3～0.4g,分 2～3 次服;或 0.5g,一日 1 次。静脉滴注:成人一日 0.4g,分 2 次滴注。

3.不良反应

参见诺氟沙星。

4.药物相互作用

参见氧氟沙星。

5.注意与禁忌

参见氧氟沙星。

6.调剂要点

注意审核给药剂量、给药频次和药物规格。因可导致失眠,应避免下午或晚间服用。其他参见诺氟沙星。

7.常用制剂

片剂:0.1g,0.2g,0.5g。

8.贮存

避光,密闭,在阴凉处保存。

（四）环丙沙星

1.药理及应用

喹诺酮类药,具广谱抗菌作用,尤其对需氧革兰氏阴性杆菌的抗菌活性高。主要用于敏感菌引起的各类感染。

2.用法用量

口服:成人常用量一日 0.5～1.5g,分 2～3 次服。静脉滴注:成人:常用量一日 0.2～0.4g,每 12h 静脉滴注 1 次,滴注时间不少于 30min。

3.不良反应

参见诺氟沙星。

4.药物相互作用

参见诺氟沙星。

5.注意与禁忌

宜空腹服用,食物虽可延迟其吸收,但其总吸收量(生物利用度)未见减少,故也可于餐后服用,以减少胃肠道反应;服用时宜同时饮水 250mL。其余参见诺氟沙星。

6.调剂要点

审方注意有无本品禁忌证。注意询问患者合用药物,交代药物相互作用。其他参见诺氟沙星。

7.常用制剂

片剂:0.25g。环丙沙星注射液:100mL:0.2g。注射液:100mL:0.2g,200mL:0.4g。

8.贮存

避光,密封保存。

(五)莫西沙星

1.药理及应用

具有广谱作用和抗菌活性的 8-甲氧基氟喹诺酮类抗菌药。杀菌作用机制为干扰拓扑异构酶Ⅱ和Ⅳ。主要用于成人上呼吸道和下呼吸道感染、复杂腹腔感染。

2.用法用量

口服:成人:一次 400mg,一日 1 次。静脉滴注:一次 0.4g,一日 1 次。

3.不良反应

常见腹痛、头痛、恶心、腹泻、呕吐、消化不良、肝功能化验异常、眩晕等。

4.药物相互作用

抗酸药、抗逆转录病毒药(如去羟肌苷)、其他含镁或铝的制剂、硫糖铝以及含铁或锌的矿物质,至少需要在口服本品 4h 前或 2h 后服用。

5.注意与禁忌

(1)可延长一些患者心电图的 Q-T 间期。

(2)喹诺酮类使用可诱发癫痫的发作,慎用于已知或怀疑有能导致癫痫发作或降低癫痫发作域值的中枢神经系统疾病的患者。

(3)其他参见诺氟沙星。

6.调剂要点

参见诺氟沙星。

7.常用制剂

片剂:0.4g。注射液:250mL(莫西沙星 0.4g、氯化钠2.25g)。

8.贮存

避光、密封、干燥条件下贮存。

三、硝咪唑类

(一)甲硝唑

1.药理作用

为抗厌氧菌感染药物。本品的硝基在无氧环境中还原成氨基而显示抗厌氧菌的作用,对需氧菌或兼性厌氧菌则无效。

2.临床应用

用于各种专性厌氧菌引起的系统或局部感染、败血症、心内膜炎、脑膜感染以及使用抗生素引起的结肠炎,也可与其他抗菌药合用于外科肠道手术后预防感染。

3.用法用量

厌氧菌感染:口服,1 次 0.2～0.4g,1d0.6～1.2g;静脉滴注,1 次 0.5g,每 8h 1 次,每次滴注 1h,7d 为 1 个疗程。预防用药,于腹部或妇科手术前 1d 开始服药,1d0.25～0.5g,1d 3 次。治疗破伤风:2.5g/d,分次口服或静脉滴注。

4.不良反应

主要为胃肠道反应、口腔异味、恶心、腹痛和周围神经炎等。

5.注意事项

用药中注意念珠菌的感染和血常规改变。本品可减缓口服抗凝血药的代谢,加强其作用;抑制乙醛脱氢酶,加强乙醇的作用,用药期间和停药后 1 周内,禁用含乙醇饮料或药品。西咪替丁等肝药酶诱导剂可加速本品消除而降效。肝功能不全者慎用,孕妇禁用。

6.制剂规格

片剂:0.2g。注射剂:0.5g(100mL)。栓剂:0.5g,1g。

(二)替硝唑

1.药理作用

对大多数专性厌氧菌以及滴虫、阿米巴虫、犁形鞭毛虫等有抗菌作用。其机制为破坏 DNA 链或抑制其合成。

2.临床应用

用于治疗敏感厌氧菌的感染及泌尿生殖道毛滴虫病。

3.用法用量

口服:1 次 1～2g,1d 1～2 次,于饭间或饭后服用。预防术后感染:术前 12h 口服 2g,手术间或结束后输注 1.6g(或口服 2g)。

4.不良反应

表现为口内有金属味、消化道不适、过敏反应。

5.注意事项

有血液病或有其他病史以及器质性神经疾病者、对本品过敏者、儿童、孕妇及哺乳期妇女禁用。服用本品时,应禁酒。

6.制剂规格

片剂:0.5g。注射液:0.2g(100mL),0.4g(200mL)。

（三）奥硝唑

1.药理作用

第三代硝基咪唑类衍生物,作用于厌氧菌、阿米巴虫、贾第鞭毛虫和毛滴虫细胞的 DNA,使其螺旋结构断裂或阻断其转录复制而导致微生物死亡。

2.临床应用

用于敏感厌氧菌感染所致多种疾病;泌尿生殖道毛滴虫、贾第鞭毛虫感染引起的疾病;消化系统严重阿米巴病。

3.用法用量

口服给药:①厌氧菌感染,每次 0.5g,每日 2 次。②毛滴虫病,如急性毛滴虫病,夜间服药 1.5g;慢性毛滴虫病,每次 0.5g,每日 2 次。③阿米巴虫病,如阿米巴虫痢疾,晚饭后顿服 1.5g,疗程 3d;其他阿米巴虫病,每次 0.5g,每日 2 次,疗程 5～10d。④贾第鞭毛虫病,晚上顿服 1.5g,疗程 1～2d。

静脉滴注:厌氧菌感染及严重阿米巴病,起始剂量 0.5～1.0g,每 12h 给药 0.5g,疗程 3～6d。

阴道给药:睡前阴道给药。每次 0.5g,每晚 1 次。

4.不良反应

包括轻度胃部不适;肝功能异常;头痛及困倦、精神错乱;皮疹、瘙痒,用药部位刺感、红肿等反应。

5.注意事项

对本品及其他硝基咪唑类药物过敏者,脑和脊髓病变患者、癫痫及各种器官硬化症患者,造血功能低下、慢性酒精中毒患者,均禁用。3 岁以下儿童不使用注射剂。妊娠早期孕妇和哺乳期妇女慎用。肝功能不全患者用药间隔时间需加倍,避免药物蓄积。

6.制剂规格

片剂:0.5g。注射液:0.25g(10mL),0.25g(100mL),0.5g(100mL)。栓剂:0.5g。

四、硝基呋喃类

（一）呋喃妥因

1.药理作用

干扰细菌体内氧化还原酶系统,从而阻断其代谢过程。大肠埃希菌,产气肠杆菌、阴沟肠杆菌、变形杆菌属、克雷伯菌属等对本品敏感,对铜绿假单胞菌无效。对肠球菌属等革兰氏阳性菌具有抗菌作用。

2.临床应用

用于敏感菌所致的急性单纯性尿路感染,也可用于尿路感染的预防。

3.用法用量

口服。成人一次 50～100mg,1d 3～4 次,单纯性下尿路感染用低剂量。1 月龄以上小儿每日 5～7mg/kg,分 4 次服。疗程至少 1 周或用至尿培养转阴后至少 3d。

4.不良反应

恶心、呕吐、食欲缺乏和腹泻等胃肠道反应较常见。偶见头痛、头晕、嗜睡、肌痛、眼球震颤等神经系统不良反应,严重者可发生周围神经炎。

5.注意事项

呋喃妥因宜与食物同服,以减少胃肠道刺激。葡萄糖-6-磷酸脱氢酶缺乏症、周围神经病变、肺部疾病患者慎用。新生儿、足月孕妇、肾功能减退及对呋喃类药物过敏患者禁用。

6.制剂规格

片剂:50mg。

(二)呋喃唑酮

1.药理作用

对沙门菌、志贺菌、大肠杆菌、变形杆菌、链球菌及葡萄球菌等均有抗菌作用。细菌对本品不易产生耐药性,与磺胺及抗生素也无交叉耐药性。

2.临床应用

主要用于细菌性痢疾、肠炎、伤寒、副伤寒及外用治疗阴道滴虫病。

3.用法用量

口服。成人常用剂量为一次0.1g,一日3～4次;儿童一日5～10mg/kg,分4次服用。肠道感染疗程为5～7d,贾第鞭毛虫病疗程为7～10d。

4.不良反应

主要有恶心,呕吐、腹泻、头痛、头晕、药物热、皮疹、肛门瘙痒、哮喘、直立性低血压、低血糖、肺浸润等,偶可出现溶血性贫血、黄疸及多发性神经炎。

5.注意事项

一般不宜用于溃疡病或支气管哮喘患者。用药期间忌饮酒。葡萄糖-6-磷酸脱氢酶(G-6-PD)缺乏者可致溶血性贫血。孕妇及哺乳期妇女、新生儿禁用。

6.制剂规格

片剂:10mg,30mg,100mg。

五、噁唑酮类

利奈唑胺

1.药理作用

为噁唑烷酮类的合成抗生素,可用于治疗由需氧的革兰氏阳性菌引起的感染。通过与细菌50S亚基上核糖体RNA的23S位点结合,从而阻止形成70S始动复合物,抑制细菌蛋白质合成,与其他抗菌药物不存在交叉耐药性。本品为肠球菌和葡萄球菌的抑菌剂,为大多数链球菌菌株的杀菌剂。对屎肠球菌(仅指耐万古霉素的菌株)、金黄色葡萄球菌(包括耐甲氧西林的菌株)、无乳链球菌、肺炎链球菌(包括对多药耐药的菌株MDRSP)、化脓性链球菌等革兰氏阳性致病菌均有抗菌活性。

2.临床应用

用于由对多药耐药的肺炎链球菌,耐甲氧西林的金黄色葡萄球菌、耐万古霉素的屎肠球菌等耐药菌株所致社区获得性肺炎及伴发的菌血症,复杂性皮肤和皮肤软组织感染,包括未并发骨髓炎的糖尿病足部感染等。

3.用法用量

口服给药:耐万古霉素的粪肠球菌或金黄色葡萄球菌(甲氧西林耐药株)所致的系统感染(包括败血症、肺炎等):一次 600mg,每 12h 1 次,根据病情连用 10～28d。

静脉滴注:耐万古霉素的粪肠球菌或金黄色葡萄球菌(甲氧西林耐药株)所致的系统感染(包括败血症、肺炎等);剂量同口服给药。

4.不良反应

可见消化道症状及失眠、头晕、药物热、皮疹等。血小板、白细胞或中性粒细胞减少;肝功能的异常等。

5.注意事项

有骨髓抑制病史者、苯丙酮尿症患者、类癌综合征患者、未控制的高血压患者、未治疗的甲亢患者慎用。孕妇、哺乳期妇女慎用。用药期间应监测血小板计数。

6.制剂规格

注射液:600mg(300mL)。片剂:600mg。

第三节　抗真菌药

一、咪唑类

(一)克霉唑(三苯甲咪唑)

1.药理作用

为咪唑类抗真菌药,抑制真菌细胞膜的通透性而起杀菌作用。

2.临床应用

外用于皮肤、黏膜、腔道等部位真菌感染。

3.用法用量

外用涂于局部。

4.不良反应

口服后有胃肠不适、氨基转移酶升高和精神抑郁,局部用药有瘙痒和烧灼感,少数使用阴道栓剂者可发生尿频、阴道烧灼、下腹痛等,偶有白细胞减少。

5.注意事项

应避免接触眼。外用本品偶可引起过敏性接触性皮炎。

6.制剂规格

口腔药膜:4mg。软膏,霜剂:1%,3%。栓剂:0.15g。

(二)咪康唑

1.药理作用

通过抑制真菌细胞膜的通透性而起杀菌作用。

2.临床应用

主要用于全身性白念珠菌等敏感真菌引起的感染,如败血症、呼吸系统感染、肾和尿道感染、消化系统感染等。

3.用法用量

治疗深部真菌病:静脉滴注,成人 1d0.6～1.8g,分 2～3 次稀释后缓慢滴注。治疗芽生菌病,1d 0.2～1.2g(疗程 2～16 周)。治疗白念珠菌等,1d0.6～1.8g(疗程 1～20 周)。治疗隐球菌病,1d 1.2～2.4g(疗程 3～12 周)。治疗球孢子病,1d 1.8～3.6g(疗程 3～20 周)。开始治疗时可先给小剂量(0.2g),根据患者耐受情况加大用量,用大剂量时应慎重。

局部用药:常作为全身用药的补充。膀胱灌注,1 次 0.2g,1d 2～4 次;窦道灌注,1 次 0.2g,1d 2 次,直接用注射液注射(不稀释);气管滴入,1 次 0.1g,1d 4～8 次,可将注射液用 3 倍量的等渗氯化钠注射液稀释后滴入或喷雾吸入。感染创口:1d 灌洗 1～2 次,取注射液适当稀释后使用。

4.不良反应

以静脉炎为多见,常见的还有皮肤瘙痒、恶心、发热、皮疹、呕吐等,偶可引起过敏反应,必须在住院严密观察下用药。

5.注意事项

静脉滴注时务必将注射液稀释,应密切观察用药。用药期间应检查血红蛋白、血细胞比容、电解质和血脂等,遇有异常应及时处理。孕妇、婴儿、过敏者禁用。

6.制剂规格

胶囊剂:0.25g。注射剂:0.2g(20mL)。霜剂:2%。阴道栓:0.2g。

(三)酮康唑

1.药理作用

抑制真菌细胞麦角固醇的生物合成,影响细胞膜的通透性而抑制其生长。

2.临床应用

适用于体癣、股癣、手足癣、头癣、须癣,还可用于花斑癣、念珠菌病和脂溢性皮炎。本品因有肝毒性,已较少口服。

3.用法用量

口服:一般感染 1d0.2g,餐间顿服,直到症状消失,微生物培养结果阴性。

外用:1d 2～3 次。

4.不良反应

外用后较常见的有瘙痒、刺痛或其他刺激症状。内服可有肝毒性、胃肠反应、男性乳房发育、皮疹、嗜睡等。

5.注意事项

不宜与抗酸药、抗胆碱药或 H_2 受体拮抗剂合用。与两性霉素 B 有拮抗作用,合用时疗效减弱。用药期间应监测肝功能。孕妇禁用。

6.制剂规格

片剂:0.2g。洗剂:2%。软膏剂:1%。

（四）噻康唑

1.药理作用

属咪唑类广谱抗真菌药,对表皮癣菌、白念珠菌、酵母菌等均有抗菌活性;对革兰氏阳性菌、革兰氏阴性菌、阴道嗜血杆菌、阴道毛滴虫及沙眼衣原体也有抑制作用。

2.临床应用

主要用于阴道真菌感染以及发癣菌、念珠菌等引起的手、足、股部及体部的癣病和指间糜烂症,还可用于婴儿真菌性红斑、皮肤念珠菌病、花斑癣、阴道毛滴虫病等。

3.用法用量

阴道局部给药:栓剂,每晚睡前给药 1 次,疗程为 3、6d 或 14d。

4.不良反应

有时皮肤会出现局部的刺激感、瘙痒、红肿、丘疹、小水疱等症状。

5.注意事项

妊娠初 3 个月者避用本品,月经期停用,局部上药前先将阴道冲洗净。

6.制剂规格

栓剂:100mg。软膏剂:2%。

（五）益康唑

1.药理作用

对白念珠菌、球孢子菌、新型隐球菌、荚膜组织胞质菌、皮炎芽生菌以及癣菌等有效。作用机制是抑制真菌细胞膜的合成,以及影响其代谢过程。

2.临床应用

用于皮肤念珠菌病的治疗;亦可用于治疗体癣、股癣、足癣、花斑癣。

3.用法用量

局部外用:皮肤念珠菌病及癣,每日早晚各 1 次,疗程 2～4 周;花斑癣,每日 1 次。

4.不良反应

局部刺激,偶见过敏反应,表现为皮肤灼热感、瘙痒、皮疹、针刺感、充血等。

5.注意事项

避免接触眼和其他黏膜(如口、鼻等)。用药部位如有烧灼感、红肿等情况应停药,并将局部药物洗净。为避免复发,皮肤念珠菌病及各种癣病的疗程至少 2 周,足癣至少 4 周。

6.制剂规格

乳膏:10g:0.1g。气雾剂:1%。溶液剂:1%。

（六）氟康唑

1.药理及应用

为咪唑类抗真菌药,抗真菌谱较广。主要用于全身性念珠菌病、隐球菌病、黏膜念珠菌病、皮肤真菌病的治疗。

2.用法用量

口服或静脉滴注,首次剂量 0.2～0.4g,以后一次 0.1～0.2g,一日 1 次。根据治疗反应,也可加大剂量至一次 0.4g,一日 1 次。肾功能不全者:第 1 及第 2d 应给常规剂量,以此后按肌酐清除率来调节给药剂量。

3.不良反应

常见恶心、呕吐、腹痛或腹泻等。

4.药物相互作用

(1)与异烟肼或利福平合用时可使本品的浓度降低。

(2)与氢氯噻嗪、茶碱、磺酰脲类降血糖药、华法林和双香豆素类抗凝药、苯妥英钠、环孢素等合用时可使后者药物的血药浓度升高。

5.注意与禁忌

(1)与其他吡咯类药物可发生交叉过敏反应,因此对任何一种吡咯类药物过敏者都应禁用氟康唑。

(2)需定期监测肝、肾功能,用于肝肾功能减退者需减量应用。

(3)哺乳期妇女慎用,老年患者须根据肌酐清除率调整剂量。

6.调剂要点

审方注意有无本品禁忌证。注意询问患者合用药物,交代药物相互作用。

7.常用制剂

片剂:50mg,100mg,150mg,200mg。胶囊剂:50mg,100mg,150mg。注射剂:50mL：100mg,100mL：200mg。

8.贮存

密闭,在干燥处保存。

(七)伏立康唑

1.药理及应用

为一种广谱的三唑类抗真菌药,用于治疗侵袭性曲霉病、非中性粒细胞减少患者的念珠菌血症、对氟康唑耐药的念珠菌引起的严重侵袭性感染(包括克柔念珠菌)、由足放线病菌属和镰刀菌属引起的严重感染。本品应主要用于治疗免疫缺陷患者中进行性的、可能威胁生命的感染的患者。

2.用法用量

口服:负荷剂量(适用于第 1 个 24h):体重≥40kg,每 12h 给药 1 次,一次 400mg;体重<40kg,每 12h 给药 1 次,一次 200mg。维持剂量:体重≥40kg,一日给药 2 次,一次 200mg;体重<40kg,一日给药 2 次,一次 100mg。静脉滴注:负荷剂量(适用于第 1 个 24h):每 12h 给药 1 次,一次 6mg/kg;维持剂量:一日给药 2 次,一次 4mg/kg。

3.不良反应

常见视觉障碍、发热、皮疹、恶心、呕吐、腹泻、头痛、败血症、周围性水肿、腹痛以及呼吸功能紊乱、肝功能试验值增高。

4.药物相互作用

(1)与西罗莫司合用时,西罗莫司的血浓度可能显著增高。

(2)利福平、卡马西平、苯巴比妥等酶促药,可降低本品的血药浓度。

(3)本品抑制细胞色素 P_{450} 同工酶 CYP2C19、CYP2C9、CYP3A4 的活性,可使特非那定、阿司咪唑、奎尼丁、麦角碱类、环孢素、他克莫司、华法林、他汀类降血脂药等血药浓度升高。从而导致 Q-T 间期延长,并且偶见尖端扭转型室性心动过速。应禁止合用。

5.注意与禁忌

(1)治疗前或治疗期间应监测血电解质,如有电解质紊乱应及时纠正。

(2)连续治疗超过 28d 者,需监测视觉功能。

(3)严重肝功能不全的患者应用本品时必须权衡利弊。

(4)片剂应在餐后或餐前至少 1h 服用,其中含有乳糖成分,先天性的半乳糖不能耐受者、Lapp 乳糖酶缺乏或葡萄糖—半乳糖吸收障碍者不宜应用片剂。

(5)可能引起视觉改变,包括视力模糊和畏光,使用期间应避免从事有潜在危险性的工作,例如驾驶或操作机器等。

(6)用药期间必须监测肾功能(主要为血肌酐)。

6.调剂要点

审核此药是否由具备资质的医师开具。审方注意有无本品禁忌证。注意询问患者合用药物,交代药物相互作用和注意。

7.常用制剂

片剂:50mg,200mg。注射剂:200mg。

8.贮存

密闭,在室温下保存。

二、抗生素类

(一)两性霉素 B

1.药理作用

通过影响细胞通透性而发挥抑菌作用,对多数深部真菌感染有效。

2.临床应用

用于敏感菌引起的全身和内脏感染,也用于其他皮肤和黏膜真菌病。

3.用法用量

静脉滴注,用 5% 葡萄糖注射液稀释,浓度不高于 1mg/mL(pH＞4.2),先从小剂量开始,1 次 1～2mg,1d 1 次,逐渐增至 1mg/(kg·d),滴注速度为 1～1.5mL/min。白念珠菌感染疗程总量约 1g,隐球菌性脑膜炎约 3g。对隐球菌性脑膜炎,除静脉滴注外尚需鞘内给药(鞘内注射),每次以 0.05～0.1mg 开始,递增至 0.5～1mg,溶于注射用水 0.5～1mL 中,按鞘内注射法常规操作,共约 30 次,必要时可酌加地塞米松注射液,以减轻反应。对于肺及支气管感染病例,1d 5～10mg,溶于注射用水 100～200mL 中,分 4 次用。

4.不良反应

主要包括:舌尖麻木感、寒战、发热、头痛、关节痛、低钾血症、恶心、呕吐、腹胀痛、肝肾功能异常、血尿、脱发、皮疹、血糖升高、胸闷、心悸、耳鸣及血管炎等。

5.注意事项

肝、肾功能不全者和电解质紊乱者慎用。用药期间应监测电解质。

6.制剂规格

注射剂:5mg,25mg,50mg。

(二)两性霉素 B 脂质体

1.药理作用

同"两性霉素 B"。

2.临床应用

(1)适用于敏感真菌所致全身性深部真菌感染的治疗,包括隐球菌性脑膜炎、念珠菌病、球孢子菌病播散性脑膜炎或慢性球孢子菌病等。

(2)适用于治疗组织胞质菌病、曲霉病、皮炎芽生菌和内脏利什曼病(内脏利什曼原虫病)等。

(3)适用于对普通两性霉素 B 无效或产生毒副作用的真菌感染患者。

3.用法用量

成人常规剂量:静脉滴注,起始剂量为一日 0.1mg/kg,第 2d 开始剂量增加 0.25～0.5mg/kg,再逐日递增至一日 1～3mg/kg 的维持量。对中枢神经系统感染,最大剂量为一日 1mg/kg。儿童常规剂量:静脉滴注。①系统性真菌感染:经验性治疗,对 1 月龄至 16 岁儿童,一日 3mg/kg。确诊的系统性真菌感染,一日 3～5mg/kg。②艾滋病患儿的隐球菌性脑膜炎:一日 6mg/kg。③内脏利什曼原虫病:用法与用量同成人。

4.不良反应

同"两性霉素 B",但程度较轻。

5.注意事项

同"两性霉素 B"。

6.制剂规格

注射剂:2mg,10mg。

(三)制霉菌素

1.药理作用

多烯类抗真菌药,具广谱抗真菌作用。可与真菌细胞膜上的固醇相结合,致细胞膜通透性的改变,以致重要细胞内容物漏失而发挥抗真菌作用。对念珠菌属的抗菌活性高,新型隐球菌、曲菌、毛霉菌、小孢子菌、荚膜组织胞浆菌、皮炎芽生菌及皮肤癣菌通常对本品亦敏感。

2.临床应用

口服用于治疗消化道念珠菌病。

3.用法用量

口服。消化道念珠菌病:成人一次 50 万～100 万 U(10 万 U 的一次 5～10 片、25 万 U 的一次 2～4 片、50 万 U 的一次 1～2 片),一日 3 次;小儿每日 5 万～10 万 U/kg,分 3～4 次服。

4.不良反应

腹泻、恶心、呕吐和上腹疼痛等消化道反应。

5.注意事项

本品对全身真菌感染无治疗作用。孕妇及哺乳期妇女慎用。5 岁以下儿童不推荐使用。

6.制剂规格

片剂:10 万 U,25 万 U,50 万 U。

三、棘白菌素类

(一)卡泊芬净

1.药理作用

一种由 Clarea lozoyensis 发酵产物合成而来的半合成脂肽(棘白菌素)化合物。对曲霉菌属和念珠菌属具有广泛活性。

2.临床应用

用于 3 个月和 3 个月以上儿童及成人患者的侵袭性曲霉菌病,经验性治疗中性粒细胞减少、伴发热患者的可疑真菌感染和对其他治疗无效或不能耐受的侵袭性曲霉菌病。

3.用法用量

静脉缓慢输注(>1h),用于治疗成人患者(18 岁及 18 岁以上):第一天单次 70mg 负荷剂量,随后每天单次 50mg。确诊真菌感染的患者需要至少 14d 的疗程。儿童患者(3 个月至 17 岁)的给药剂量应当根据患者的体表面积计算,第 1d 都给予 70mg/m² 的单次负荷剂量,之后给予 50mg/m² 的日剂量。

4.不良反应

包括可能由组胺介导的症状,其中包括皮疹、颜面肿胀、瘙痒、温暖感或支气管痉挛。实验室检查异常有:低白蛋白、低钾、低镁血症、白细胞减少、嗜酸粒细胞增多、血小板减少、中性白细胞减少、尿中红细胞增多、部分凝血激酶时间延长、血清总蛋白降低、尿蛋白增多、凝血酶原时间延长、低钠、尿中白细胞增多以及低钙。

5.注意事项

与环孢素同时使用时,本品的药时曲线下面积(AUC)会增加大约 35%;而血中环孢素的水平未改变。与他克莫司(FK-506)合用时使他克莫司的 12h 血药浓度下降 26%。合用时建议适当地调整他克莫司的剂量,并对他克莫司的血药浓度进行检测。当卡泊芬净与药物清除诱导剂如依非韦伦、奈韦拉平、利福平、地塞米松、苯妥英或卡马西平合用时,卡泊芬净的浓度会有所下降,应考虑给予本品每日 70mg 的剂量,儿童按 70mg/m² 给药。

6.制剂规格

注射剂:50mg,70mg。

(二)米卡芬净

1.药理作用

一种半合成脂肽类化合物,能竞争性抑制真菌细胞壁的必需成分 1,3-β-D-葡聚糖的合成,对深部真菌感染的主要致病真菌曲霉菌属和念珠菌属有广谱抗真菌活性,对耐氟康唑或伊曲康唑的念珠菌属有效。

2.临床应用

由曲霉菌和念珠菌引起的下列感染:真菌血症,呼吸道真菌病、胃肠道真菌病。

3.用法用量

曲霉病:成人一般每日单次剂量为 50～150mg 米卡芬净钠,对于严重或难治性患者可增加至每日 300mg。念珠菌病:成人一般每日单次剂量为 50mg,对于严重或难治性患者可增加至每日 300mg。

4.不良反应

可能出现的不良反应有:中性粒细胞减少症,血小板减少或溶血性贫血,休克过敏性反应,谷丙转氨酶或谷草转氨酶升高以及急性肾衰竭。

5.注意事项

米卡芬净可加重肝功能不全患者的症状,有药物过敏史患者慎用。有研究表明,米卡芬净与伊曲康唑合用可降低后者抗新型隐球菌活性。孕妇、哺乳期妇女慎用,老年患者应调整剂量。

6.制剂规格

注射剂:50mg。

四、其他类

(一)氟胞嘧啶

1.药理作用

作用机制为药物进入真菌细胞内转换为氟尿嘧啶,替代尿嘧啶进入真菌的 DNA,从而阻断其 DNA 的合成。对隐球菌、念珠菌和球拟酵母菌均有较高抗菌活性,对着色真菌、少数曲霉菌也有一定的抗菌活性但对其他真菌抗菌活性差。

2.临床应用

主要用于念珠菌、新型隐球菌和其他敏感真菌感染。

3.用法用量

口服:成人,1d 4～6g,分 4 次服,如胃肠道反应大亦可 50～150mg/(kg・d),分 3～4 次服。以后逐渐加量。静脉滴注:成人:50～150mg/(kg・d),分 2～3 次给药。

4.不良反应

口服后可发生恶心、呕吐、腹痛、腹泻等消化道反应和皮疹、嗜酸粒细胞增多等变态反应。偶见肝毒性反应,表现为一过性血清氨基转移酶的升高。罕见白细胞或血小板减少,偶可发生全血细胞减少,骨髓抑制和再生障碍性贫血。

5.注意事项

用药期间应定期查肝功能和周围血常规。孕妇、骨髓抑制、血液系统疾病及同时接受骨髓抑制药物者,慎用。

6.制剂规格

片剂,胶囊剂:0.25g,0.5g。注射剂:2.5g(250mL)。

(二)特比萘芬

1.药理作用

通过特异性和选择性地抑制真菌的鲨烯环氧化酶,并使鲨烯在细胞中蓄积而起杀菌作用。

2.临床应用

用于皮肤真菌病,如体癣、股癣、脚癣、甲癣、花斑糠疹、皮肤白念珠菌病等。

3.用法用量

口服,1 次 250mg,1d 1 次,疗程 1～12 周。外用 1％霜剂,1d 涂抹 1～2 次,疗程不定(1～2 周)。

4.不良反应

有消化道反应和皮肤反应,偶见味觉改变。

5.注意事项

肝、肾功能障碍者减量。与西咪替丁和利福平同服时减量。孕妇慎用。

6.制剂规格

片剂:0.125g,0.25g。霜剂:1％。

第四节　抗病毒药

一、抗疱疹病毒药

(一)阿昔洛韦

1.药理及应用

为抗病毒药。体外对单纯性疱疹病毒、水痘带状疱疹病毒、巨细胞病毒等具抑制作用。主要用于单纯疱疹病毒感染、带状疱疹、免疫缺陷者水痘的治疗。

2.用法用量

静脉滴注:一次 5～10mg/kg,一日 3 次,每 8h 1 次。口服:一次 200～800mg,一日 4～5 次或一次 400mg,一日 3 次。肾功能不全的成人患者需根据肌酐清除率调整剂量。

3.不良反应

常见注射部位的炎症或静脉炎、皮肤瘙痒或荨麻疹、皮疹、发热、轻度头痛、恶心、呕吐、腹泻、蛋白尿、血液尿素氮和血清肌酐值升高、肝功能异常如 AST、ALT、碱性磷酸酶、乳酸脱氢酶、总胆红素轻度升高等。

4.药物相互作用

(1)与齐多夫定合用可引起肾毒性,表现为深度昏睡和疲劳。

(2)与丙磺舒竞争性抑制有机酸分泌,合用可使本品的排泄减慢,半衰期延长,体内药物蓄积。

5.注意与禁忌

(1)对更昔洛韦过敏者也可能对本品过敏。

(2)宜缓慢静脉滴注。静脉滴注后 2h,尿药浓度最高,此时应给患者充足的水,防止药物沉积于肾小管内。

（3）孕妇用药须权衡利弊。哺乳期妇女和儿童应慎用。

6.调剂要点

审方注意有无本品禁忌证。注意询问患者合用药物，交代药物相互作用。

7.常用制剂

片剂：0.1g,0.2g,0.4g。胶囊剂：0.1g,0.2g。注射用阿昔洛韦：0.25g,0.5g。

8.贮存

密闭,在阴凉干燥处保存。

（二）伐昔洛韦

1.药理作用

为阿昔洛韦的前体,进入体内水解成阿昔洛韦而抑制病毒。对单纯疱疹病毒Ⅰ型和单纯疱疹病毒Ⅱ型的抑制作用强,对水痘-带状疱疹病毒、EB病毒以及巨细胞病毒的抑制作用弱。

2.临床应用

用于治疗水痘-带状疱疹及Ⅰ型、Ⅱ型单纯疱疹的感染。并可用于防止免疫损伤及免疫抑制治疗的患者如获得性免疫缺陷综合征（AIDS）、器官移植患者的病毒感染。

3.用法用量

口服,1d 2次,1次 0.3g,饭前空腹服用。

4.不良反应

常见有头痛、恶心、腹泻、腹痛、乏力等反应。

5.注意事项

肾功能不全者、儿童及哺乳期妇女慎用,对本品及阿昔洛韦过敏者及孕妇禁用。服药期间宜多饮水。

6.制剂规格

片剂：100mg,200mg,500mg。

（三）更昔洛韦

1.药理及应用

为一种 $2'$-脱氧鸟嘌呤核苷的类似物,可抑制疱疹病毒的复制。主要用于免疫损伤引起巨细胞病毒感染的患者。

2.用法用量

口服：一次 1g,一日 3次,与食物同服。也可一次服 0.5g,每 3h 1次,一日 6次,与食物同服。老年患者及肾功能减退者,则应根据肌酐清除率酌情调整用量。静脉滴注：诱导期：按体重一次 5mg/kg,每 12h 1次,一次最大剂量 6mg/kg。维持期：按体重一次 5mg/kg,一日 1次。肾功能减退者按肌酐清除率调整剂量。

3.不良反应

常见的为骨髓抑制。可出现中枢神经系统症状。

4.药物相互作用

（1）去羟肌苷：可使去羟肌苷稳态 AUC 增加,本品的 AUC 不受影响。

（2）齐多夫定：使本品的平均稳态 AUC 下降,齐多夫定稳态 AUC 增加。

(3)丙磺舒:使本品的平均稳态 AUC 增加。

(4)亚胺培南/西司他丁:同时接受本品和亚胺培南/西司他丁的患者有出现无显著特点的癫痫发作的报道。

(5)其他药物:抑制快速分裂细胞群复制的药物与本品合用均可增加毒性。因此,此类药物仅可在潜在效益超过风险时与本品同时使用。

5.注意与禁忌

(1)对阿昔洛韦过敏者也可能对本品过敏。

(2)用静脉滴注给药,一次至少滴注 1h,患者需给予充足水分,以免增加毒性。

(3)用药期间应注意口腔卫生,应经常检查血细胞数。

(4)用药期间应每 2 周进行血清肌酐或肌酐清除率的测定。

(5)孕妇患者及 12 岁以下小儿患者用药应充分权衡利弊,哺乳期妇女用药期间应暂停哺乳。

6.调剂要点

审方注意有无本品禁忌证。注意询问患者合用药物,交代药物相互作用。

7.常用制剂

胶囊剂:0.25g。注射用更昔洛韦:50mg,0.15g,0.25g,0.5g。

8.贮存

密封保存。

(四)喷昔洛韦

1.药理作用

为核苷类抗病毒药,体外对Ⅰ型和Ⅱ型单纯疱疹病毒有抑制作用。

2.临床应用

用于各种严重带状疱疹患者,口唇或面部单疱疹、生殖器疱疹。

3.用法用量

静脉滴注:成人 5mg/kg,1d 2 次。外用:涂于患处,每日 4～5 次。

4.不良反应

局部灼热感、疼痛、瘙痒等。

5.注意事项

喷昔洛韦注射液静脉滴注时应缓慢,防止局部浓度过高,引起疼痛及炎症。溶液呈碱性,与其他药物混合时易引起溶液 pH 改变,应尽量避免配伍使用。肾功能不全患者应调整剂量。乳膏剂因刺激作用,不推荐用于黏膜,勿用于眼内及眼周。

6.制剂规格

注射剂:0.25g。乳膏:1%。

(五)泛昔洛韦

1.药理及应用

用于治疗带状疱疹和原发性生殖器疱疹。

2.用法用量

口服:成人一次 0.25g,每 8h 1 次。带状疱疹疗程 7d;原发性生殖器疱疹疗程为 5d。肾功能不全者按肌酐清除率调整剂量。

3.不良反应

常见头痛、恶心等。

4.药物相互作用

(1)与丙磺舒或其他由肾小管主动排泄的药物合用时,可能导致血浆中本品浓度升高。

(2)与其他由醛类氧化酶催化代谢的药物可能发生相互作用。

5.注意与禁忌

(1)孕妇使用须充分权衡利弊。哺乳期妇女使用本品应停止哺乳。

(2)18 岁以下患者使用本品的安全性和有效性尚未确定。

(3)65 岁以上老人服用后的不良反应的类型和发生率与青年人相似,但服药前要监测肾功能以及及时调整剂量。

6.调剂要点

审方注意有无本品禁忌证。注意询问患者合用药物,交代药物相互作用。

7.常用制剂

片剂:0.125g,0.25g。胶囊剂:0.125g。

8.贮存

遮光,密封保存。

(六)缬更昔洛韦

1.药理作用

更昔洛韦的前体,可以抑制疱疹病毒的复制。敏感的病毒包括人类巨细胞病毒(HCMV),单纯疱疹病毒Ⅰ型和Ⅱ型,EB病毒,水痘-带状疱疹病毒(VZV)和乙型肝病毒。

2.临床应用

用于治疗获得性免疫缺陷综合征合并巨胞病毒(CMV)视网膜炎,预防高危实体器官移植患者的巨细病毒感染。

3.用法用量

CMV 视网膜炎:维持治疗,900mg,每天 2 次,服 21d,维持治疗后改为 900mg,每天1 次。移植患者 CMV 感染的预防:肾移植患者,900mg,每天 1 次,从移植 10d 内开始至移植后 200d。其他实体器官移植患者,900mg,每天 1 次,从移植 10d 内开始至移植后 100d。

4.不良反应

腹泻、发热、中性粒细胞减少和贫血等。

5.注意事项

孕妇及哺乳期妇女应慎用。生物利用度比更昔洛韦高 10 倍,从更昔洛韦改服本品应注意调整剂量。治疗过程中应监测血常规,肾功能不全者应调整剂量。本品有潜在的致畸和致癌作用,也可能抑制精子生成。

6.制剂规格

片剂:0.45g。

(七)阿糖腺苷(阿拉伯糖腺苷,腺嘌呤阿拉伯糖苷)

1.药理作用

在体内迅速转为有活性的阿拉伯糖次黄嘌呤,抑制 DNA 多聚酶和 DNA 合成,对大多数 RNA 病毒无效。

2.临床应用

用于慢性乙型肝炎、单纯疱疹病毒性脑炎及疱疹性角膜炎等。

3.用法用量

静脉滴注:单纯疱疹病毒性脑炎,每日 15mg/kg,10d 为一疗程。带状疱疹,每日 10mg/kg,连用 5d。

4.不良反应

可出现胃肠道反应,偶见中枢神经系统反应。尚有氨基转移酶、血胆红素升高和血红蛋白减少、血细胞比容下降、白细胞减少等反应。

5.注意事项

严禁静脉推注或快速静脉滴注。肝、肾功能不全者及孕妇、哺乳期妇女慎用。

6.制剂规格

注射用阿糖腺苷:0.2g,1g。眼膏:3%。

(八)曲金刚胺

1.药理作用

能使 DNA 和 RNA 病毒失活,尤其能抑制Ⅰ型和Ⅱ型单纯疱疹病毒。

2.临床应用

用于原发性与复发性皮肤和黏膜单纯。包括唇、面部单纯疱疹及生殖器疱疹,单纯疱疹病毒引起疱疹性湿疹,带状疱疹。外用可治疗上述疾病的早期症状,如麻刺感、刺痛、痒、紧绷感、疼痛和水疱形成前的肿胀。

3.用法用量

外用:每天用药 3~5 次,在皮损部位外用足够量的凝胶,覆盖整个疱疹区域,并轻揉让药物吸收。

4.不良反应

可能会引起皮肤过敏反应,表现为单纯疱疹的症状加重,如病情加剧,疼痛敏感性和紧绷感加重,皮肤更红和形成结节。

5.注意事项

适用单纯疱疹的早期,即表现为刺麻感、刺痛、痒、压迫过敏、紧绷感和早期水疱形成。如果用药后局更红、水肿或水疱播散至未受累区域,应停约。单纯疱疹水疱已破的患者不宜使用。

6.制剂规格

凝胶剂:5g,10g。

二、抗 HIV 药

（一）拉米夫定

1.药理作用

在体内进入细胞,经磷酸化后与脱氧胞嘧啶核苷竞争,掺入合成的 DNA 链中,使其不能继续延伸而终止复制。

2.临床应用

用于乙型肝炎病毒复制的慢性乙型肝炎。

3.用法用量

口服,成人 1 次 0.1g,1d 1 次。

4.不良反应

常见不良反应为上呼吸道感染样症状、头痛、恶心、身体不适、腹痛和腹泻等。

5.注意事项

对拉米夫定和本品中其他成分过敏者禁用。

6.制剂规格

片剂:0.1g。

（二）齐多夫定（叠氮胸苷 AZT）

1.药理作用

与病毒的 DNA 聚合酶结合而阻止病毒的,复制。

2.临床应用

与其他抗逆转录病毒药物联合使用,用于治疗艾滋病。

3.用法用量

与其他抗逆转录病毒药物合用的推荐剂量为 1d 500mg 或 600mg,每日 2～3 次。

4.不良反应

可见以下不良反应:恶心、呕吐、腹痛、吞咽困难、厌食、腹泻、头痛、头晕、失眠、皮疹、荨麻疹、瘙痒、出汗、色素沉着、肌痛、肌病。大剂量可致贫血(可能需要输血)、中性粒细胞减少症、白细胞减少、再生障碍性贫血。

5.注意事项

有骨髓抑制作用,用药期间应注意血常规变化,特别是叶酸、维生素缺乏者。嘱咐患者在使用牙刷、牙签时要防止出血。肝功能异常者易引起毒性反应,避免与对乙酰氨基酚、乙酰水杨酸、苯二氮䓬类、西咪替丁、保泰松、吗啡、磺胺药等联用。与阿昔洛韦联用可引起神经系统毒性。丙磺舒抑制本品葡糖醛酸化,并减少肾排泄,可引起中毒危险。

6.制剂规格

注射用齐多夫定:0.2g。片剂,胶囊剂:0.1g,0.3g。

（三）齐多拉米双夫定

1.药理作用

拉米夫定和齐多夫定对 HIV-1 及 HIV-2 是有效的选择性抑制剂。两者具有强的协同作用,能抑制 HIV 的复制。

2.临床应用

适用于成人及 12 岁以上儿童的 HIV 感染。

3.用法用量

口服,1 次 1 片,1d 2 次。不可与食物同服。

4.不良反应

见拉米夫定与齐多夫定。

5.注意事项

忌用于中性粒细胞 $<0.75 \times 10^9/L$ 或血红蛋白水平 $<75g/L$ 或($4.65mmol/L$)的患者,12 岁以下的儿童忌用。当需要对拉米夫定或齐多夫定单独进行剂量调整时,建议分别用其单制剂。本品用于治疗慢性乙型肝炎引起的进行性肝硬化时应慎重,因为曾有停用拉米夫定引起肝炎复发的危险性报道。

6.制剂规格

片剂:齐多夫定 300mg+拉米夫定 150mg。

(四)司他夫定

1.药理作用

胸苷核苷类似物,可抑制 HIV 病毒在人体细胞内的复制。司他夫定通过细胞激酶磷酸化,形成司他夫定的三磷酸盐而发挥抗病毒活性。

2.临床应用

司他夫定与其他抗病毒药物联合使用,用手治疗 1 型 HIV 感染。

3.用法用量

口服。成人:体重大于 60kg,40mg,1d 2 次;体重小于 60kg,30mg,1d 2 次。儿童:体重小于 30kg,1mg/kg,1d 2 次,体重大于 30kg,按照成年患者给药。

4.不良反应

患者可出现外周神经病变及过敏反应、寒战、发热,头痛,腹痛、腹泻、恶心、胰腺炎、乳酸性酸中毒、肝脂肪变性、肝炎和肝功能衰竭等。

5.注意事项

警惕外周神经痛,乳酸性酸中毒/脂肪变性重度肝大,胰腺炎(可能致命)的发生,并在医生指导下调整剂量。谨慎使用任何会加剧外周神经痛的药物,对已发现肝疾病或有胰腺炎史的患者慎用。妊娠妇女慎用。禁止与齐多夫定联合用药。

6.制剂规格

胶囊剂:15mg。片剂:20mg,40mg。

(五)替比夫定

1.药理作用

一种合成的胸腺嘧啶核苷类似物,具有抑制乙型肝炎病毒脱氧核糖核酸(HBVDNA)聚合酶的活性,从而抑制 HBV 复制。

2.临床应用

用于有病毒复制证据以及有血清转氨酶(ALT 或 AST)持续升高或肝组织活动性病变证据的慢性乙型肝炎成人患者。

3.用法用量

口服:成人和青少年(16 岁以上),推荐剂量为 600mg,顿服。

4.不良反应

最常见的不良反应包括肌酸激酶升高、恶心、腹泻、疲劳、肌痛和肌病。上市后有周围神经病变,感觉减退,乳酸性酸中毒病例报道。

5.注意事项

见司他夫定。

6.制剂规格

片剂:600mg。

(六)依非韦伦

1.药理作用

依非韦伦是人免疫缺陷病毒-1 型(HIV-1)的选择性非核苷逆转录酶抑制剂。

2.临床应用

用于与其他抗病毒药物联合治疗 HIV-1 感染的成人、青少年及儿童。

3.用法用量

口服。与蛋白酶抑制剂和(或)核苷类逆转录酶抑制剂合用,成人推荐剂量为 600mg,1d 1 次。青少年和儿童(17 岁及以下)用量应根据体重调整,剂量范围 10~15mg/kg。

4.不良反应

最常见为皮疹和神经系统症状(眩晕、失眠、困倦、注意力不集中及异梦),其他有头晕、恶心、头痛和乏力等。

5.注意事项

依非韦伦不得单独用于 HIV 治疗或者以单药加入无效的治疗方案。动物实验中观察到有畸形胎仔,因此服用本品的妇女应避免怀孕。依非韦伦竞争 CYP3A4,禁止与以下药物合用,如特非那定、阿司咪唑、西沙必利、咪达唑仑、三唑仑、匹莫齐特、苄普地尔或麦角衍生物、三唑类抗真菌药。

6.制剂规格

片剂:50mg,200mg。

(七)奈韦拉平

1.药理作用

人体免疫缺陷病毒(HIV-1)的非核苷类逆转录酶抑制剂(NNRTI),通过破坏逆转录酶的催化位点来阻断 RNA 依赖和 DNA 依赖的 DNA 聚核酶的活性。不与底物或三磷酸核苷产生竞争,因此合用时可以产生协同作用。

2.临床应用

用于治疗 HIV-1 感染,单用易产生耐药性,应与其他抗 HIV-1 药物联合用药。

3.用法用量

成人患者口服,200mg,1d 1 次,连续 14d,之后改为 200mg,1d 2 次。

儿童患者:2 个月至 8 岁(不含 8 岁)的儿童患者推荐起始剂量 4mg/kg,1d 1 次,14d 后改为 7mg/kg,1d 2 次。8 岁及 8 岁以上的儿童患者推荐起始剂量 4mg/kg,1d 1 次;14d 后改为 4mg/kg,1d 2 次。任何患者每天的总用药量不能超过 400mg。

4.不良反应

除皮疹和肝功能异常外,最常见的不良反应有恶心、疲劳、发热、头痛、嗜睡、呕吐、腹泻、腹痛和肌痛。儿童患者粒细胞减少更为常见。

5.注意事项

应用奈韦拉平治疗的患者可能会出现严重的及致命的皮肤反应和肝毒性,分别包括 Stevens-Johnson 综合征、表皮中毒性坏死溶解症及以皮疹、全身症状、器官功能紊乱为特征的高敏反应和急性及胆汁淤积性肝炎、肝坏死,应严密观察。奈韦拉平是肝细胞色素 P_{450} 代谢酶的诱导剂,与主要经 CYP3A、CYP2B 代谢的药物合用时应注意调整剂量。

6.制剂规格

片剂,胶囊剂:200mg。

(八)恩夫韦地(恩弗韦特)

1.药理作用

为 HIV 融合抑制药,为 HIV-1 跨膜融合蛋白 GP41 内高度保守序列衍生而来的一种合成肽类物质,可防止病毒融合及进入细胞内。

2.临床应用

用于人类免疫缺陷病毒(HIV)感染。

3.用法用量

皮下给药。90mg,1d 2 次。6 岁以上儿童,2mg/kg(不超过 90mg),1d 2 次。

4.不良反应

注射部位反应,包括疼痛、红斑、硬结、结节、囊肿等。胃肠系统反应,如食欲缺乏、胰腺炎、腹泻、恶心。神经系统症状,如失眠、焦虑、周围神经病变、疲乏。

5.注意事项

本品皮下注射可选择上臂、大腿前面、腹部等处,每次应选择不同的注射部位,不可注入瘢痕组织、痣、淤伤、脐部或已经发生注射反应的部位。肝、肾功能不全者,6 岁以下儿童和妊娠妇女慎用。

6.制剂规格

注射剂:90mg。

(九)沙奎那韦(双喹纳韦)

1.药理作用

蛋白酶抑制剂,在 HIV 感染的细胞中,HIV 蛋白酶特异性地裂解病毒前体蛋白,使感染性病毒颗粒能最终形成。这些病毒前体蛋白存在分解位点,只能被 HIV 和其密切相关病毒的蛋白酶识别。沙奎那韦是一种类肽,结构上模拟这些分解位点。因此,沙奎那韦与 HIV-1 和 HIV-2 蛋白酶的活性部位可以紧密结合,发挥可逆和选择性抑制蛋白酶的活性,从而起到抑制 HIV 病毒的作用。

2.临床应用

与其他抗逆转录病毒药物联合使用治疗成人 HIV-1 感染。

3.用法用量

口服。①治疗 HIV 感染:成人和大于 16 岁儿童,1g,1d 2 次,同时给予利托那韦 100mg,1d 2 次;或 400mg,1d 2 次,同时服用利托那韦 400mg,每日 2 次。②职业暴露后预防 HIV:成人,1g,1d 2 次,同时给予利托那韦 100mg,1d 2 次,以及其他抗逆转录病毒药物。应该尽快开始治疗,疗程 4 周。

4.不良反应

最常见的不良反应为腹泻、腹部不适、恶心。还有皮疹、瘙痒、头痛、周围神经病、四肢麻木等症状。

5.注意事项

与其他蛋白酶抑制剂合用时,沙奎那韦应减量。哺乳期妇女,对本药过敏者,严重肝损害患者禁用。16 岁以下青少年,老年人,肾或肝损害,糖尿病,血友病,乙型肝炎,肝硬化或其他肝脏异常患者慎用。与西地那非、核苷逆转录酶抑制剂、匹莫齐特合用,会导致重度心律失常、神经或其他毒性。与阿司咪唑、特非那定、麦角衍生物、西沙必利、咪达唑仑或三唑仑合用,会导致严重的副作用如心律失常。利福平与沙奎那韦或利托那韦合用,会引发严重肝毒性。与 HMC-CoA 还原酶抑制剂合用,发生肌病的风险增加。

6.制剂规格

胶囊剂:0.2g。

(十)茚地那韦

1.药理作用

茚地那韦是一种人类免疫缺陷病毒(HIV)蛋白酶抑制剂。可与 HIV 蛋白酶的活性部位结合并抑制其活性,从而阻断了病毒聚合蛋白的裂解,导致不成熟的非传染性病毒颗粒形成,起到抑制 HIV 病毒的作用。

2.临床应用

和其他抗逆转录病毒药物联合使用,用于治疗成人及儿童 HIV-1 感染。

3.用法用量

口服,与抗逆转录病毒制剂合用。成人 800mg,每 8h 1 次。3 岁及 3 岁以上儿童:500 mg/m², 每 8h 1 次。儿童剂量不能超过成人剂量每 8h 800mg。

4.不良反应

临床常见不良反应包括:虚弱/疲劳、腹泻、口干、消化不良、恶心、呕吐、淋巴结病、眩晕、头痛、感觉迟钝、失眠和味觉异常等。特殊的不良反应为肾结石。

5.注意事项

成人用茚地那韦治疗必须以 2.4g/d 的推荐剂量开始。服药期间应注意患者肾结石、溶血性贫血、肝炎、高血糖的发生。茚地那韦抑制 CYP3A4 酶,禁止与特非那定、西沙必利、阿司咪唑、三唑仑、咪达唑仑、匹莫齐特或麦角衍生物同时服用。也不能与匹莫齐特、利福平、他汀类药物合用。

6.制剂规格

片剂,胶囊剂:200mg。

(十一)利托那韦

1.药理作用

为 HIV-1、HIV-2 病毒的天冬氨酸蛋白酶抑制剂,阻断该酶产生形态学上成熟 HIV 颗粒所需的聚蛋白,使 HIV 颗粒保持在未成熟状态,从而减慢 HIV 在细胞中的蔓延。对耐齐多夫定与沙喹那韦的 HIV 株仍有效。

2.临床应用

单独或与抗逆转录病毒的核苷类药物合用,治疗晚期或非进行性的艾滋病患者。

3.用法用量

口服,600mg,1d 2 次。

4.不良反应

常见的有恶心、呕吐、腹泻、虚弱、腹痛、厌食、感觉异常等。不良反应发生率在治疗开始 2～4 周最大。

5.注意事项

利托那韦对细胞色素 P_{450} 系同 I 酶 CYP3A 具有强力抑制作用,对 CYP2D6 也有抑制作用。因此在合并治疗中,本品很可能与许多药物发生相互作用,故药物合用应慎重。严重肝病患者禁用。轻、中度肝病患者和腹泻患者慎用。12 岁以下儿童不宜使用。

6.制剂规格

口服液:600mg(7.5mL)。复方片剂:洛匹那韦 200mg＋利托那韦 50mg。

(十二)阿扎那韦

1.药理作用

一种氮杂肽类 HIV 蛋白酶抑制剂,是 HIV-1 蛋白酶的高选择性和高效的抑制剂,选择性抑制 HIV-1 感染细胞中病毒 Gag 和 Gag-Pol 多聚蛋白的特定加工过程,从而阻断成熟病毒的形成。

2.临床应用

与其他抗逆转录病毒药物联合使用,用于治疗 HIV-1 感染。

3.用法用量

口服。初始治疗患者:400mg,1d 1 次。经治患者:300mg,1d 1 次,与利托那韦 100mg,1d 1 次同服。进食时服用。

4.不良反应

(1)常见恶心、呕吐、腹泻、胃痛、皮疹、发热、咳嗽、失眠、抑郁、手脚麻木等。

(2)可出现皮肤及眼发黄、眩晕,可诱发糖尿病和血糖升高,对血液病患者可能会增加出血倾向,可使心电图显示 P-R 间期延长。

（3）严重者可发生代谢性酸中毒,一般多发生于女性或肥胖者。

5.注意事项

主要经肝脏代谢,具有轻中度肝损害的患者慎用,应用时应注意调整剂量。当与一些可使心电图 P-R 间期延长的药物如阿托品合用时,应注意心脏监护。阿扎那韦与 CYP3A 抑制剂利托那韦合用时浓度增高,与 CYP3A 诱导剂艾法韦仑合用,浓度降低。与依非韦伦或替诺福韦合用时,必须同时合用利托那韦。

6.制剂规格

胶囊剂:0.1g,0.15g,0.2g。

（十三）替拉那韦

1.药理作用

能够抑制 HIV 感染细胞中病毒 Gag 及 Gag-Pok 多聚蛋白的病毒特异性过程,从而可以阻止成熟病毒体的形成。

2.临床应用

可与利托那韦联合应用于那些已经接受抗逆转录病毒治疗或者感染多药耐药 HIV 病毒株,且病毒仍在体内进行复制的成年艾滋病患者。

3.用法用量

口服。成人,500mg,1d 2 次。须与利托那韦(200mg)合并应用,以便提高前者血药浓度,取得相应治疗效果。

4.不良反应

最重要的不良反应为剂量依赖性肝毒性反应以及肝药酶水平升高,给药前以及治疗过程中常规进行肝功能检查。替拉那韦和利托那韦有可能引发肝炎及肝功能失代偿,甚至死亡。

5.注意事项

剂量依赖性肝毒性反应,目前一般只是作为部分特殊患者,例如对其他蛋白酶抑制剂耐药的患者、晚期艾滋病患者、已尝试过其他治疗手段的患者以及病毒在体内持续复制的患者等的应急治疗措施。中至重度肝病患者禁用替拉那韦。部分患者在用药后可能出现新发糖尿病、既往糖尿病病情加重以及高血糖症、轻度皮疹等情况。

6.制剂规格

软胶囊:250mg。

（十四）雷特格韦

1.药理作用

可抑制 HIV 整合酶的催化活性,抑制整合酶可防止感染早期 HIV 基因组共价插入或整合到宿主细胞基因组上。整合失败的 HIV 基因组无法引导生成新的感染性病毒颗粒,因此抑制整合可预防病毒感染的传播。雷特格韦对包括 DNA 聚合酶 α、β 和 γ 在内的人体磷酸转移酶无明显抑制作用。

2.临床应用

适用于与其他抗逆转录病毒药物联合使用,用于曾接受过治疗的 HIV-1 感染的成年患者,这些患者有病毒复制的证据,并且对多种抗逆转录病毒药物耐药。

3.用法用量

口服。用于治疗 HIV-1 感染者时,每次 400mg,1d 2 次。

4.不良反应

常见的不良反应有腹痛、呕吐、衰弱、疲乏、关节痛、头晕等。罕见的严重不良事件有超敏反应、贫血、中性粒细胞减少症、心肌梗死、胃炎、肝炎、急慢性肾衰竭和肾小管坏死。

5.注意事项

在治疗初期,可能诱发机会性感染产生炎症反应(如非结核分枝杆菌、巨细胞病毒、卡氏肺孢子虫肺炎、结核或带状-疱疹水痘病毒的再激活)。本品应与其他抗逆转录病毒药物联合使用。本品与利福平合用时,雷特格韦的血浆浓度会降低,需注意。

6.制剂规格

片剂:400mg。

(十五)阿巴卡韦(硫酸阿波卡韦)

1.药理作用

一个新的碳环 2′-脱氧鸟苷核苷类药物,其口服生物利用度高,易渗入中枢神经系统。它是一个前体药物,在体内代谢成为具活性的三磷酸酯,起到抑制人类免疫缺陷病毒(HIV)逆转录酶的作用。

2.临床应用

与其他抗艾滋病药物联合应用,治疗 HIV 感染的成年患者及 3 个月以上儿童患者。

3.用法用量

口服。成人,300mg,1d 2 次。可在进食或不进食时服用。对于不宜服用片剂的患者,尚有口服溶液可供选择。3 个月至 12 岁儿童,一次 8mg/kg,1d 2 次。

4.不良反应

口服液有轻微的胃肠道反应,主要有恶心、呕吐,另可引起不适及疲劳。

5.注意事项

中度以上肝功能减退患者和严重肾功能减退患者应避免服用本品。妊娠期患者不宜用。哺乳期妇女用药期间应停止授乳。疗程中如出现转氨酶迅速升高、进行性肝大或原因不明的代谢性/乳酸性酸中毒时,应停止用药。否则可能引起死亡。患有肝大、肝炎和其他已知有危险因素的肝病患者(特别是肥胖妇女)应慎用核苷类药物。

6.制剂规格

片剂:300mg。口服液:480mg(24mL)。阿巴卡韦双夫定片:阿巴卡韦 300mg+拉米夫定 150mg+齐多夫定 300mg。

(十六)去羟肌苷(惠妥滋,二脱氧肌苷,去羟肌苷)

1.药理作用

为人类免疫缺陷病毒(HIV)复制抑制剂。在体内细胞酶的作用下转化为具有抗病毒活性的代谢物双去氧腺苷三磷酸(ddATP),能抑制 HIV 的复制,其作用机制与齐多夫定相似。

2.临床应用

与其他抗病毒药物联合使用,用于治疗 1 型 HIV 感染。

3.用法用量

口服。体重大于 60kg 者,推荐剂量为 200mg,1d 2 次或 400mg,1d 1 次。体重小于 60kg 者,片剂的推荐剂量为 125mg,1d 2 次或 250mg,1d 1 次。儿童推荐剂量为 120mg/m²,1d 2 次。

4.不良反应

发生率较高的不良反应有腹泻、神经病变、皮疹、瘙痒、腹痛、胰腺炎、头痛、恶心、呕吐。严重毒性是胰腺炎,以及乳酸性酸中毒,脂肪变性重度肝大,视网膜病变和视神经炎,以及外周神经病变。

5.注意事项

合用司坦夫定的患者,发生胰腺炎的可能性较大。有胰腺炎危险因素的患者,尽量避免使用本药。有患肝脏疾病的危险因素,患者应慎用本药。服用本品的患者应定期接受视网膜检查。服用本品治疗的患者可出现外周神经病变,表现为手足麻木刺痛。

6.制剂规格

片剂:25mg,100mg。

(十七)恩曲他滨

1.药理作用

为化学合成类核苷胞嘧啶。其抗 HIV-1 的机制是通过体内多步磷酸化,形成活性三磷酸酯,竞争性地抑制 HIV-1 逆转录酶,同时通过与天然的 5-磷酸胞嘧啶竞争性地渗入到病毒 DNA 合成的过程中,最终导致其 DNA 链合成中断。

2.临床应用

与其他抗病毒药物合用于成人 HIV-1 感染的治疗。患者为未经过逆转录酶抑制剂治疗和经过逆转录酶抑制剂治疗病毒已被抑制者。

3.用法用量

口服。成人,0.2g,1d 1 次。可与食物同服。

4.不良反应

最常见的不良反应有头痛、腹泻、恶心和皮疹,程度从轻到中等严重。偶可见手掌或足底色素沉着。

5.注意事项

恩曲他滨经肾排泄,肾功能损害患者酌情减量。

6.制剂规格

胶囊剂:0.2g。

(十八)地拉韦啶(地拉费定,地拉夫定)

1.药理作用

非核苷类逆转录酶抑制药。

2.临床应用

常与其他抗逆转录病毒药联用于治疗 HIV 感染。

3.用法用量

口服,400mg,1d 1 次。

4.不良反应

常见有恶心、呕吐、腹痛、腹泻、消化不良、头痛、疲乏、皮疹和关节痛。

5.注意事项

治疗期间应监测 HIV-RNA(PCR 法)、β_2^- 微球蛋白、ICD p24 抗原、CD_4/CD_8 细胞计数与百分比,还应定期进行全血细胞计数,肝、肾功能检查和血生化检查。

6.制剂规格

片剂:100mg,200mg。

(十九)替诺福韦(替诺福韦二吡呋酯)

1.药理作用

一种核苷酸类逆转录酶抑制剂,通过直接竞争性地与天然脱氧核糖底物相结合而抑制病毒聚合酶,以及通过插入 DNA 中终止 DNA 链,从而抑制 HIV-1 病毒的活性。

2.临床应用

本品和其他逆转录酶抑制剂合用于 HIV-1 感染、乙型肝炎的治疗。

3.用法用量

口服。成人:300mg,1d 1 次。

4.不良反应

最常见的不良反应为轻至中度的腹泻、腹痛、食欲减退、恶心、呕吐和胃肠胀气、胰腺炎、头痛和药疹等。

5.注意事项

特别注意乳酸性酸中毒/严重肝大伴脂肪变性和肾功能损害(包括急性肾衰竭和范科尼综合征)。

6.制剂规格

片剂:300mg。

(二十)马拉韦罗

1.药理作用

一种具有新型作用机制的抗 HIV 新药,对 R5 型 HIV-1 毒株具有较强的抗病毒活性。

2.临床应用

联合其他抗逆转录病毒药物用于治疗曾接受过治疗的成人 R5 型 HIV-1 感染者。

3.用法用量

口服,150mg,1d 2 次。

4.不良反应

常见为腹泻、恶心和头痛,还有肝毒性、腹痛、腹胀、皮疹、皮肤瘙痒、头晕、嗜睡、失眠、感觉异常、味觉障碍、咳嗽、体重下降、乏力、肌痉挛等。

5.注意事项

主要由细胞色素 P_{450} CYP3A4 代谢。当马拉韦罗与具有 CYP3A4 诱导和（或）抑制作用的药物合用时，应适当调整剂量。根据合用药物的不同，马拉韦罗推荐剂量可为每次 150mg、300mg 或 600mg，1d 2 次。如当与依非韦伦、利福平、苯巴比妥、苯妥英等酶诱导剂合用时，剂量应增至 600mg，1d 2 次。

6.制剂规格

片剂：150mg。

三、其他抗病毒药

（一）利巴韦林

利巴韦林（病毒唑）是人工合成的鸟嘌呤核苷类似物，抗病毒谱广，对甲型和乙型流感病毒、呼吸道合胞病毒、甲型肝炎病毒、丙型肝炎病毒、麻疹病毒、乙型脑炎病毒、腺病毒等多种病毒均有抑制作用。可通过多环节抑制病毒核酸的合成：药物在机体经磷酸转移酶磷酸化后，单磷酸产物可抑制肌苷单磷酸脱氢酶，感染三磷酸鸟苷的合成；三磷酸型产物竞争性抑制病毒RNA 聚合酶，阻碍 mRNA 的转录。本药可采用多种途径给药：口服用于甲肝、麻疹、单纯疱疹病毒感染；气雾吸入可用于儿童严重呼吸道合胞病毒感染性肺炎和支气管炎；静脉滴注可用于大多数病毒性疾病治疗；也可制成滴剂和膏剂局部使用。主要不良反应有腹泻、头痛、乏力、白细胞减少、可逆性贫血等。孕妇禁用。

（二）膦甲酸钠

1.药理作用

为广谱抗病毒药物，作用机制为直接抑制病毒特异的 DNA 多聚酶和逆转录酶。对Ⅰ型、Ⅱ型单纯疱疹病毒和巨细胞病毒等有抑制作用。

2.临床应用

艾滋病（AIDS）患者巨细胞病毒性视网膜炎；免疫功能损害患者耐阿昔洛韦单纯疱疹毒性皮肤黏膜感染。

3.用法用量

静脉滴注。AIDS 患者巨细胞病毒性视网膜炎患者诱导治疗，60mg/kg，每 8h 1 次，连用 2～3 周。维持治疗，90～120mg/(kg·d)。免疫功能损害患者耐阿昔洛韦单纯疱疹病毒性皮肤黏膜感染，40mg/kg，1d 2～3 次，连用 2～3 周或直至治愈。

4.不良反应

最常见为肾功能损害，表现为血清肌酐值升高，肾功能异常、急性肾衰竭、代谢性酸中毒。其他如胃肠道反应、神经系统反应。

5.注意事项

使用本品期间必须密切监测肾功能，根据肾功能情况调整剂量。静脉滴注速度不得大于 1mg/(kg·min)。为减低肾毒性，使用以前及使用期间患者应水化，并可适当使用噻嗪类利尿药。膦甲酸钠不能与其他药物混合静脉滴注，且能与其他肾毒性药物合用。

6.制剂规格

注射液:3.0g(250mL)。

(三)阿德福韦

1.药理作用

一种腺苷单磷酸的无环核苷类似物,在细胞激酶的作用下被磷酸化为活性代谢产物,通过与自然底物脱氧腺苷三磷酸竞争和整合到病毒DNA后,引起DNA链延长终止而直到抑制乙型肝炎病毒的作用。

2.临床应用

用于治疗有乙型肝炎病毒活动复制证据,并伴有血清氨基酸转移酶(ALT或AST)持续升高或肝脏组织学活动性病变的肝功能代偿的成年慢性乙型肝炎患者。

3.用法用量

口服,成人,10mg,1d 1次。

4.不良反应

常见不良反应为虚弱、头痛、腹痛、恶心、(胃肠)气胀、腹泻和消化不良。

5.注意事项

停药会发生肝炎的急性加重,服药期间应监测肾功能。

6.制剂规格

胶囊剂:10mg。

(四)奥司他韦

1.药理作用

前体药物,其活性代谢产物为奥司他韦羧酸盐,是强效的选择性流感病毒神经氨酸酶抑制剂。通过抑制病毒从被感染的细胞中释放,从而减少流感病毒的播散。

2.临床应用

用于成人和1岁以上儿童的甲型和乙型流感治疗以及成人和13岁以上青少年的甲型和乙型流感的预防。

3.用法用量

成人和13岁以上青少年的推荐口服剂量是75mg,1d 2次,连服5d。流感预防时的推荐口服剂量为75mg,1d 1次,至少10d。

4.不良反应

常见有恶心、呕吐、支气管炎、失眠、眩晕。

5.注意事项

患者应在首次出现症状48h以内使用。磷酸奥司他韦不能取代流感疫苗。上市后有过敏反应和严重皮肤反应报道,包括中毒性表皮坏死松解症、Stevens-Johnson综合征和多形性红斑。如果出现过敏样反应或怀疑出现过敏样反应,则应停用本品,并进行适当治疗。

6.制剂规格

胶囊剂:75mg。

（五）扎那米韦

1.药理作用

通过抑制流感病毒的神经氨酸酶,从而改变流感病毒在感染细胞内的聚集和释放,起到抑制流感病毒的作用。

2.临床应用

成年患者和12岁以上的青少年患者,治疗由甲型和乙型流感病毒引起的流感。

3.用法用量

每次10mg,每12h一次。

4.不良反应

不良反应包括头痛、腹泻、恶心、呕吐、眩晕等。

5.注意事项

对哮喘或慢性阻塞性肺疾病患者治疗无效,甚至可能引起支气管痉挛,患者应停药并通知其主治医生。孕妇及哺乳期妇女慎用。

6.制剂规格

片剂:5mg。

（六）恩替卡韦

1.药理作用

为鸟嘌呤核苷类似物,通过与HBV多聚酶的天然底物三磷酸脱氧鸟嘌呤核苷竞争而抑制乙型肝炎病毒。

2.临床应用

适用于病毒复制活跃,血清谷丙转氨酶(ALT)持续升高或肝脏组织学显示有活动性病变的慢性成人乙型肝炎的治疗。

3.用法用量

口服。成人和16岁及以上的青少年:0.5mg,1d 1次。拉米夫定治疗失败患者,1mg,1d 1次。

4.不良反应

最常见的不良反应有头痛、疲劳、眩晕、恶心。

5.注意事项

应空腹服用(餐前或餐后至少2h)。肌酐清除率<50mL/min,包括血透析或持续非卧床性腹膜透析(CAPD)的患者,建议调整恩替卡韦的给药剂量。核苷类药物在单独或与其他抗逆转录病毒药物联合使用时,警惕乳酸性酸中毒和重度的脂肪性肝大。

6.制剂规格

片剂:0.5mg。

（七）金刚烷胺（快克）

1.药理作用

显著抑制病毒的脱壳作用,可能是影响细胞和溶酶体膜,使病毒核酸不能脱壳,还能阻止病毒穿入细胞的作用,干扰病毒的早期复制。

2.临床应用

主要用于亚洲 A-Ⅱ 型流感的预防和早期治疗。还可与抗生素合用,治疗败血症和病毒性肺炎,并有退热作用。

3.用法用量

口服。成人:每日 200mg,通常分 2 次于早饭及午饭后服用,每次 100mg。儿童酌减,1～9 岁小儿每日 3mg/kg,最大用量 1d 不超过 150mg,疗程 3～5d,最多 10d。

4.不良反应

少数患者服后可有嗜睡、眩晕、抑郁、食欲减退等,亦可出现四肢皮肤青斑,踝部水肿。

5.注意事项

应在下午 4:00 前服药,以避免引起失眠。老年患者耐受性低,可出现幻觉、谵妄。脑动脉硬化、精神病、癫痫患者慎用。妊娠和哺乳期妇女慎用或不用。与皮质激素合用要慎重。用量过大可致中枢症状,服药期间避免驾车和操纵机器。

6.制剂规格

片剂,胶囊剂:100mg。

(八)金刚乙胺

1.药理作用

为人工合成抗病毒药,通过阻止病毒进入宿主细胞并抑制病毒的复制,从而抑制病毒繁殖,起到抗病毒的效果。

2.临床应用

适用于预防(成人和儿童)与治疗(成人)A 型流感病毒感染。

3.用法用量

口服。成年人:0.1g,每日 2 次。儿童:10 岁以下儿童,每次 5mg/kg,每日 1 次,日总量不超过 0.15g。10 岁或 10 岁以上儿童,用量同成年人。

4.不良反应

多数的不良事件为消化系统和神经系统反应。

5.注意事项

对任何肾功能不全患者应该监视其不良反应,必要时调整剂量。在出现 A 型流行性感冒的症状和体征时,应尽早服用金刚乙胺,从症状开始连续治疗约 7d。

6.制剂规格

颗粒剂:50mg。

(九)碘苷(疱疹净碘苷,IDU)

1.药理作用

为嘧啶类抗病毒药物。对单纯疱疹病毒、牛痘病毒、水痘病毒及带状疱疹病毒有效。局部应用眼内通透性弱,因而对深层单纯疱疹病毒性角膜炎无效。

2.临床应用

用于疱疹性角膜炎及其他疱疹性眼病。

3.用法用量

滴眼:0.1%溶液,每2h一次;或0.5%眼膏,每天1～3次。

4.不良反应

(1)点眼后可出现短暂的刺激症状,还可出现角膜点状着色、变性与上皮水肿等,停药后可自愈。

(2)长期点眼可致点状角膜炎、泪道闭塞等。

5.注意事项

长期应用可出现角膜混浊或染色小点,不易消失。避光保存。

6.制剂规格

滴眼液:0.1%。眼膏:0.5%。

(十)屈氟尿苷

1.药理作用

本品结构与碘苷相似。对单纯疱疹病毒(HSV-Ⅰ和HSV-Ⅱ)作用最强,对腺病毒、牛痘病毒、巨细胞病毒、带状疱疹病毒亦具一定作用,对阿昔洛韦耐药的疱疹病毒有效。

2.临床应用

适用于单纯疱疹性角膜炎、结膜炎及其他疱疹性眼病。

3.用法用量

1%滴眼液:每2～3h,待病情好转后改为每4h 1次,使用时间不超过3周。

4.不良反应

有局部刺激和烧灼感、眼睑水肿等。

5.注意事项

实验动物中有致畸、致突变作用,只供局部应用。

6.制剂规格

滴眼液:1%。

(十一)酞丁安(增光素)

1.药理作用

对沙眼衣原体"沪-124株"和"豫-2株"有较强的抑制作用。还有抗疱疹病毒的活性,能抑制病毒DNA和早期蛋白质合成,而对正常细胞DNA合成影响甚微,因此是一种选择性较高的低毒药物。

2.临床应用

治疗各型沙眼、病毒性角膜炎、带状疱疹、尖锐湿疣等。

3.用法用量

滴眼3～6次,外搽患部。

4.不良反应

酞丁安的二甲亚砜制剂涂搽皮肤,少数患者有局部刺激症状,如皮肤红斑、丘疹及刺痒感,可以耐受。

5.注意事项

育龄妇女慎用。搽剂勿入口内,眼结膜内。

6.制剂规格

滴眼剂:0.1%。眼膏:0.1%。搽剂:0.25%.0.5%,0.75%。

(十二)羟苄唑(羟苄苯并咪唑)

1.药理作用

选择性抑制被感染细胞的微小 RNA 病毒聚合酶。对流行性出血性结膜炎病毒有明显的抑制作用。

2.临床应用

主要用于治疗急性流行性出血性角结膜炎。适用于急性流行性出血性结膜炎(即红眼病)。亦可用于其他病毒性角膜炎、结膜炎及细菌性结膜炎。

3.用法用量

滴眼液点眼:1~2 滴/次,4~6 次/d。

4.不良反应

局部有轻微刺激感。

5.制剂规格

滴眼液:1%。

(十三)吗啉胍

1.药理作用

吗啉胍能抑制病毒的 DNA 和 RNA 聚合酶,从而抑制病毒繁殖。且对病毒增殖周期各阶段均有抑制作用。

2.临床应用

用于流感病毒及疱疹病毒感染。

3.用法用量

口服。成人:0.2g,每日 3~4 次。小儿:10mg/(kg·d),分 3 次服用。

4.不良反应

可引起出汗、食欲缺乏及低血糖等反应。

5.制剂规格

片剂:0.1g。

第六章　主要作用于自主神经系统的药物

第一节　拟胆碱药和抗胆碱药

一、拟胆碱药

(一)M、N 受体激动药

1.乙酰胆碱

乙酰胆碱(ACh)是胆碱能神经递质,已能人工合成。化学性质不稳定,遇水易分解。其作用十分广泛,因在体内会被胆碱酯酶迅速水解失效,故仅作为药理研究的工具药,但了解 ACh 的药理作用有助于学习胆碱受体激动药和胆碱受体阻断药的药理作用。

药理作用:ACh 可激动 M、N 胆碱受体,激动 M 受体产生的作用称为 M 样作用,激动 N 受体产生的作用称为 N 样作用。

(1)M 样作用:静脉注射小剂量 ACh 即能激动 M 胆碱受体,产生与胆碱能神经节后纤维兴奋相似的效应,其主要表现为心率减慢,传导减慢,心肌收缩力减弱,血管扩张,血压下降,胃肠道、泌尿道、支气管平滑肌兴奋,腺体分泌增加。

(2)N 样作用

①激动 N_1 胆碱受体:全部植物神经节兴奋,交感、副交感节后纤维同时兴奋,同时受这两类神经支配的器官,显现占优势神经支配的效应。例如,在胃肠道、膀胱平滑肌和腺体以副交感神经支配占优势,而在心肌、小血管则以交感神经支配占优势。此外,肾上腺髓质受交感神经节前纤维支配,激动嗜铬细胞的 N_1 受体,引起肾上腺素释放。

②激动 N_2 胆碱受体:激动 N_2 受体骨骼肌收缩。

(3)其他:尽管中枢神经系统有胆碱受体存在,由于 ACh 不易透过血脑屏障,故外周给药很少产生中枢作用。

2.卡巴胆碱

卡巴胆碱,又名氨甲酰胆碱,化学性质稳定,不易被胆碱酯酶水解,作用时间长。其对 M、N 受体的选择性与 ACh 相似,作用广泛,对膀胱胃肠道作用明显。阿托品对其拮抗作用弱。仅限皮下注射,禁止静脉注射。临床用于术后腹气胀和尿潴留,局部滴眼治疗原发性开角型青光眼和其他慢性青光眼。禁用于闭角型青光眼、机械性肠梗阻、尿路梗阻、消化性溃疡、支气管哮喘等。

3.贝胆碱

贝胆碱化学性质稳定,不易被胆碱酯酶水解,口服、注射都有效。激动 M、N 受体,对 M 受体具有相对选择性。兴奋胃肠道和泌尿道平滑肌,对心血管作用弱。临床可用于术后腹部气胀、胃张力缺乏症、胃潴留,通常口服给药;尿潴留可皮下注射给药。其疗效较卡巴胆碱好。

4.醋甲胆碱

醋甲胆碱的甲基增强了对胆碱酯酶水解的抵抗力,故其水解速度较 ACh 慢,作用时间较 ACh 长。对 M 受体具有相对选择性;对心血管系统的选择性较强;对胃肠道及膀胱平滑肌的作用较弱。临床主要用于口腔黏膜干燥症。禁用于支气管哮喘、冠状动脉缺血和溃疡病患者。

(二)M 受体激动药

毛果芸香碱:是从毛果芸香属植物中提取的生物碱,为叔胺类化合物。其水溶液性质稳定,易于保存,也能人工合成。

1.药理作用

毛果芸香碱能选择性地激动 M 受体,对眼睛和腺体作用最明显。

(1)眼:滴眼后能引起缩瞳、降低眼内压、调节痉挛等作用。

缩瞳:虹膜内有两种平滑肌,一种是虹膜括约肌,受动眼神经的副交感节后纤维(胆碱能神经)支配,兴奋时虹膜括约肌收缩,瞳孔缩小。另一种是虹膜辐射肌,受去甲肾上腺素能神经支配,兴奋时虹膜辐射肌向外周收缩,瞳孔扩大。毛果芸香碱激动虹膜括约肌的 M 受体,瞳孔缩小。

降低眼内压:房水使眼球有一定的压力。房水由睫状体脉络丛生成,经瞳孔流入前房,在前房角间隙,经小梁网(滤帘)流入巩膜静脉窦,最后流入血液。毛果芸香碱通过缩瞳使虹膜面积变大,厚度变薄,从而使处于虹膜周围的前房角间隙扩大,房水易于经滤帘进入巩膜静脉窦,使眼内压下降。

调节痉挛:晶状体囊富有弹性,焦距随之变凸或扁平改变。晶状体焦距变小(屈光度增加),适合看近物的过程,称为眼的调节作用。晶状体焦距的改变由睫状肌通过悬韧带控制。睫状肌由环状和辐射状两种平滑肌纤维组成,以动眼神经支配的环状肌纤维为主。动眼神经兴奋时或毛果芸香碱激动环状肌上的 M 受体后,环状肌向瞳孔中心方向收缩,导致悬韧带放松,晶状体因自身弹性变凸,焦距变小,此时近物能成像于视网膜,而远物不能成像于视网膜(成像于视网膜前),故视近物清楚而视远物模糊,毛果芸香碱的这种作用称为调节痉挛。

(2)腺体:激动腺体上的 M 受体,使汗腺、唾液腺、泪腺、胃腺、小肠腺体、呼吸道黏膜分泌增加。汗腺、唾液分泌增加最明显。

给药后也可产生与胆碱能神经节后纤维兴奋相似的效应及中枢兴奋。

2.临床应用

(1)青光眼:眼内压增高是青光眼的主要特征,可引起眼胀、头痛、视神经乳头萎缩、视力减退、视野缺损,严重者可导致失明。按病理类型不同,青光眼分为闭角型青光眼和开角型青光眼。闭角型青光眼因前房角狭窄,妨碍了房水回流使眼内压升高。毛果芸香碱对此型疗效好。开角型青光眼无前房角狭窄,发病是由于小梁网和巩膜静脉窦发生变性或硬化,毛果芸香碱对此型疗效差。低浓度的毛果芸香碱(2%以下)可降低眼压,高浓度的会加重症状。毛果芸香碱易透过角膜进入眼房,用药后 10min 起效,30min 达高峰,降眼压作用可维持 4～8h,调节痉挛作用 2h 左右消失。

(2)虹膜睫状体炎:与扩瞳药交替使用,防止虹膜长时间停留在同一位置而和角膜、晶状体黏膜及瞳孔闭锁。

(3)其他:口腔黏膜干燥症、抗胆碱药阿托品中毒解救。

3.不良反应

视物发暗、模糊。毛果芸香碱过量会出现 M 胆碱受体过度兴奋的症状,可用阿托品对症处理。滴眼时压迫内眦,避免药物流入鼻腔因吸收而引起不良反应。

二、抗胆碱药

(一)M 胆碱受体阻断药

1.阿托品类生物碱

(1)阿托品:阿托品为颠茄、莨菪或曼陀罗等植物中提取的生物碱,现也可人工合成。

①体内过程:口服极易吸收,1h 血药浓度达高峰,作用持续 3～4h;注射给药起效更快,$t_{1/2}$ 为 2～4h,眼科局部使用,作用可长达数日。吸收后分布广泛,可透过血脑屏障及胎盘屏障。80％以上经肾排泄,少量可随乳汁和粪便排出。

②药理作用:阿托品为非选择性 M 受体阻断药,作用广泛。

a.松弛内脏平滑肌:阿托品通过阻断内脏平滑肌上的 M 受体,松弛多种内脏平滑肌,对处于痉挛状态的平滑肌作用更明显。其中对胃肠平滑肌松弛作用最强,对尿道和膀胱平滑肌次之,对胆管、输尿管和支气管平滑肌松弛作用较弱,对子宫平滑肌影响很小。

b.对腺体的作用:阿托品对汗腺和唾液腺作用最强,小剂量就能使其分泌减少;对呼吸道腺体作用较强;大剂量也能抑制胃液分泌,但对胃酸分泌影响较小,因胃酸分泌受多种因素影响。

c.对眼的作用:阿托品对眼的作用与毛果芸香碱作用相反,局部给药或全身给药均可出现,且维持时间较长。

扩瞳:阿托品能阻断瞳孔括约肌上的 M 受体,引起瞳孔括约肌松弛,使去甲肾上腺素能神经支配的瞳孔开大肌功能占优势,导致瞳孔扩大。

升高眼内压:由于瞳孔扩大,使虹膜退向四周外缘,因而前房角间隙变窄,妨碍房水回流入巩膜静脉窦,造成眼内压升高。

调节麻痹:阿托品能阻断睫状肌上的 M 受体,睫状肌松弛而退向边缘,使悬韧带拉紧,晶状体变为扁平,屈光度降低,导致视远物清楚,视近物模糊不清,这一作用称为调节麻痹。

d.对心血管作用

加快心率:较大剂量的阿托品能阻断窦房结的 M_2 受体,解除迷走神经对心脏的抑制,使心率加快。对迷走神经张力高的青壮年,其心率加快作用明显,对婴幼儿及老年人影响较小。

加速房室传导:阿托品可拮抗迷走神经过度兴奋所致的房室传导阻滞和心动过缓,使房室传导加快。

扩张血管：大剂量阿托品可引起血管扩张，解除小血管痉挛，增加组织的血液灌注量，改善微循环。扩张血管作用与阻断 M 受体无关，可能是机体对阿托品引起的体温升高后的代偿性散热反应，也可能是阿托品直接舒张血管的作用。

e.兴奋中枢：治疗量（0.5mg）的阿托品对中枢作用不明显；较大剂量（1～2mg）能兴奋延髓呼吸中枢；更大剂量（3～5mg）则可兴奋大脑皮质，出现烦躁不安、多言、谵妄等反应；中毒量（10mg 以上）可产生幻觉、定向障碍、运动失调和惊厥，严重时由兴奋转入抑制。

③临床应用

a.内脏绞痛和遗尿症：阿托品可用于多种内脏绞痛。其中对胃肠绞痛及膀胱刺激症状疗效较好，对胆绞痛和肾绞痛单用阿托品疗效较差，应配伍镇痛药，以增强疗效。利用阿托品松弛膀胱逼尿肌的作用，可用于治疗遗尿症。

b.麻醉前用药：利用其抑制腺体分泌作用，可用于麻醉前给药，以减少手术期间呼吸道腺体及唾液腺分泌，防止呼吸道阻塞及吸入性肺炎的发生。也可用于严重盗汗及流涎症。

c.眼科应用。虹膜睫状体炎：阿托品能松弛瞳孔括约肌和睫状肌，使之活动减少，利于休息，有助于炎症消退；同时还可预防虹膜与晶状体粘连，常与缩瞳药交替使用。

验光配镜：眼内滴入阿托品能使睫状肌松弛，晶状体充分固定，可准确测定晶状体的屈光度。但阿托品作用时间较长，其调节麻痹作用可维持 2～3d，故现极少用。只有儿童验光时仍用之，因儿童的睫状肌调节功能较强，需用阿托品发挥其强的调节麻痹作用。

d.缓慢型心律失常：用于治疗迷走神经过度兴奋所致的窦房传导阻滞、房室传导阻滞等缓慢型心律失常。

e.抗休克：可用大剂量治疗感染中毒性休克，能解除血管痉挛，改善微循环，但对休克伴有高热或心率过快者，不宜使用。

f.解救有机磷酸酯类中毒：注射大剂量阿托品是解救有机磷酸酯类中毒的重要措施，因有机磷酸酯类中毒的患者对阿托品有超常的耐受力，故阿托品要足量和反复持续应用，使之出现"阿托品化"，如瞳孔扩大、颜面潮红、腺体分泌减少、轻度躁动不安等症状，此后适当减量维持。但当中毒者逐渐恢复，其体内的胆碱酯酶活力也逐渐恢复时，必须及时调整阿托品的用药剂量，避免发生阿托品中毒。

④不良反应及注意事项：本药作用广泛，副作用多。治疗剂量时，常出现口干、视近物模糊、畏光、心悸、皮肤干燥潮红、排尿困难和体温升高等。过量中毒时，除上述症状加重外，还可出现中枢兴奋症状，表现为烦躁不安、失眠、谵妄，甚至惊厥，重者由兴奋转为抑制，出现昏迷及呼吸麻痹等。中毒的解救主要是对症处理，用镇静药或抗惊厥药对抗其中枢兴奋症状；用胆碱受体激动药毛果芸香碱或毒扁豆碱、新斯的明对抗其外周作用。毒扁豆碱能透过血脑屏障对抗其中枢症状，故效果比新斯的明好。呼吸抑制可同时采用人工呼吸和吸氧。

老年人及心动过速者慎用；青光眼和前列腺增生者禁用，后者可能加重排尿困难。

(2)山莨菪碱：山莨菪碱是我国科研人员从唐古特莨菪中提取的生物碱(654)，现已可人工合成(654-2)。具有与阿托品相似的药理作用，其抑制唾液分泌和扩瞳作用比阿托品弱。不易透过血脑屏障，中枢作用很小。对平滑肌和心血管的作用与阿托品相似而稍弱，但对血管痉挛的解痉作用选择性较高。主要用于感染中毒性休克，也可用于内脏平滑肌绞痛。不良反应和禁忌证与阿托品相似,但毒性较低。

(3)东莨菪碱:东莨菪碱的外周作用与阿托品相似,仅在作用强度上略有差异。其中抑制腺体分泌作用比阿托品强,扩瞳及调节麻痹作用较阿托品稍弱,对心血管作用较弱。对中枢神经系统的作用明显,在小剂量下就有明显的镇静作用,表现为困倦、遗忘、疲乏、少梦等。此外偶可引起欣快感。

主要用于麻醉前给药,因其不但能抑制腺体分泌,而且具有中枢抑制作用,故优于阿托品。还可用于晕动病,可能与其抑制前庭神经内耳功能或大脑皮质功能有关,可与苯海拉明合用以增强疗效。本药预防用药效果较好,如已出现晕动病的症状,再用药则疗效差。也可用于妊娠呕吐及放射病呕吐。还有中枢抗胆碱作用,用于帕金森病有一定疗效,可缓解流涎、震颤及肌肉强直等症状。本药不良反应与禁忌证同阿托品。

2.阿托品的合成代用品

阿托品用于眼科其作用维持时间过长,用于内科其不良反应太多,为了克服这些缺点,人们对其进行了结构改造,合成一些代用品,包括扩瞳药、解痉药和选择性 M 受体阻断药。

(1)合成扩瞳药:目前临床上主要用于扩瞳的药物有后马托品和托吡卡胺,它们与阿托品比较,扩瞳作用维持时间明显缩短,故适合于一般的眼科检查。在 M 受体阻断药中,扩瞳及调节麻痹持续时间从长到短分别是阿托品、东莨菪碱、后马托品、托吡卡胺。

(2)合成解痉药

①季铵类解痉药

丙胺太林:丙胺太林(普鲁本辛)是临床上常用的合成解痉药。含季铵结构,极性大,故口服吸收差,且食物可妨碍吸收,宜于饭前 1h 左右服用。对胃肠道的 M 受体选择性较高,较小剂量下即可明显抑制胃肠平滑肌,并可减少胃液分泌。临床用于胃及十二指肠溃疡、胃肠痉挛及妊娠呕吐。不良反应类似于阿托品,中毒量可因神经肌肉接头阻滞而引起呼吸麻痹。

②叔胺类解痉药

贝那替秦:贝那替秦(胃复康)含叔胺基团,口服易吸收,能缓解平滑肌痉挛,抑制胃液分泌,此处还有安定作用。因此适合于兼有焦虑症的溃疡患者。

此类药物还有双环维林、羟苄利明等。

(3)选择性 M_1 受体阻断药:阿托品及其合成或半合成的类似物,大多数对 M 受体亚型无明显选择性,所以不良反应较多。

哌仑西平:哌仑西平是选择性 M_1 受体阻断药,可抑制胃液及胃蛋白酶分泌,临床上用于治疗消化性溃疡,且治疗时较少出现口干和视力模糊等反应,并且无阿托品样的中枢兴奋作用。

(二)N 胆碱受体阻断药

1.神经节阻断剂

神经节阻断药选择性地阻断神经节 N_1 受体,妨碍节前纤维末梢释放的 ACh 与 N_1 结合,阻断神经冲动在节前纤维与节后纤维之间传递,使节后纤维张力降低。对交感和副交感神经节都有阻断作用,对效应器的综合效应视两类神经对该器官的支配以何者占优势而定。例如交感神经对血管支配占优势,用药后则使血管,特别是小动脉扩张,总外周阻力下降,加上静脉扩张,回心血量减少及心输出量降低,结果使血压明显下降,尤其以坐位或立位血压下降显著。又如在胃肠、膀胱、眼等平滑肌和腺体则以副交感神经支配占优势,因此,用药后出现便秘、尿潴留、扩瞳、口干等效应。

神经节阻断药曾用于抗高血压,由于其作用过于广泛,副作用多,易致体位性低血压,易耐受,现仅偶用于高血压危象,降压作用迅速、强大、可靠,也可用于麻醉时控制性降压以减少手术区出血。

(1)美加明:美加明为仲胺类化合物,口服易吸收,作用迅速,排泄较慢,降压作用强而持久,维持 4~12h。易通过血脑屏障,剂量过大可产生明显的中枢作用。临床用于高血压危象、酒精成瘾时的戒断治疗。不良反应有口干、便秘、尿潴留、体位性低血压、恶心、性功能障碍、视物模糊(复视)、眩晕、肌肉震颤、运动失调等。青光眼、冠脉硬化、肾功能减退者忌用。

(2)樟磺咪芬:樟磺咪芬又名阿方那特,是速效、短效神经节阻断药,主要采用静脉注射给药。临床用于高血压危象、外科手术时控制性降压。不良反应与美加明相似。

2.骨骼肌松弛药

骨骼肌松弛药简称肌松药,阻断神经肌肉接头处运动终板上的 N_2 受体,妨碍运动神经释放的乙酰胆碱与 N_2 受体结合,干扰神经肌肉间兴奋的正常传递而使骨骼肌松弛。临床作为麻醉辅助药,与麻醉药合用以满足手术时的肌肉松弛的要求。按作用机制分为除极化型和非除极化型两大类。

(1)除极化型肌松药:除极化型肌松药也称为非竞争性肌松药,其分子结构与 ACh 相似,与运动终板上的 N_2 受体结合,引起 Na^+ 通道开放,肌细胞产生与被 ACh 激动 N_2 受体后相似但较持久的去极化作用,引起短暂的肌肉颤动。但除极化型肌松药不像 ACh 那样极其迅速地被 AChE 水解,而是持久地与受体结合,使受体不能传递更多的神经冲动,此为 I 相阻滞。随着时间进展,由于 Na^+ 通道关闭,持续地除极化转变为稳定地复极化,从而产生极化反转,使终板不能对 ACh 起反应(处于不应状态),不再对其后到达的动作电位发生反应,神经肌肉传递阻滞,表现为骨骼肌松弛,此为 II 相阻滞,此时神经肌肉的阻滞方式已由除极化转变为非除极化。

此类药物的作用特点如下:a.最初可出现短暂而不协调的肌束颤动,与药物对不同部位骨骼肌除极化的时间先后不同有关。b.连续应用可产生快速耐受。c.目前临床应用的只有琥珀胆碱。d.胆碱酯酶抑制药抑制其代谢,故不仅不能拮抗反而会加强其肌松作用,因此过量不能用新斯的明解救。e.治疗量无神经节阻断作用。

琥珀胆碱:琥珀胆碱又称为司可林,由琥珀酸和两分子胆碱组成。

①体内过程:口服不易吸收,注射给药。进入血液后迅速被血液和肝脏中的假性胆碱酯酶水解,1min 内血液中 90%已被水解。水解过程分两步进行,首先分解成琥珀酰单胆碱,肌松作用大为减弱,仅为琥珀胆碱的1/50,然后又缓慢分解成琥珀酸和胆碱,肌松作用消失。有10%以原形经肾随尿排出。血浆半衰期 2~4min。新斯的明抑制假性胆碱酯酶,故能加强和延长琥珀胆碱的作用。

②药理作用:琥珀胆碱,松弛骨骼肌,作用快而短暂,易于控制。一次静脉注射 10~30mg后,20s 即见短暂的肌束颤动,以胸腹部为明显。1min 后即转为松弛,2min 作用达高峰,5min

作用消失。肌松作用从颈部肌肉开始,逐渐波及肩胛、四肢、腹部。以颈部和四肢肌肉松弛最明显,面、舌、咽喉和咀嚼肌次之,对呼吸肌作用最弱,肺通气量仅降低25%。

③临床应用:由于对喉肌作用较强、快而短暂,静脉注射给药适用于气管内插管、气管镜、食管镜等短时操作。也可辅助麻醉,在较浅麻醉下获得满意的肌肉松弛以便于手术时减少全麻药的用量,保证手术安全。为达到长时间的肌松作用可用5%葡萄糖溶液配制后静脉滴注给药。本药可引起强烈的窒息感,故清醒患者禁用,可先用硫喷妥钠静脉麻醉后再给琥珀胆碱。

④不良反应:过量致呼吸肌麻痹,患者窒息,必须备有人工呼吸机。肌束颤动引起肌肉酸痛,约25%～50%的患者手术后出现肩胛、胸腹部肌肉酸痛,术后越早活动越严重,一般3～5d后自愈,预先应用非除极化型肌松药或安定可减轻或消除肌肉酸痛。因眼外骨骼肌收缩能升高眼内压,故青光眼和白内障晶状体摘除术患者禁用。琥珀胆碱使骨骼肌细胞持久去极化,大量的K^+从骨骼肌细胞内释放到细胞外,使血钾升高,如果患者同时存在大面积软组织挫伤、肾功能损伤、偏瘫等血钾升高的情况,血钾可升高20%～30%,应禁用本药,以免引起高钾性心搏骤停。遗传性假性胆碱酯酶缺陷患者和有机磷酸酯类中毒者对琥珀胆碱高度敏感,易中毒。琥珀胆碱尚可引起恶性高热的特异质反应。一旦发生除紧急对症处理外,静脉注射特效药丹曲林可有效降低死亡率。胆碱酯酶抑制药、酯类局麻药、氨基糖苷类药物可增强琥珀胆碱的肌松作用,与琥珀胆碱合用时易致呼吸麻痹。

(2)非除极化型肌松药:非除极化型肌松药也称为竞争性肌松药,与运动终板上的N_2受体结合,但无内在活性,不激动受体,妨碍ACh和N_2受体结合,因而使骨骼肌松弛。此类药物在产生肌松之前无肌束颤动。胆碱酯酶抑制药可拮抗其肌松作用,故过量可用新斯的明解救。

本类药物多为天然生物碱及其类似物,化学上属于苄基异喹啉类和类固醇胺类。前者有阿曲库铵、米库氯铵、筒箭毒碱;后者有罗库溴铵、泮库溴铵、维库溴铵。其中筒箭毒碱为经典药物。

①筒箭毒碱:南美印第安人将防己科和马钱子科植物制成的浸膏箭毒涂于箭头,使中箭动物四肢麻痹而就擒。筒箭毒碱是从箭毒中提取出的生物碱,右旋体有活性,左旋体效价低。

a.体内过程:口服难吸收,静脉注射给药。大部分以原形排泄消除(以肾排泄为主,少部分胆汁排泄),仅少部分在体内代谢。肾功能不全者药物作用时间延长。

b.作用及应用:静脉注射后3～4min即产生肌松作用,头面部小肌肉首先松弛,而后波及四肢、颈部、躯干肌肉,继之肋间肌松弛出现腹式呼吸。如剂量加大,最终可致膈肌麻痹,患者因呼吸停止而死亡,如及时进行人工呼吸,并同时用新斯的明解救可挽救生命。肌肉松弛恢复时,其次序与肌松时相反,膈肌最快恢复。临床上用于麻醉辅助药,如气管插管和胸腹手术等。肌松作用减少了麻醉药的用量,大大提高了麻醉的安全性。由于筒箭毒碱不良反应多且来源有限,故目前临床已少用。

本药还具有神经节阻断和释放组胺作用,可引起心率减慢、血压下降、支气管痉挛和唾液分泌增加等。大剂量引起呼吸肌麻痹时,可进行人工呼吸,并用新斯的明对抗。禁忌证为重症肌无力、支气管哮喘和严重休克。

②维库溴铵

a.体内过程：维库溴铵口服难吸收，仅供静脉注射或滴注，不可肌内注射。主要分布于细胞外液，分布半衰期约为 2min，不通过胎盘。肝脏代谢产物 3-羟基衍生物保留原形药 50％活性。药物原形及代谢产物主要由胆汁排泄，少部分经肾排泄。肾功能不良时可由肝脏消除来代偿。消除半衰期为 30～80min。

b.作用和应用：阻断 N_2 胆碱受体，松弛骨骼肌，不引起肌束颤动。静脉注射后 1min 起效，3～5min 达高峰，维持 30～90min。肌松效能较筒箭毒碱强 3 倍。临床主要用作全麻辅助用药，用于全麻时气管插管及手术中的肌肉松弛。成人用量气管插管 0.08～0.12mg/kg，3min 后可达插管状态，肌肉松弛维持在神经安定阵痛术时为 0.05mg/kg，吸入麻醉为 0.03mg/kg。

c.不良反应：过敏反应，同类药之间可发生交叉过敏。可导致组胺释放与类组胺反应。剂量过大时呼吸麻痹。

第二节　肾上腺素受体激动药

一、α受体激动药

(一)去甲肾上腺素

去甲肾上腺素(NE)是去甲肾上腺素能神经末梢释放的主要递质，肾上腺髓质亦少量分泌。药用的 NA 是人工合成品，化学性质不稳定，见光、遇热易分解，在中性尤其在碱性溶液中迅速氧化变色而失效，在酸性溶液中较稳定，常用其重酒石酸盐。

1.体内过程

口服因局部作用使胃黏膜血管收缩而影响其吸收，在肠内易被碱性肠液破坏；皮下注射时，因血管剧烈收缩吸收很少，且易发生局部组织坏死，故一般采用静脉滴注给药。外源性去甲肾上腺素不易透过血脑屏障，很少到达脑组织。内源性和外源性去甲肾上腺素大部分被神经末梢摄取后，进入囊泡贮存(摄取-1)；被非神经细胞摄取者，大多被 COMT 和 MAO 代谢而失活(摄取-2)。代谢产物为活性很低的间甲去甲肾上腺素，其中一部分再经 MAO 的作用，脱胺形成 3-甲氧-4-羟扁桃酸(VMA)，后者可与硫酸或葡糖醛酸结合，经肾脏排泄。由于去甲肾上腺素进入机体迅速被摄取和代谢，故作用短暂。

2.药理作用

激动 α 受体作用强大，对 α_1 和 α_2 受体无选择性。对心脏 β_1 受体作用较弱，对 β_2 受体几乎无作用。

(1)血管：激动血管 α_1 受体，使血管收缩，主要使小动脉和小静脉收缩。皮肤黏膜血管收缩最明显，其次是肾脏血管。此外脑、肝、肠系膜甚至骨骼肌血管也呈收缩反应。动脉收缩使血流量减少，静脉的显著收缩使总外周阻力增加。冠状血管舒张，主要是由于心脏兴奋、心肌的代谢产物(如腺苷等)增加所致，同时因血压升高，提高冠状血管的灌注压，故冠脉流量增加。

激动血管壁的去甲肾上腺素能神经末梢突触前膜 α_2 受体,抑制去甲肾上腺素释放。

(2)心脏:较弱激动心脏的 β_1 受体,使心肌收缩性加强,心率加快,传导加速,心输出量增加。在整体情况下,心率由于血压升高而反射性减慢;另外,由于药物的强烈血管收缩作用,总外周阻力增高,增加了心脏的射血阻力,使心输出量不变或下降。剂量过大时,心脏自动节律性增加,可能引起心律失常,但较肾上腺素少见。

(3)血压:小剂量静脉滴注,血管收缩作用尚不十分剧烈时,由于心脏兴奋使收缩压升高,而舒张压升高不明显,故脉压加大。较大剂量时,因血管强烈收缩使外周阻力明显增高,故收缩压升高的同时舒张压也明显升高,脉压减小。

(4)其他:对机体代谢的影响较弱,仅在大剂量时才出现血糖升高。对中枢神经系统的作用较弱。对于孕妇,可增加子宫收缩的频率。

3.临床应用

去甲肾上腺素仅限于早期神经源性休克及嗜铬细胞瘤切除后或药物中毒时的低血压。本药稀释后口服,可使食管和胃黏膜血管收缩产生局部止血作用。

4.不良反应

(1)局部组织缺血坏死:静脉滴注时间过长、浓度过高或药液漏出血管,可引起局部缺血坏死,如发现外漏或注射部位皮肤苍白,应停止注射或更换注射部位,进行热敷,并用 α 受体阻断药酚妥拉明做局部浸润注射,以扩张血管。

(2)急性肾衰竭:滴注时间过长或剂量过大,可使肾脏血管剧烈收缩,产生少尿、无尿和肾实质损伤,故用药期间尿量应保持在每小时 25mL 以上。

(3)伴有高血压、动脉硬化症、器质性心脏病、少尿、无尿、严重微循环障碍的患者及孕妇禁用。

(二)间羟胺

间羟胺为 α_1、α_2 肾上腺素受体激动药,既有直接对肾上腺素受体的激动作用,也有通过释放 NA 而发挥的间接作用。主要作用是收缩血管、升高血压,升压作用比 NA 弱、缓慢而持久。间羟胺可静滴也可肌内注射,临床作为去甲肾上腺素的代用品,用于各种休克早期及手术后或脊髓麻醉后的休克。也可用于阵发性房性心动过速,特别是伴有低血压的患者,反射性减慢心率,并对窦房结可能具有直接抑制作用,使心率恢复正常。

(三)去氧肾上腺素和甲氧明

去氧肾上腺素(苯肾上腺素)和甲氧明(甲氧胺)都是人工合成品。作用机制与间羟胺相似,不易被 MAO 代谢,可直接和间接地激动 α_1 受体,又称 α_1 受体激动药。作用与去甲肾上腺素相似但较弱,一般剂量时对 β 受体的作用不明显,高浓度的甲氧明具有阻断 β 受体的作用。在升高血压的同时,肾血流的减少比去甲肾上腺素更为明显。作用维持时间较久,除静脉滴注外也可肌内注射。用于抗休克及防治脊髓麻醉或全身麻醉的低血压。甲氧明与去氧肾上腺素均能通过收缩血管、升高血压,使迷走神经反射性兴奋而减慢心率,临床可用于阵发性室上性心动过速。去氧肾上腺素还能兴奋瞳孔扩大肌,使瞳孔扩大,作用较阿托品弱,持续时间较短,一般不引起眼内压升高(老年人虹膜角膜角狭窄者可能引起眼内压升高)和调节麻痹,在眼底检查时作为快速短效的扩瞳药。

(四)羟甲唑啉和阿可乐定

羟甲唑啉(氧甲唑啉)和可乐定的衍生物阿可乐定是外周突触后膜 α_2 受体激动药。羟甲唑啉收缩血管,滴鼻用于治疗鼻黏膜充血和鼻炎,常用浓度为 0.05%,作用在几分钟内发生,可持续数小时。偶见局部刺激症状,小儿用后可致中枢神经系统症状,2 岁以下儿童禁用。阿可乐定主要利用其降低眼压的作用,用于青光眼的短期辅助治疗,特别在激光疗法之后,预防眼压回升。

中枢 α_2 受体激动药包括可乐定及甲基多巴。

(五)间羟胺

间羟胺又名阿拉明,为人工合成品。主要作用于 α 受体,对 β_1 受体作用较弱。除直接激动肾上腺素受体外,还可促进去甲肾上腺素能神经末梢释放去甲肾上腺素而发挥作用。

与去甲肾上腺素比较,具有以下特点:①收缩血管、升高血压作用较弱而持久;②对肾血管的收缩作用较弱,较少引起急性肾衰竭;③兴奋心脏作用较弱,可使休克患者的心输出量增加;④对心率的影响不明显,也可因血压升高反射性地减慢心率,较少引起心悸和心律失常;⑤化学性质稳定,既可静脉给药,也可肌内注射。

本药是去甲肾上腺素的良好代用品,用于治疗各种休克或其他低血压症状。

(六)去氧肾上腺素和甲氧明

去氧肾上腺素(苯肾上腺素,新福林)和甲氧明均为人工合成品。主要激动 α_1 受体,作用较去甲肾上腺素弱而持久,其特点是:①收缩血管,升高血压,用于防治麻醉或药物所致的低血压;②减慢心率,由于血压升高,反射性兴奋迷走神经所致,用于治疗阵发性室上性心动过速;③去氧肾上腺素还可激动瞳孔开大肌上的 α_1 受体,使瞳孔扩大,用其 1%~2.5% 溶液滴眼,可作为快速短效的扩瞳药用于眼底检查。与阿托品比较,其扩瞳作用弱而短暂,起效快,一般不引起眼内压升高和调节麻痹。

二、β 受体激动药

(一)异丙肾上腺素

异丙肾上腺素是人工合成品,药用其盐酸盐,化学结构是去甲肾上腺素氨基上的氢原子被异丙基所取代,是经典的 β_1、β_2 受体激动剂。

1.体内过程

口服易在肠黏膜与硫酸基结合而失效;气雾剂吸入给药,吸收较快;舌下含药因能舒张局部血管,少量可从黏膜下的舌下静脉丛迅速吸收。吸收后主要在肝及其他组织中被 COMT 所代谢。异丙肾上腺素较少被 MAO 代谢,也较少被去甲肾上腺素能神经所摄取,因此其作用维持时间较肾上腺素略长。

2.药理作用

主要激动 β 受体,对 β_1 和 β_2 受体选择性很低。对 α 受体几乎无作用。

(1)心脏:对心脏 β_1 受体具有强大的激动作用,表现为正性肌力和正性频率作用,缩短收缩期和舒张期。与肾上腺素相比,异丙肾上腺素加快心率、加速传导的作用较强,心肌耗氧量明显增加,对窦房结有显著兴奋作用,也能引起心律失常,但较少产生心室颤动。

(2)血管和血压:对血管有舒张作用,主要是激动 β_2 受体使骨骼肌血管舒张,对肾血管和肠系膜血管舒张作用较弱,对冠状血管也有舒张作用,还有增加组织血流量的作用。由于心脏兴奋和外周血管舒张,使收缩压升高而舒张压略下降,此时冠脉流量增加;但如静脉注射给药,则可引起舒张压明显下降,降低了冠状血管的灌注压,冠脉有效血流量不增加。

(3)支气管平滑肌:可激动 β_2 受体,舒张支气管平滑肌,作用比肾上腺素略强,并具有抑制组胺等过敏性物质释放的作用。但对支气管黏膜的血管无收缩作用,故消除黏膜水肿的作用不如肾上腺素。久用可产生耐受性。

(4)其他:能增加肝糖原、肌糖原分解,增加组织耗氧量。其升高血中游离脂肪酸作用与肾上腺素相似,而升高血糖作用较弱。

3.临床应用

(1)心搏骤停:异丙肾上腺素对停搏的心脏具有起搏作用,使心脏恢复跳动。适用于心室自身节律缓慢,高度房室传导阻滞或窦房结功能衰竭而并发的心脏骤停,常与去甲肾上腺素或间羟胺合用做心室内注射。

(2)房室传导阻滞:舌下含药或静脉滴注给药,治疗Ⅱ度、Ⅲ度房室传导阻滞。

(3)支气管哮喘:用于控制支气管哮喘急性发作,舌下或喷雾给药,疗效快而强。

(4)休克:适用于中心静脉压高、心输出量低的感染性休克,但要注意补液及心脏毒性。目前临床已少用。

4.不良反应

常见的不良反应是心悸、头晕。用药过程中应注意控制心率。支气管哮喘患者已具缺氧状态,加之气雾剂剂量不易掌握,如剂量过大,可致心肌耗氧量增加,引起心律失常,甚至产生危险的心动过速及心室颤动。禁用于冠心病、心肌炎和甲状腺功能亢进症等。

(二)多巴酚丁胺

多巴酚丁胺为人工合成品,其化学结构和体内过程与多巴胺相似,口服无效,仅供静脉注射给药。

多巴酚丁胺是含有右旋多巴酚丁胺和左旋多巴酚丁胺的消旋体。前者阻断 α_1 受体,后者激动 α_1 受体,对 α 受体的作用因此而抵消。两者都激动 β 受体,但前者激动 β 受体作用为后者的 10 倍。消旋多巴酚丁胺的作用是两者的综合结果,主要表现为激动 β_1 受体。

与异丙肾上腺素比较,本药的正性肌力作用比正性频率作用显著。很少增加心肌耗氧量,也较少引起心动过速;静滴速度过快或浓度过高时,则引起心率加快。这可能由于外周阻力变化不大和心脏 β_1 受体激动时正性肌力作用的参与。而外周阻力的稳定又可能是因为 α_1 受体介导的血管收缩作用与 β_2 受体介导的血管舒张作用相抵消所致。

1.临床应用

主要用于治疗心肌梗死并发心力衰竭,多巴酚丁胺可增加心肌收缩力,增加心输出量和降低肺毛细血管楔压,并使左室充盈压明显降低,使心功能改善,继发地促进排钠、排水、增加尿量,有利于消除水肿。

2.不良反应

用药期间可引起血压升高、心悸、头痛、气短等不良反应。偶致室性心律失常。

其他 β_1 受体激动药有普瑞特罗、扎莫特罗等,主要用于慢性充血性心力衰竭的治疗。

β 受体激动药还包括选择性激动 β_2 受体的药物,常用的药物有沙丁胺醇(羟甲叔丁肾上腺素)、特布他林(间羟叔丁肾上腺素)、克仑特罗(双氯醇胺)、奥西那林(间羟异丙肾上腺素)、沙美特罗等,临床主要用于支气管哮喘的治疗。

三、α、β受体激动药

(一)肾上腺素

肾上腺素是肾上腺髓质的主要激素,其生物合成过程主要是在髓质嗜铬细胞中首先形成去甲肾上腺素,然后进一步经苯乙胺-N-甲基转移酶(PNMT)作用,使去甲肾上腺素甲基化形成肾上腺素。药用肾上腺素可从家畜肾上腺提取或人工合成。理化性质与去甲肾上腺素相似。肾上腺素化学性质不稳定,见光易失效;在中性,尤其是碱性溶液中,易氧化变色失去活性。

1.体内过程

口服后在碱性肠液、肠黏膜及肝内易被破坏氧化失效,不能达到有效血药浓度。皮下注射因能收缩血管,故吸收缓慢,作用维持时间为 1h 左右。肌内注射的吸收速度远较皮下注射快,作用维持 $10\sim30\text{min}$。肾上腺素在体内的摄取与代谢途径与去甲肾上腺素相似。静脉注射或滴注肾上腺素 96h 后主要以代谢产物和少量原形经肾排泄。

2.药理作用与作用机制

肾上腺素主要激动 α 和 β 受体。作用与机体的生理病理状态、靶器官中肾上腺素受体亚型的分布、整体的反射作用和神经末梢突触间隙的反馈调节等因素有关。

(1)心脏:作用于心肌、传导系统和窦房结的 β_1 和 β_2 受体,加强心肌收缩性,加速传导,加快心率,提高心肌的兴奋性。对离体心肌的 β 型作用特征是加速收缩性发展的速率(正性缩率作用)。由于心肌收缩力增强,心率加快,故心输出量增加。肾上腺素舒张冠状血管,改善心肌的血液供应,且作用迅速。肾上腺素兴奋心脏,提高心肌代谢,使心肌耗氧量增加,剂量过大或静脉注射过快,可引起心律失常,出现期前收缩,甚至引起心室纤颤;当患者处于心肌缺血、缺氧及心力衰竭时,肾上腺素有可能使病情加重或引起快速性心律失常,如期前收缩、心动过速,甚至心室纤颤。

(2)血管:激动血管平滑肌上的 α 受体,血管收缩;激动 β_2 受体,血管舒张。体内各部位血管的肾上腺素受体的种类和密度各不相同,所以肾上腺素对血管的作用取决于各器官血管平滑肌上 α 及 β_2 受体的分布密度及给药剂量的大小。小动脉及毛细血管前括约肌血管壁的肾上腺素受体(特别是 α 受体)密度高,血管收缩较明显;皮肤、黏膜、肾和胃肠道等器官的血管平滑肌 α 受体在数量上占优势,故以皮肤、黏膜血管收缩为最强烈;内脏血管,尤其是肾血管,也显著收缩;对脑和肺血管收缩作用十分微弱,有时由于血压升高而被动地舒张;而静脉和大动脉的肾上腺素受体密度低,故收缩作用较弱。而在骨骼肌和肝脏的血管平滑肌上 β_2 受体占优势,故小剂量的肾上腺素往往使这些血管舒张。肾上腺素也能舒张冠状血管,此作用可在不增加主动脉血压时发生,可能由下述 3 个因素引起:①兴奋冠脉血管 β_2 受体,血管舒张;②心脏的收缩期缩短,相对延长舒张期;③肾上腺素引起心肌收缩力增强和心肌耗氧量增加,从而促使心肌细胞释放扩血管的代谢产物腺苷。

(3)血压:在皮下注射治疗量肾上腺素或低浓度静脉滴注时,由于心脏兴奋,皮肤黏膜血管收缩,使收缩压和舒张压升高;由于骨骼肌血管的舒张作用,抵消或超过了皮肤黏膜血管收缩作用的影响,故舒张压不变或下降;此时脉压增大,身体各部位血液重新分配,有利于紧急状态下机体能量供应的需要。较大剂量静脉注射时,由于缩血管反应使收缩压和舒张压均升高。肾上腺素的典型血压改变多为双相反应,即给药后迅速出现明显的升压作用,而后出现微弱的降压反应,后者持续作用时间较长。如预给 α 受体阻断药,肾上腺素的升压作用可被翻转,呈现明显的降压反应,表现出肾上腺素对血管 β_2 受体的激动作用。

(4)平滑肌:肾上腺素对平滑肌的作用主要取决于器官组织上的肾上腺素受体的类型。激动支气管平滑肌的 β_2 受体,发挥强大的舒张支气管作用,并能抑制肥大细胞释放组胺等过敏性物质。激动支气管黏膜血管的 α 受体,使其收缩,降低毛细血管的通透性,有利于消除支气管黏膜水肿。可使 β_1 受体占优势的胃肠平滑肌张力降低、自发性收缩频率和幅度减少;对子宫平滑肌的作用与性周期、充盈状态和给药剂量有关,妊娠末期能抑制子宫张力和收缩。肾上腺素的 β 受体激动作用可使膀胱逼尿肌舒张,α 受体激动作用使三角肌和括约肌收缩,由此引起排尿困难和尿潴留。

(5)代谢:肾上腺素能提高机体代谢,治疗剂量下,可使耗氧量升高 20%～30%。在人体内,由于 α 受体和 β_2 受体的激动都可能致肝糖原分解,而肾上腺素兼具 α、β 作用,故其升高血糖作用较去甲肾上腺素显著。此外,肾上腺素降低外周组织对葡萄糖的摄取,部分原因与抑制胰岛素的释放有关。肾上腺素激活甘油三酯酶加速脂肪分解,使血液中游离脂肪酸升高,可能与激动 β_1、β_2 受体有关。

(6)中枢神经系统:肾上腺素不易透过血脑屏障,治疗量时一般无明显中枢兴奋现象,大剂量时出现中枢兴奋症状,如激动、呕吐、肌强直,甚至惊厥等。

3.临床应用

(1)心脏骤停:用于溺水、麻醉和手术过程中的意外,药物中毒,传染病和心脏传导阻滞等所致的心脏骤停,可用肾上腺素做心室内注射,使心脏重新起搏,同时进行心脏按压、人工呼吸和纠正酸中毒等措施。对电击所致的心脏骤停,可用肾上腺素配合心脏除颤器或利多卡因等除颤。

(2)过敏性疾病

①过敏性休克:肾上腺素激动 α 受体,收缩小动脉和毛细血管前括约肌,降低毛细血管的通透性;激动 β 受体可改善心功能,缓解支气管痉挛;减少过敏介质释放,扩张冠状动脉,可迅速缓解过敏性休克的临床症状,挽救患者的生命,为治疗过敏性休克的首选药。应用时一般肌内或皮下注射给药,严重患者亦可用生理盐水稀释 10 倍后缓慢静脉注射,但必须控制注射速度和用量,以免引起血压骤升及心律失常等不良反应。

②支气管哮喘:本药由于不良反应严重,仅用于急性发作者。

③血管神经性水肿及血清病:肾上腺素可迅速缓解血管神经性水肿、血清病、荨麻疹、花粉症等变态反应性疾病的症状。

(3)局部应用:肾上腺素与局麻药配伍,可延缓局麻药的吸收,延长局麻药作用时间。一般局麻药中肾上腺素的浓度为1∶250000,一次用量不超过0.3mg。将浸有肾上腺素的纱布或棉球(0.1%)用于鼻黏膜和齿龈表面,可使微血管收缩,用于局部止血。

(4)治疗青光眼:本药通过促进房水流出及使β受体介导的眼内反应脱敏感化,降低眼内压。

4.不良反应

主要不良反应为心悸、烦躁、头痛和血压升高等。剂量过大时,α受体过度兴奋使血压骤升,有发生脑出血的危险,故老年人慎用。当β受体兴奋过强时,可使心肌耗氧量增加,引起心肌缺血和心律失常,甚至心室纤颤,故应严格掌握剂量。禁用于高血压、脑动脉硬化、器质性心脏病、糖尿病和甲状腺功能亢进症等。

(二)多巴胺

多巴胺(DA)系合成去甲肾上腺素前体,其药用品为人工合成。

1.体内过程

多巴胺因口服在肠和肝被破坏,临床均采用静脉滴注给药。本药在体内迅速被儿茶酚氧位甲基转移酶(COMT)及单胺氧化酶(MAO)破坏,作用时间短。本药不易透过血脑屏障,无中枢作用。

2.药理作用

多巴胺直接激动 α_1 受体、β_1 受体及 DA 受体。

(1)兴奋心脏:多巴胺通过直接激动心脏 β_1 受体,并促使去甲肾上腺素能神经末梢释放NA,使心肌收缩力增强、心输出量增加。其作用较肾上腺素弱,大剂量使心率加快,但较少引起心律失常。

(2)舒缩血管:治疗量多巴胺激动 Dα 受体,使肾脏血管、肠系膜血管及冠状动脉血管扩张;激动皮肤、黏膜血管 α_1 受体,使皮肤、黏膜血管收缩,使全身血液供应合理分配,改善心、脑、内脏等重要器官的供血;对血管 β_2 受体作用较弱。

(3)影响血压:治疗量多巴胺激动心脏 β_1 受体使心肌收缩力加强、心输出量增加,收缩压升高;激动 α_1 受体使皮肤、黏膜等部位血管收缩;激动多巴胺受体使肾、肠系膜和冠状血管舒张,由于缩血管与舒血管作用相互抵消,对总外周阻力影响不大,故舒张压变化不明显。大剂量多巴胺时,α受体激动占优势,收缩压和舒张压均升高。

(4)改善肾脏功能:治疗量多巴胺激动肾脏血管多巴胺受体,使肾血管扩张、肾血流量增加;还可直接抑制肾小管对钠的重吸收,排钠利尿。大剂量多巴胺时,激动血管 α 受体而导致肾血管收缩,使肾血流量减少。

3.临床应用

(1)抗休克:多巴胺是目前临床常用的抗休克药物。治疗量多巴胺对心脏具有正性肌力、扩张肾血管、利尿等作用,在保持升压作用的同时不增加外周阻力。多巴胺用于治疗各种休克,如心源性、感染性、失血性休克等,尤其对心肌收缩无力、少尿或无尿的休克患者疗效较好。用药时应注意补足血容量,纠正酸中毒。

(2)治疗急性肾衰竭:本药与利尿药合用,可增加尿量,治疗急性肾功能衰竭。

4.不良反应与用药监护

一般不良反应较轻,偶见恶心、呕吐。本药剂量过大或静脉滴注速度过快可出现心动过速、心律失常和肾血管收缩导致肾功能下降等,一旦发生,应减慢静脉滴注速度或停药。心动过速者禁用。高血压及心脏有器质性病变者慎用。

(三)麻黄碱

麻黄碱是从中药麻黄中提取的生物碱。两千年前我国的《神农本草经》即有麻黄能"止咳逆上气"的记载。麻黄碱现已人工合成,药用其左旋体或消旋体。

1.体内过程

口服易吸收,可通过血脑屏障。小部分在体内经脱胺氧化而被代谢,大部分以原形经肾排泄,消除缓慢,故作用较肾上腺素持久。$t_{1/2}$ 为 3～6h。

2.药理作用

麻黄碱可直接和间接激动肾上腺素受体,它的直接作用在不同组织可表现为激动 α_1、α_2、β_1 和 β_2 受体,另外可促进肾上腺素能神经末梢释放去甲肾上腺素而发挥间接作用。与肾上腺素比较,麻黄碱具有下列特点:①化学性质稳定,口服有效;②拟肾上腺素作用弱而持久;③中枢兴奋作用较显著;④易产生快速耐受性。

(1)心血管:兴奋心脏,使心肌收缩力加强、心输出量增加。在整体情况下由于血压升高,反射性减慢心率,此作用可抵消其直接加快心率的作用,故心率变化不大。麻黄碱的升压作用出现缓慢,但维持时间较长。

(2)支气管平滑肌:松弛支气管平滑肌作用较肾上腺素弱,起效慢,作用持久。

(3)中枢神经系统:具有较显著的中枢兴奋作用,较大剂量可兴奋大脑和皮层下中枢,引起精神兴奋、不安和失眠等。

(4)快速耐受性:麻黄碱短期内反复给药,作用逐渐减弱,称为快速耐受性,也称脱敏。停药后可以恢复。每日用药小于 3 次,则快速耐受性一般不明显。麻黄碱的快速耐受性产生的机制,一般认为包括受体逐渐饱和与递质逐渐耗损两种因素。

3.临床应用

(1)用于预防支气管哮喘发作和轻症的治疗,对于重症急性发作疗效较差。

(2)消除鼻黏膜充血所引起的鼻塞,常用 0.5%～1.0% 溶液滴鼻,可明显改善黏膜肿胀。

(3)防治某些低血压状态,如用于防治硬膜外和蛛网膜下隙麻醉所引起的低血压。

(4)缓解荨麻疹和血管神经性水肿的皮肤黏膜症状。

4.不良反应

有时出现中枢兴奋所致的不安、失眠等,晚间服用宜加镇静催眠药防止失眠。连续滴鼻治疗过久,可产生反跳性鼻黏膜充血或萎缩。禁忌证同肾上腺素。

（四）伪麻黄碱

伪麻黄碱是麻黄碱的立体异构物，作用与麻黄碱相似，但升压作用和中枢作用较弱。口服易吸收，不易被 MAO 代谢，大部分以原形经肾排泄，$t_{1/2}$ 约数小时，主要用于鼻黏膜充血。

第三节 肾上腺素受体阻断药

一、α 受体阻断药

α 受体阻断药能选择性地与 α 肾上腺素受体结合，其本身不激动或较弱激动肾上腺素受体，却能阻碍去甲肾上腺素能神经递质及肾上腺素受体激动药与 α-受体结合，从而产生抗肾上腺素作用。它们能将肾上腺素的升压作用翻转为降压作用，这个现象称为"肾上腺素作用的翻转"。这可解释为 α 受体阻断药选择性地阻断了与血管收缩有关的 α 受体，而与血管舒张有关的 β 受体未被阻断，所以肾上腺素的血管收缩作用被取消，而血管舒张作用得以充分地表现出来。对于主要作用于血管 α 受体的去甲肾上腺素，它们只取消或减弱其升压效应而无"翻转作用"。对于主要作用于 β 受体的异丙肾上腺素的降压作用则无影响。

α 受体阻断药具有较广泛的药理作用，根据这类药物对 $α_1$、$α_2$ 受体的选择性不同，可将其分为三类：

(1)非选择性 α 受体阻断药

①短效类：如酚妥拉明、妥拉唑林。

②长效类：如酚苄明（苯苄胺）。

(2)选择性 $α_1$ 受体阻断药：如哌唑嗪。

(3)选择性 $α_2$ 受体阻断药：如育亨宾。

（一）非选择性 α 受体阻断药

1.酚妥拉明和妥拉唑林

(1)体内过程：酚妥拉明生物利用度低，口服效果仅为注射给药的 20%。口服后 30min 血药浓度达峰值，作用维持 3～6h；肌内注射作用维持 30～45min。大多以无活性的代谢物从尿中排泄。妥拉唑林口服吸收缓慢，排泄较快，以注射给药为主。

(2)药理作用：酚妥拉明和妥拉唑林与 α 受体以氢键、离子键结合，较为疏松，易于解离，故能竞争性地阻断 α 受体，对 $α_1$、$α_2$ 受体具有相似的亲和力，可拮抗肾上腺素的 α 型作用，使激动药的量-效曲线平行右移，但增加激动药的剂量仍可达到最大效应。妥拉唑林作用稍弱。

①血管：酚妥拉明具有阻断血管平滑肌 $α_1$ 受体和直接扩张血管作用。静脉注射能使血管舒张，血压下降，静脉和小静脉扩张明显，舒张小动脉使肺动脉压下降，外周血管阻力降低。

②心脏：酚妥拉明可兴奋心脏，使心肌收缩力增强，心率加快，心输出量增加。这种兴奋作用部分由血管舒张、血压下降，反射性兴奋交感神经引起；部分是阻断神经末梢突触前膜 $α_2$ 受体，从而促进去甲肾上腺素释放，激动心脏 $β_1$ 受体的结果。偶致心律失常。此外，酚妥拉明尚

具有阻断 K^+ 通道的作用。

③其他:本药也能阻断 5-羟色胺(5-HT)受体,激动 M 胆碱受体和 H_1、H_2 受体,促进肥大细胞释放组胺。其兴奋胃肠道平滑肌的作用可被阿托品拮抗。酚妥拉明可引起皮肤潮红等。妥拉唑林可增加唾液腺、汗腺等分泌。

(3)临床应用

①治疗外周血管痉挛性疾病:如肢端动脉痉挛的雷诺综合征、血栓闭塞性脉管炎及冻伤后遗症。

②去甲肾上腺素滴注外漏:长期过量静脉滴注去甲肾上腺素或静脉滴注去甲肾上腺素外漏时,可致皮肤缺血、苍白和剧烈疼痛,甚至坏死,此时可用酚妥拉明 10mg 或妥拉唑林 25mg 溶于 $10\sim20mL$ 生理盐水中做皮下浸润注射。

③治疗顽固性充血性心力衰竭和急性心肌梗死:应用酚妥拉明可扩张血管、降低外周阻力,使心脏后负荷明显降低、左室舒张末压与肺动脉压下降、心输出量增加,心力衰竭得以减轻。用酚妥拉明等血管扩张药可治疗其他药物无效的急性心肌梗死及充血性心脏病所致的心力衰竭。

④抗休克:酚妥拉明舒张血管,降低外周阻力,使心输出量增加,并能降低肺循环阻力,防止肺水肿的发生,从而改善休克状态时的内脏血液灌注,解除微循环障碍。尤其对休克症状改善不佳而左室充盈压增高者疗效好。适用于感染性、心源性和神经源性休克。但给药前必须补足血容量。

⑤肾上腺嗜铬细胞瘤:酚妥拉明降低嗜铬细胞瘤所致的高血压,用于肾上腺嗜铬细胞瘤的鉴别诊断、骤发高血压危象及手术前的准备。做鉴别诊断试验时,可引起严重低血压,曾有致死的报道,故应特别慎重。

⑥药物引起的高血压:用于肾上腺素等拟交感药物过量所致的高血压。亦可用于突然停用可乐定或应用单胺氧化酶抑制药患者食用富含酪胺食物后出现的高血压危象。

⑦其他:妥拉唑林可用于治疗新生儿的持续性肺动脉高压症,酚妥拉明口服或直接阴茎海绵体内注射用于诊断或治疗阳痿。

(4)不良反应:常见的反应有低血压,胃肠平滑肌兴奋所致的腹痛、腹泻、呕吐和诱发溃疡病。静脉给药可能引起严重的心律失常和心绞痛,因此需缓慢注射或滴注。胃炎、胃十二指肠溃疡病、冠心病患者慎用。

2.酚苄明

(1)体内过程:口服吸收达 $20\%\sim30\%$。因局部刺激性强,不做肌内或皮下注射。静脉注射酚苄明后,其分子中的氯乙胺基需环化形成乙撑亚胺基,才能与 α 受体牢固结合,阻断 α 受体,故起效慢,1h 后达到最大效应,但作用强大;本药的脂溶性高,大剂量用药可蓄积于脂肪组织中,然后缓慢释放,故作用持久。主要经肝代谢,经肾及胆汁排泄。一次用药,12h 排泄 50%,24h 排泄 80%,作用可维持 $3\sim4d$。

(2)药理作用:酚苄明可与 α 受体形成牢固的共价键。在离体实验时,即使应用大剂量去甲肾上腺素也难以完全对抗其作用,需待药物从体内清除后,α 受体阻断作用才能消失,属于长效非竞争性 α 受体阻断药。酚苄明具有起效慢、作用强而持久的特点。

酚苄明能舒张血管,降低外周阻力,降低血压,其作用强度与交感神经兴奋性有关。对于静卧的正常人,酚苄明的降压作用不明显。但当伴有代偿性交感性血管收缩,如血容量减少或直立时,就会引起显著的血压下降。血压下降所引起的反射作用,以及阻断突触前膜 α_2 受体作用和对摄取-1、摄取-2 的抑制作用,可使心率加快。酚苄明除阻断 α 受体外,在高浓度应用时,还具有抗 5-HT 及抗组胺作用。

(3)临床应用

①用于外周血管痉挛性疾病。

②抗休克:适用于治疗感染性休克。

③治疗嗜铬细胞瘤:对不宜手术或恶性嗜铬细胞瘤的患者,可持续应用。也用于嗜铬细胞瘤术前准备。

④治疗良性前列腺增生:用于前列腺增生引起的阻塞性排尿困难,可明显改善症状,可能与阻断前列腺和膀胱底部的 α 受体有关。

(4)不良反应:常见直立性低血压、反射性心动过速、心律失常及鼻塞;口服可致恶心、呕吐、嗜睡及疲乏等。静脉注射或用于休克时必须缓慢给药并且密切监护。

(二)选择性 α_1 受体阻断药

选择性 α_1 受体阻断药对动脉和静脉的 α_1 受体有较高的选择性阻断作用,对去甲肾上腺素能神经末梢突触前膜 α_2 受体无明显作用,因此在拮抗去甲肾上腺素和肾上腺素的升压作用的同时,无促进神经末梢释放去甲肾上腺素及明显加快心率的作用。代表药有哌唑嗪、坦洛新等。

哌唑嗪选择性地阻断 α_1 受体而对 α_2 受体的阻断极少,因此不促进去甲肾上腺素的释放,加快心率的不良反应较轻,口服有效。近年合成不少哌唑嗪的衍生物,成为一类新型降压药。

(三)选择 α_2 受体阻断药

1.药理作用

选择性地阻断突触前的 α_2 受体,促进去甲肾上腺素的释放。它使海绵体神经末梢释放较多的去甲肾上腺素,减少阴茎静脉回流,利用充血勃起。少量应用时,可使会阴部肿胀,刺激脊髓勃起中枢而使性功能亢进。可用于功能性阳痿。

2.用法用量

口服:每次 5.4mg,每日 3 次,10 周为 1 疗程。可与睾酮合用,增强其疗效。一般情况下可口服,1 刺 5~10mg,1d 3 次。重症者可皮下注射,1 次 10~20mg,1d 2~3 次,20 次为 1 疗程。

3.不良反应

有恶心、呕吐、皮肤潮红,偶有心悸、失眠、焦虑、眩晕等。

4.制剂规格

片剂:5mg。注射液:10mg(0.5mL)。

二、β 受体阻断药

β 肾上腺素受体阻断药能与去甲肾上腺素能神经递质或肾上腺素受体激动药竞争 β 受

体,从而拮抗其β型拟肾上腺素作用。它们与激动药呈典型的竞争性拮抗。β肾上腺素受体阻断药可分为非选择性的(β_1、β_2受体阻断药)和选择性的(β_1受体阻断药)两类。在β受体阻断药物中,部分具有内在拟交感活性,因此本类药物又可分为有内在拟交感活性及无内在拟交感活性两类。

(1)体内过程:β受体阻断药的体内过程特点与各类药的脂溶性有关。β受体阻断药口服后自小肠吸收,但由于受脂溶性及首过消除的影响,其生物利用度个体差异较大。如普萘洛尔、美托洛尔等口服容易吸收,而生物利用度低;吲哚洛尔、阿替洛尔生物利用度相对较高。进入血液循环的β受体阻断药一般能分布到全身各组织,高脂溶性和低血浆蛋白结合率的β受体阻断药,分布容积较大。脂溶性高的药物主要在肝脏代谢,少量以原形随尿排泄。本类药物的半衰期多数为3～6h,纳多洛尔的半衰期可达10～20h,属长效β受体阻断药。脂溶性小的药物,如阿替洛尔、纳多洛尔主要以原形经肾脏排泄。

(2)药理作用

①β受体阻断作用

a.心血管系统:在整体实验中,β受体阻断药的作用取决于机体去甲肾上腺素能神经张力及药物对β受体亚型的选择性,例如,它对正常人休息时心脏的作用较弱,当心脏交感神经张力增高时(运动或病理状态),对心脏的抑制作用明显,主要表现为心率减慢、心肌收缩力减弱、心输出量减少、心肌耗氧量下降、血压略降。β受体阻断药还能延缓心房和房室结的传导,延长心电图的P-R间期(房室传导时间)。应用β受体阻断药普萘洛尔引起肝、肾和骨骼肌等血流量减少,一方面来其对血管β_2受体的阻断作用,另一方面与其抑制心脏功能,反射性兴奋交感神经,使血管收缩、外周阻力增加有关。β受体阻断药对正常人血压影响不明显,而对高血压患者具有降压作用。本类药物用于治疗高血压病,疗效可靠,但其降压机制复杂,可能涉及药物对多种系统β受体阻断的结果。

b.支气管平滑肌:非选择性的β受体阻断药阻断支气管平滑肌的β_2受体,收缩支气管平滑肌而增加呼吸道阻力。但这种作用较弱,对正常人影响较少,只有对支气管哮喘或慢性阻塞性肺疾病的患者,有时可诱发或加重哮喘。选择性β_1受体阻断药的此作用较弱。

c.代谢:β受体阻断药可减少游离脂肪酸从脂肪组织的释放;与α受体阻断药合用还可拮抗肾上腺素升高血糖的作用。甲状腺功能亢进时,β受体阻断药不仅能对抗机体对儿茶酚胺敏感性的增高,而且也可抑制甲状腺素(T_4)转变为三碘甲状腺原氨酸(T_3)的过程,有效控制甲亢的症状。

d.肾素:β受体阻断药通过阻断肾小球旁器细胞的β_1受体而抑制肾素的释放,这可能是其降血压作用原因之一。

②内在拟交感活性:有些β肾上腺素受体阻断药能阻断β受体外,对β受体亦具有部分激动作用,也称内在拟交感活性(ISA)。由于这种作用较弱,通常被其β受体阻断作用所掩盖。若对实验动物预先给予利血平以耗竭体内儿茶酚胺,使药物的β阻断作用无从发挥,这时再用具有ISA的β受体阻断药,其激动β受体的作用即可表现出来,引起心率加快、心输出量增加等。ISA较强的药物在临床应用时,其抑制心肌收缩力、减慢心率和收缩支气管作用较不具ISA的药物弱。

③膜稳定作用:实验证明,有些β受体阻断药具有局部麻醉作用和奎尼丁样作用,这两种作用都由于其降低细胞膜对离子的通透性所致,故称为膜稳定作用。对人离体心肌细胞的膜稳定作用仅在高于临床有效血浓度几十倍时发生。此外,无膜稳定作用的β受体阻断药对心律失常仍然有效。因此认为这一作用在常用量时与其治疗作用无明显相关性。

④眼:β受体阻断药可用于降低眼内压,治疗青光眼。其作用机制可能是通过阻断睫状体的β受体,减少cAMP生成,进而减少房水产生。

(3)临床应用

①心律失常:β受体阻断药对多种原因引起的快速型心律失常有效,尤其对运动或情绪紧张、激动所致心律失常或因心肌缺血、强心苷中毒引起的心律失常疗效好。

②心绞痛和心肌梗死:β受体阻断药对心绞痛有良好的疗效。对心肌梗死,早期应用普萘洛尔、美托洛尔和噻吗洛尔等均可降低心肌梗死患者的复发率和猝死率。

③高血压:β受体阻断药是治疗高血压的基础药物。

④充血性心力衰竭:β受体阻断药对扩张型心肌病的心衰治疗作用明显,现认为与以下几方面因素有关。a.改善心脏舒张功能;b.缓解由儿茶酚胺引起的心脏损害;c.抑制前列腺素或肾素所致的缩血管作用;d.使β受体上调,恢复心肌对内源性儿茶酚胺的敏感性。

⑤甲状腺功能亢进:近年将普萘洛尔用于治疗甲状腺功能亢进(甲亢)。甲亢时儿茶酚胺的过度作用,引起的多种症状与β受体兴奋有关,特别是心脏和代谢方面的异常,因此应用β受体阻断药治疗效果明显。

⑥其他:噻吗洛尔局部应用减少房水形成,降低眼内压,用于治疗原发性开角型青光眼。新开发的治疗青光眼的β受体阻断药有左布诺洛尔、美替洛尔等。另外,β受体阻断药还可用于偏头痛、减轻肌肉震颤及酒精中毒等。

(4)不良反应:一般不良反应有恶心、呕吐、轻度腹泻等消化道症状,偶见过敏性皮疹和血小板减少等。严重的不良反应常与应用不当有关,可导致严重后果,主要包括:

①心血管反应:由于对心脏 β_1 受体的阻断作用,会出现心脏功能抑制,特别是心功能不全、窦性心动过缓和房室传导阻滞的患者,由于其心脏活动中交感神经占优势,故对本类药物敏感性提高,病情加重,甚至引起重度心功能不全、肺水肿、房室传导完全阻滞以致心搏骤停等严重后果。具有ISA的β受体阻断药较少出现心动过缓、负性肌力等心功能抑制现象。同时服用维拉帕米或用于抗心律失常时应特别注意缓慢性心律失常。对血管平滑肌 β_2 受体阻断作用,可使外周血管收缩甚至痉挛,导致四肢发冷、皮肤苍白或发绀,出现雷诺症状或间歇跛行,甚至可引起脚趾溃烂和坏死。

②诱发或加重支气管哮喘:由于对支气管平滑肌 β_2 受体的阻断作用,非选择性β受体阻断药可使呼吸道阻力增加,诱发或加剧哮喘,选择性 β_1 受体阻断药及具有内在拟交感活性的药物,一般不引起上述的不良反应,但这类药物的选择性往往是相对的,故对哮喘患者仍应慎重。

③反跳现象:长期应用β受体阻断药后如突然停药,可引起原来病情加重,如血压上升、严重心律失常或心绞痛发作次数增加,甚至产生急性心肌梗死或猝死,此种现象称为停药反跳,其机制与受体向上调节有关。因此在病情控制后应逐渐减量直至停药。

④其他:偶见眼-皮肤黏膜综合征,个别患者有幻觉、失眠和抑郁症状。少数人可出现低血糖及加强降血糖药的降血糖作用,掩盖低血糖时出汗和心悸的症状而出现严重后果,此时,可慎重选用具有 β_1 受体选择性的药物。

禁忌证:禁用于严重左室心功能不全、窦性心动过缓、重度房室传导阻滞和支气管哮喘的患者。心肌梗死患者及肝功能不良者应慎用。

(一)非选择性 β 受体阻断药

1.普萘洛尔(心得安,萘心安)

(1)药理作用:竞争性阻断 β 受体,减慢心率,抑制心脏收缩力与房室传导,循环血流量减少,心肌耗氧量降低。可抑制肾素释放,使血浆肾素的浓度下降。

(2)临床应用

①心律失常,纠正室上性快速型心律失常、室性心律失常、洋地黄类及儿茶酚胺引起的快速型心律失常。

②心绞痛(典型心绞痛,即劳力型心绞痛)。

③高血压,作为第一线用药,单独或与其他药物合并应用。

④肥厚型心肌病,用于减低流出道压差,减轻心绞痛、心悸与昏厥等症状。

⑤嗜铬细胞瘤,用于控制心动过速。

⑥甲状腺功能亢进症,也用于治疗甲状腺危象或危象先兆;甲状腺次全切除术的术前准备;对病情较重的甲亢患者,在抗甲状腺药物或放射性碘治疗尚未奏效前用于控制症状。

⑦心肌梗死,作为次级预防。

⑧二尖瓣脱垂综合征。

(3)用法用量

①抗心律失常:口服,一次 10～30mg,一日 3～4 次,根据需要及耐受程度调整用量。严重心律失常,可静脉注射 1～3mg,必要时 2min 后可重复一次,以后隔 4h 一次。对麻醉过程中出现心律失常,一次 2.5～5mg,滴注。小儿用量一般口服每日 0.5～1.0mg/kg,分 2 次服;静脉注射 0.01～0.1mg/kg,缓慢注入,一次量不宜超过 1mg。

②心绞痛:口服,开始 5～10mg,每日 3～4 次,每 3d 可增加 10～20mg,渐增至每日 200mg,分次服。

③高血压:口服,一次 5～10mg,每日 3～4 次,按需要及耐受程度逐渐调整,至症状被控制。

④肥厚型心肌病:口服,一次 10～20mg,每日 2～4 次,按需要及耐受程度逐渐调整。

⑤嗜铬细胞瘤:口服,一次 10～50mg,一日 3～4 次,术前用 3d,常与 α 受体阻断药同用,一般应先用 α 受体阻断药,待药效出现并稳定后再加用该品。

(4)不良反应:乏力、嗜睡、头晕、失眠、恶心、皮疹、低血压、心动过缓等。

(5)注意事项:下列情况禁用:①支气管哮喘;②心源性休克;③心传导阻滞(Ⅱ至Ⅲ度房室传导阻滞);④重度心力衰竭;⑤窦性心动过缓。下列情况慎用:①过敏史;②充血性心力衰竭;③糖尿病;④肺气肿或非过敏性支气管炎;⑤肝功能不全;⑥甲状腺功能低下;⑦雷诺综合征或其他周围血管疾病;⑧肾功能减退。不宜作为孕妇第一线治疗药物。可从乳汁分泌,哺乳期妇女应用必须权衡利弊。

(6)制剂规格:片剂:10mg。注射液:5mg(5mL)。

2.纳多洛尔

纳多洛尔(羟萘心安)对 β_1 和 β_2 受体的亲和力大致相同,阻断作用持续时间长,$t_{1/2}$ 为10～12h,缺乏膜稳定性和内在拟交感活性。其他作用与普萘洛尔相似,但强度约为普萘洛尔的 6 倍,且可增加肾血流量,所以在肾功能不全且需用 β 受体阻断药者可首选此药。纳多洛尔在体内代谢不完全,主要以原形经肾脏排泄,由于半衰期长,可每天给药一次。在肾功能不全时可在体内蓄积,应注意调整剂量。

3.噻吗洛尔

噻吗洛尔(噻吗心安)是已知作用最强的 β 受体阻断药,既无内在拟交感活性,也无膜稳定作用,有中等程度的首过消除。常用其滴眼剂降低眼内压治疗青光眼,作用机制主要在于减少房水的生成。本药 0.1%～0.5% 溶液的疗效与毛果芸香碱 1%～4% 溶液的相近或相比较优,每天滴眼两次即可,无缩瞳和调节痉挛等不良反应。局部应用对心率及血压无明显影响。治疗青光眼时可被吸收,其不良反应发生于易感的患者,如哮喘或心功能不全者。

4.吲哚洛尔

吲哚洛尔(心得静)作用类似普萘洛尔,其强度为普萘洛尔的 6～15 倍,且有较强的内在拟交感活性,主要表现在激动 β_2 受体方面。激动血管平滑肌 β_2 受体所致的舒张血管作用有利于高血压的治疗。对于心肌所含少量 β_2 受体(人体心室肌 β_1 与 β_2 受体比率为 74:2,心房为 86:14)的激动,又可减少其心肌抑制作用。

其他此类药物还有索他洛尔(甲磺胺心安)、布拉洛尔(氯甲苯心安)、二氯异丙肾上腺素、氧烯洛尔(心得平)、阿普洛尔(心得舒)、莫普洛尔(甲氧苯心安)、托利洛尔(甲苯心安)等。

(二)选择性 β_1 受体阻断药

阿替洛尔(氨酰心安)和美托洛尔对 β_1 受体有选择性阻断作用,缺乏内在拟交感活性,对 β_2 受体作用较弱,故增加呼吸道阻力作用较轻,但对哮喘患者仍需慎用。临床试验证明,阿替洛尔每天 75～600mg 的降压效果比普萘洛尔每天 60～480mg 的更佳。阿替洛尔的 $t_{1/2}$ 和作用维持时间均较普萘洛尔和美托洛尔长,临床应用时每天口服一次即可,而普萘洛尔和美托洛尔则需每天 2～3 次。

此类药物还有妥拉洛尔(胺甲苯心安)、倍他洛尔(倍他心安)、普拉洛尔(心得宁)、醋丁洛尔(醋丁酰心安)等。

三、α、β 受体阻断药

(一)拉贝洛尔(柳胺苄心定)

1.药理作用

兼有 α 受体及 β 受体阻断药作用的降压药。对 β_1 及 β_2 受体无选择作用,其阻断 α 受体和 β 受体的相对强度,口服时为 1:3,静脉注射时为 1:7。与单纯 β 受体阻断药不同,能降低卧位血压和周围血管阻力,一般不降低心输出量或每次心搏出量。对卧位患者心率无明显变化,对立位及运动时心率则减慢。其降压效果比单纯 β 受体阻断药为优。原理是阻断肾上腺素受体,放缓窦性心律,减少外周血管阻力。这种药物特别对治疗妊娠高血压综合征有疗效。本品使支气管平滑肌收缩的作用虽不强,但对哮喘患者仍可致支气管痉挛。

2.临床应用

治疗轻度至重度高血压和心绞痛。采用静脉注射能治疗高血压危象。

3.用法用量

口服:开始一次100mg,每日2～3次。静脉注射:100～200mg。

4.不良反应

常见有眩晕,乏力,幻觉和胃肠道障碍等。

5.注意事项

儿童、孕妇及哮喘、脑出血等患者禁止静脉注射。注射液不可加入葡萄糖盐水中。

6.制剂规格

片剂:100mg,200mg。注射液:50mg(5mL)。

(二)卡维地洛(金络)

1.药理作用

血管舒张药。可阻断 d、B 受体,无内在活性。在高浓度时尚具有钙拮抗作用。可扩张血管、减少外周阻力和降低血压,对输出量及心率影响不大。

2.临床应用

原发性高血压及心绞痛。

3.用法用量

初始剂量25mg/d;可根据需要渐增至50mg/d。每日最大剂量不超过100mg。

4.不良反应

头晕,头痛,乏力。可发生心动过缓。

5.注意事项

慢性阻塞性肺疾病患者,糖尿病患者,肝功能低下,妊娠及哺乳期妇女禁用。

6.制剂规格

片剂:6.25mg,10mg,12.5mg,20mg。胶囊剂:10mg。

第七章　主要作用于中枢神经系统的药物

第一节　镇静催眠药

一、苯二氮䓬类

(一)概述

1.作用特点

苯二氮䓬类药是一类镇静、催眠药,同时也具有抗焦虑、中枢性肌肉松弛、抗惊厥、抗震颤等作用。临床药理学研究表明,此类药物在镇静、催眠方面与巴比妥类及其他类镇静、催眠药都有显著不同,而且药物过量一般不致引起生命危险,与香豆素类抗凝药也无相互干扰。因此,苯二氮䓬类药在目前已取代其他药物而成为镇静、催眠、抗焦虑的首选药物。应用较早且广泛的有地西泮,用于催眠的有硝西泮、氟西泮、艾司唑仑、咪达唑仑等,其中以氟西泮、咪达唑仑应用最为广泛。氟西泮较少改变睡眠周期中的慢波和快速动眼相的比例,因此比较合乎生理睡眠过程。半衰期短的药物有奥沙西泮、劳拉西泮、替马西泮、咪达唑仑、三唑仑等,其中以后两者的半衰期最短,在 5h 内,代谢产物无活性,宿醉现象较少。短期应用时可能有较好的催眠作用。

2.主要用途

苯二氮䓬类药有几十种之多,这些药物的药理作用大同小异,药动学上亦仅是程度上的差异,而临床应用则各有不同。根据临床应用范围,可有下列用途。

(1)抗焦虑:阿普唑仑、溴西泮、氯氮䓬、哈拉西泮、地西泮、奥沙西泮、劳拉西泮、普拉西泮、凯他唑仑等。

(2)镇静、催眠:氯氮䓬、地西泮、氟西泮、劳拉西泮、溴西泮、艾司唑仑、替马西泮、硝西泮、普拉西泮、咪达唑仑等。

(3)抗惊厥:氯硝西泮、硝西泮、地西泮、劳拉西泮等。

(4)松弛骨骼肌肉:地西泮、劳拉西泮。

(5)抗惊恐:阿普唑仑、氯硝西泮、地西泮、劳拉西泮。

(6)抗震颤:氯氮䓬、地西泮、劳拉西泮。

(7)基础麻醉或麻醉前给药:地西泮、劳拉西泮。

3.适应证

(1)抗焦虑:治疗焦虑或用于短期缓解焦虑症状。阿普唑仑、劳拉西泮(口服)和奥沙西泮也可作为焦虑伴有抑郁的联合治疗用药;但对日常生活中紧张应激状态引起的紧张兼焦虑无效。4个月以上的长期用药应慎重。

(2)镇静、催眠:氟西泮、替马西泮、三唑仑和咪达唑仑用于难以入睡、夜间多醒或早醒的患者,劳拉西泮适用于焦虑或暂时性、环境性应激状态的失眠。长期每晚给药,氟西泮的有效性可维持到第28d,替马西泮可维持到第35d。每夜服用三唑仑,连续2周,觉醒时间延长而入睡时间缩短。

(3)麻醉前给药:麻醉前口服地西泮可减轻焦虑和紧张。成人静脉注射劳拉西泮可出现镇静、减轻紧张和导致顺行性遗忘,适用于某些内镜检查或心律失常电转复。

(4)抗惊厥:常用的有氯硝西泮、硝西泮、地西泮。口服地西泮短期(14d)作为辅助用药,不能用来单独治疗惊厥性疾患。氯硝西泮可单独或联合治疗 Lennox-Gastaut 综合征、无动性和肌阵挛性等发作,并可用于乙琥胺、丙戊酸治疗无效的失神发作及某些难治的如单纯或复杂部分性发作。氯硝西泮可能对大发作也有效,但若用于有多种发作的患者,则可能增加甚至导致大发作,在此情况下需加用其他抗惊厥药和(或)加大用药量。氯硝西泮对子痫、婴儿痉挛、阅读性癫痫和肌阵挛发作也有效。地西泮静脉注射为治疗癫痫持续状态的首选用药之一。氯硝西泮、劳拉西泮静脉注射也可用于治疗癫痫持续状态。

(5)骨骼肌痉挛:地西泮可用于缓解由于局部病变(如肌肉和关节的炎症或继发于外伤的炎症)引起的骨骼肌反应性痉挛,上运动神经元疾患如脑性瘫痪、截瘫引起的肌肉痉挛、手足徐动以及僵人综合征,也能缓解颞颌关节疾病引起的咬肌痉挛。

(6)震颤:口服氯氮䓬和地西泮也可用于治疗特发性震颤。

(7)紧张性头痛:氯氮䓬、地西泮、劳拉西泮及苯二氮䓬类药也可用于治疗紧张性头痛。

(8)恐惧性疾病:氯氮䓬注射、阿普唑仑和氯硝西泮口服,用于治疗恐惧性疾病。

4.药理

(1)药效学:苯二氮䓬类药为中枢神经抑制药,可引起中枢神经系统不同部位的抑制,随着用量的加大,临床表现可从轻度的镇静到催眠甚至昏迷。本类药的作用部位与机制尚未完全阐明,认为可以加强或易化 γ-氨基丁酸(GABA)抑制性神经递质的作用,GABA 在苯二氮䓬类药受体作用下,主要在中枢神经各个部位,起突触前和突触后的抑制作用。

本类药为苯二氮䓬受体的激动药,苯二氮䓬受体为功能性超分子功能单位,又称为苯二氮䓬-GABA 受体-亲氯离子复合物的组成部分。受体复合物位于神经细胞膜,调节细胞的放电,主要起氯通道的阈阀功能。GABA 受体激活导致氯通道开放,使氯离子通过细胞膜流动,引起突触后神经元的超极化,抑制神经元的放电。这个抑制转译为降低神经元兴奋性,减少下一步去极化兴奋性递质。苯二氮䓬类药增加氯通道开放的频率,可能通过增强 GABA 与其受体的结合或易化 GABA 受体与氯离子通道的联系来实现。苯二氮䓬类药还作用在 GABA 依赖性受体。

①抗焦虑,镇静、催眠作用:通过刺激上行性网状激活系统内的 GABA 受体,提高 GABA 在中枢神经系统的抑制,增强脑干网状结构受刺激后的皮质和边缘性觉醒反应的抑制和阻断。分子药理学研究提示,减少或拮抗 GABA 的合成,本类药的镇静、催眠作用降低,如增加其浓度则能加强苯二氮䓬类药的催眠作用。

②遗忘作用：地西泮和劳拉西泮在治疗剂量时可以干扰记忆通路的建立,从而影响近事记忆。

③抗惊厥作用：可能由于增强突触前抑制,抑制皮质-丘脑和边缘系统的致痫灶引起的癫痫活动的扩散,但不能消除病灶的异常活动。

④骨骼肌松弛作用：主要抑制脊髓多突触传出通路和单突触传出通路。地西泮由于具有抑制性神经递质或阻断兴奋性突触传递而抑制多突触和单突触反射。苯二氮䓬类药也可能直接抑制运动神经和肌肉功能。

(2)药动学：口服后 1～2h 内从胃肠道吸收。地西泮吸收最快,普拉西泮、奥沙西泮、替马西泮吸收最慢。半衰期长的苯二氮䓬类药如氯氮䓬、地西泮、氟西泮、哈拉西泮及普拉西泮,长时间多次用药,常有母药和(或)其代谢产物在体内蓄积,直至达到稳态血药浓度。该时间一般需 5～14d。药效消失很慢,在治疗结束后,因为有活性的代谢产物可以在血液内持续数天甚至数周,在此期间可能仍保持着药效。半衰期中等或短的氯硝西泮、劳拉西泮、奥沙西泮、替马西泮、阿普唑仑及三唑仑等连续应用时,一般无活性代谢产物,药物后续的程度很轻,常在数天内即可达到稳态;在治疗停止后 24h 即失效,4d 左右血药浓度即难于测到。起效时间,单剂量应用后取决于吸收的快慢,多剂量应用时部分取决于药物蓄积的速度和程度,进而与消除半衰期和清除有关。本类药的蛋白结合率均高或很高。经肾脏排泄。

5.不良反应

(1)少见不良反应：有精神错乱、情绪抑郁、头痛、恶心、呕吐、排尿障碍等。老年、体弱、幼儿、肝病和低蛋白血症患者,对本类药的中枢性抑制较敏感。注射给药时容易引起呼吸抑制、低血压、肌无力、心动过缓或心搏停止。高龄衰老、肺功能不全以及心血管功能不稳定等患者,静脉注射过速或与中枢抑制药合用时,发生率更高,情况也更严重。

(2)突然停药后的撤药症状：一般半衰期短或中等的本类药,停药后 2～3d 出现,半衰期长者则在停药后 10～20d 发生。撤药症状中,较多见的为睡眠困难,异常的激惹状态和神经质;较少见的或罕见的有腹部或胃痉挛、精神错乱、惊厥、肌肉痉挛、恶心或呕吐、颤抖和多汗。严重的撤药症状多见于长期服用过量的患者;也有曾在连续服用,血药浓度一直保持在安全有效范围内,几个月后突然停药而发生的病例。失眠反跳现象、神经质、激惹,多数见于长时期单次夜间服药,撤药后发生。半衰期短的停药后发生快而严重的撤药反应。至于地西泮、氯氮䓬等的活性代谢产物即奥沙西泮等,在血液内可持续数天至数周,所以停药后如果发生失眠反跳现象,要在 10～20d 才出现。

6.注意事项

(1)对某一苯二氮䓬类药过敏者,对其他同类药也可能过敏。

(2)本类药大都可以通过胎盘。在妊娠初期 3 个月内,氯氮䓬和地西泮有增加胎儿致畸的危险,其他苯二氮䓬类药也有此可能,除用作抗癫痫外,在此期间尽量勿用。孕妇长期使用引起依赖,使新生儿呈现撤药症状。在妊娠最后数周内用于催眠,可使新生儿中枢神经活动有所抑制,在分娩前或分娩时使用本类药,可导致新生儿肌张力软弱。

(3)氯氮䓬、地西泮及其代谢产物可分泌入乳汁,氯硝西泮、氟西泮、奥沙西泮及其代谢产物也有此可能,由于新生儿代谢本类药较成人慢,乳母服用可使婴儿体内该药及其代谢产物积聚,使婴儿嗜睡,甚至喂养困难,体重减轻。

(4)苯二氮䓬类药对小儿特别是幼儿的中枢神经异常敏感,新生儿不易将本类药代谢为无活性的产物,因此中枢神经可持久地抑制。

(5)老年人的中枢神经对本类药也较敏感,静脉注射亦可出现呼吸暂停、低血压、心动过缓甚至心搏停止。

(6)下列情况慎用:①中枢神经系统处于抑制状态的急性乙醇中毒;②昏迷或休克时注射地西泮可延长清除半衰期;③有药物不合理使用或依赖史;④癫痫患者突然停药可导致发作;⑤肝功能损害可延长清除半衰期;⑥运动过多症,可发生药效反常;⑦低蛋白血症,可导致患者嗜睡,尤其是氯氮䓬和地西泮;⑧严重的精神抑郁可使病情加重,甚至产生自杀倾向,应采取预防措施,但阿普唑仑例外;⑨伴呼吸困难的重症肌无力患者的病情可加重;⑩急性或隐性闭角型青光眼发作,因本类药可能有抗胆碱效应;⑪严重慢性阻塞性肺部病变,可加重通气功能衰竭;⑫肾功能损害可延迟本类药的清除半衰期;⑬超量体征有:持续的精神紊乱,嗜睡深沉,震颤,持续的说话不清,站立不稳,心动过缓,呼吸短促或困难,严重的肌无力。本类药没有特效的拮抗药,遇有超量或中毒,应及时进行对症处理,包括催吐或洗胃等,以及呼吸和循环方面的支持疗法;如有兴奋异常,不能用巴比妥类药,以免中枢性兴奋加剧或延长中枢神经系统的抑制。

7.药物相互作用

(1)与具有依赖性的药物和可能具有依赖性的药物合用时,产生依赖性的危险性增加。

(2)饮酒及与全麻药、可乐定、镇痛药、单胺氧化酶 A 型抑制药和三环抗抑郁药合用时,可彼此相互增效。阿片类镇痛药的用量至少应减至 1/3,而后按需逐渐增加。

(3)与抗酸药合用时,可延迟氯氮䓬和地西泮的吸收。

(4)与抗高血压药或利尿降压药合用时,可使本类药的降压增效。

(5)与钙离子通道拮抗药合用时,可使低血压加重。

(6)与西咪替丁合用时,可抑制由肝脏转化本类药的中间代谢产物如氯氮䓬和地西泮,从而使清除减慢,血药浓度升高,但对劳拉西泮可无影响。

(7)普萘洛尔与苯二氮䓬类抗惊厥药合用时,可导致癫痫发作的类型和(或)频率改变,应及时调整剂量,包括普萘洛尔在内的血药浓度可能明显降低。

(8)卡马西平与经肝酶系统代谢的苯二氮䓬类药,特别是与氯硝西泮合用时,由于肝微粒体酶的诱导使卡马西平和(或)本类药的血药浓度下降,清除半衰期缩短。

(9)与扑米酮合用,由于药物代谢的改变,可能引起癫痫发作类型改变,需调整扑米酮的用量。

(10)与左旋多巴合用时,可降低后者的疗效。

8.给药说明

(1)对本类药耐受小的患者初量宜小。尤其是半衰期长的清除可能减慢,过度镇静、眩晕或共济障碍等中枢神经体征发生机会多。出现呼吸抑制和低血压,常提示已超量或静脉注射过快。

（2）不宜长期大量使用；避免产生依赖性。长期使用本类药，停药前应逐渐减量，不要骤停。

（3）本类药静脉注射后，应卧床观察 3h 以上，劳拉西泮则应观察 8h 以上。

（4）本类药误注入动脉，可引起动脉痉挛，导致坏疽。

（二）常用药物

1.地西泮

（1）药理作用：随用药量增大而具有抗焦虑、镇静、催眠、抗惊厥、抗癫痫及中枢性肌肉松弛作用，其抗焦虑作用的选择性很强。较大剂量可诱导入睡，与巴比妥类催眠药比较，它具有治疗指数高、对呼吸影响小、对快波睡眠几无影响、对肝药酶无影响、大剂量亦不引起麻醉等特点，是目前临床上最常用的催眠药。口服吸收快，可通过胎盘屏障进入胎儿体内，主要从肾脏排泄，也可从乳汁排泄。

（2）临床应用

①用于焦虑症及各种神经衰弱症。

②失眠，尤其对焦虑性失眠疗效极佳。

③癫痫，作为抗癫痫治疗中的主要辅助用药。

④各种原因引起的惊厥。

⑤脑血管意外或脊髓损伤性中枢性肌强直或腰肌劳损，内镜检查等所致肌肉痉挛。还可用于偏头痛、肌紧张性头痛、呃逆、惊恐症、酒精戒断综合征和家族性震颤等。

（3）用法用量

口服：抗焦虑，1 次 2.5～10mg，1d 3 次。催眠，1 次 5～10mg，睡前服用。抗惊厥，1 次 2.5～10mg，1d 2～4 次。缓解肌肉痉挛，1 次 2.5～5mg，1d 3～4 次。

静脉注射：成人基础麻醉，10～30mg；癫痫持续状态，开始 5～10mg，每 5～10min 按需要重复，总量达 30mg 后必要时每 2～4h 重复治疗。静脉注射必须缓慢。

（4）不良反应：常见嗜睡、头晕、乏力等，大剂量可出现共济失调。偶见低血压、呼吸抑制、视物模糊和白细胞减少等，长期使用可致耐受性和依赖性，突然停药有戒断症状。

（5）注意事项：婴儿、有青光眼病史者、重症肌无力者禁用。与酒精、氯丙嗪类、巴比妥类等中枢抑制药或单胺氧化酶抑制剂联用时增强其中枢抑制作用，故应减量或慎用。老年人剂量减半。静脉注射过快可出现呼吸及心血管抑制，故静脉注射应缓慢。

（6）制剂规格。片剂：2.5mg，5mg。注射剂：10mg(2mL)。

2.奥沙西泮

（1）药理作用：地西泮的活性代谢产物，作用与地西泮相似但较弱，嗜睡、共济失调等不良反应较少。口服吸收差，半衰期短，清除快。

（2）临床应用：用于焦虑障碍，伴有焦虑性的失眠，且可缓解急性酒精戒断症状。

（3）用法用量。口服：焦虑和戒酒症状，1 次 15～30mg，1d 3～4 次；失眠，1 次 15mg，睡前服用。

（4）不良反应：反复使用易产生依赖性。偶见恶心、头晕等反应，减量或停药后可自行消失。

（5）注意事项：对苯二氮䓬类过敏者禁用。肝、肾功能不全者慎用。其余见"地西泮"。

（6）制剂规格。片剂：10mg,15mg,30mg。

3. 硝西泮

（1）药理作用：作用类似地西泮，具抗焦虑、催眠和较强的抗惊厥作用。催眠作用似短效或中效巴比妥类。其特点为引起近似生理睡眠，醒后无明显后遗效应。

（2）临床应用：用于各种失眠的短期治疗，睡前服，口服30min后起作用，可维持睡眠6h。还用于治疗多种癫痫，尤以阵挛性发作效果较好。

（3）用法用量：口服：催眠，5～10mg，儿童减半；抗焦虑，1次5mg，1d 2～3次；抗癫痫，1次5～30mg，1d 3次。老年和体弱者减半。

（4）不良反应：常见嗜睡、无力、头痛、便秘等。偶见皮疹、肝损伤和骨髓抑制。长期使用可产生耐受性。

（5）注意事项：苯二氮䓬类过敏者、白细胞减少者、重症肌无力者和妊娠妇女、儿童禁用。服药时避免饮酒。

（6）制剂规格：片剂：5mg,10mg。

4. 氯西泮

（1）药理作用

长效苯二氮䓬类药物，作用类似地西泮，具有理想的镇静催眠作用，能显著缩短入睡时间，增加睡眠深度，延长总睡眠时间，减少觉醒次数，睡眠维持时间持续7～8h。

（2）临床应用：用于难以入睡、夜间屡醒、早醒的各型失眠。

（3）用法用量：口服，1次15～30mg，睡前服。年老和体弱者开始药量为15mg，酌情加量。

（4）不良反应：眩晕、嗜睡、头晕、共济失调，后者多见于年老体弱者；也可出现口干、口苦、胃不适和腹痛现象；偶有低血压、视物模糊、皮疹等。长期服用有依赖性。

（5）注意事项：孕妇、15岁以下儿童禁用。严重抑郁症患者和肝、肾功能不全者慎用。服药期间忌酒。

（6）制剂规格。胶囊剂：5mg,15mg,30mg。片剂：15mg。

5. 氯硝西泮

（1）药理作用：类似地西泮及硝西泮，但抗惊厥作用比前两者强5倍，且作用迅速，为广谱抗癫痫药。口服吸收迅速，作用可持续6～8h。

（2）临床应用：抗癫痫和惊厥：可用于各型癫痫，对失神性小发作、肌阵挛发作和不典型小发作疗效较好。还可用于治疗焦虑状态和失眠，对舞蹈症、药物引起的多动症、慢性多发性抽搐和僵人综合征也有效。

（3）用法用量。口服：成人开始1mg/d，分3～4次服用，2～4周逐渐增加到1d 4～8mg；5岁以下儿童开始0.25mg/d，5～12岁1d0.5mg，分3～4次服用。

静脉注射：控制癫痫持续状态，1次1～4mg。

肌内注射：1次1～2mg,1d 2～4次。

（4）不良反应：最常见为嗜睡、共济失调及行为紊乱；可见焦虑、抑郁等精神症状及头晕、乏力、眩晕、言语不清等。长期用药可致体重增加，耐受性和依赖性。

(5)注意事项:青光眼患者禁用。突然停药可引起癫痫持续状态,故应递减停药。肝、肾功能不全者、有呼吸道疾病者慎用。

(6)制剂规格。片剂:0.5mg,1mg,2mg。注射剂:2mg(2mL)。

6.劳拉西泮

(1)药理作用:短效苯二氮䓬类药物,作用与地西泮相似,但抗焦虑作用比地西泮强5倍,有中枢镇静、抗惊厥和肌肉松弛作用,并有显著的催眠作用。

(2)临床应用:用于严重焦虑症、焦虑状态和惊恐焦虑的急性期控制,适于短期应用。治疗失眠,还可用于失眠、癫痫、癌症化疗时止吐、紧张性头痛。麻醉前及内镜检查前的辅助用药。

(3)用法用量。焦虑症:1次1～2mg,1d 2～3次。失眠:睡前1h一次服用1～4mg。麻醉前给药:术前1～2h,口服4mg或肌内注射2～4mg。癫痫持续状态:肌内注射或静脉注射,1次1～4mg。

(4)不良反应:可引起肝损伤。尿素氮升高、药物热和幻视。静脉注射和引起静脉炎或静脉血栓的形成。

(5)注意事项:严重呼吸困难者,重症肌无力者、闭角型青光眼者和对本类药物过敏者,妊娠期和哺乳期妇女禁用。

(6)制剂规格。片剂:0.5mg,1mg,2mg。注射剂:2mg(2mL),4mg(2mL)。

7.艾司唑仑

(1)药理作用:镇静、催眠作用比硝西泮强2.4～4倍。其抗焦虑、抗惊厥作用具有广谱性。同时尚有较弱的中枢性肌松作用。

(2)临床应用:用于各种类型的失眠,还用于焦虑、紧张、恐惧和癫痫大小发作,也可用于术前镇静。

(3)用法用量。口服:镇静和抗焦虑,1次1～2mg,1d 3次;催眠,1次1～2mg,睡前服;抗癫痫,1次2～4mg,1d 3次。麻醉前用药:1次2～4mg,术前1h服。

(4)不良反应:毒副作用较少,偶见疲乏、无力、昏睡,一般可自行消失。有依赖性,但较轻,超量使用出现呼吸抑制或低血压。

(5)注意事项:对本类药物过敏者、重症肌无力者和急性闭角型青光眼患者禁用。老、幼、体弱者应酌减用量。

(6)制剂规格。片剂:1mg,2mg。

8.阿普唑仑

(1)药理作用:具有同地西泮相似的药理作用,抗焦虑作用比地西泮强10倍,其作用机制可能是与脑内的β肾上腺素受体有关,并兼有三环类抗抑郁药的作用。

(2)临床应用:用于治疗焦虑症、抑郁症和失眠,还可作为抗惊恐药,能够缓解急性酒精戒断症状,并且对药源性顽固性呃逆也有效。

(3)用法用量。口服:①焦虑症,常用1次0.4mg,1d 3次,最大剂量4mg/d,老年人酌减。②抑郁症,尤适合焦虑抑郁混合型患者。用量宜从低量逐渐增加,常用量1次0.8mg,1d 3次,最高可达10mg/d,但老年患者不宜超过4mg/d。③镇静、催眠,1次0.4～0.8mg,睡前服。

(4)不良反应:有倦乏、头晕、口干、视物模糊和精神不集中等症状,久用后停药有戒断症状。

(5)注意事项:地西泮,服用本品者不宜驾驶车辆或操作机器。18岁以下儿童慎用。

(6)制剂规格。片剂:0.25mg,0.5mg,1mg。

9.三唑仑(海乐神,三唑苯二氮䓬)

(1)药理作用:短效苯二氮䓬类药物,作用与地西泮类似,具显著的镇静、催眠作用。与地西泮相比,其催眠作用强48倍,肌松作用强30倍,安定作用强10倍。

(2)临床应用:用于各种类型的失眠,特别是对入睡困难的效果好,也可用于神经紧张和焦虑等。

(3)用法用量。催眠:睡前服0.125~0.25mg。不超过0.5mg,老弱患者药量减半。用于焦虑及神经紧张:睡前服0.25~0.5mg。

(4)不良反应:见地西泮,主要有嗜睡、疲倦、共济失调和遗忘等。久用可产生耐受性、成瘾性和依赖性。

(5)注意事项:对本品过敏、急性闭角型青光眼、重症肌无力者、孕妇禁用。哺乳期妇女、18岁以下者、抑郁症患者等慎用。

(6)制剂规格。片剂:0.125mg,0.25mg,0.5mg。

二、巴比妥类

(一)概述

巴比妥类药是最常用的催眠药,种类很多,其中临床中最常用的有苯巴比妥、异戊巴比妥、戊巴比妥、司可巴比妥等。按药物作用时间,依次分为长效类(如苯巴比妥、中效类如异戊巴比妥)、短效类(如戊巴比妥、司可巴比妥等)。

1.适应证

本类药具有镇静、催眠、抗惊厥、降低脑细胞代谢等效应,主要用于以下情况。

(1)镇静。

(2)预防癫痫发作和治疗癫痫持续状态。

(3)缺血性中风,脑外伤后神经元保护。

(4)精神科用于麻醉分析。

2.药理

(1)药效学:巴比妥类药起中枢神经系统非特异性抑制作用,作用于中枢的不同水平,使之从兴奋转向抑制,出现镇静、催眠和基础代谢率降低,大剂量时出现昏迷,甚至死亡。中等剂量可以起到麻醉作用。巴比妥类药的镇静、催眠和抗惊厥作用可能与其增强和(或)具有 γ-氨基丁酸(GABA)的突触作用有关。

①镇静、催眠:作用机制尚未完全清楚。巴比妥类药特异地作用于丘脑水平的网状系统,抑制网状结构的上行激活系统,阻止兴奋冲动传达到大脑皮质,从而使大脑皮质的神经细胞从兴奋转向抑制,产生困倦、镇静和催眠。巴比妥盐类可引起 REMS 总量减少,故在用药一段时

间停止使用之后,可以产生噩梦、梦魇等 REMS 的反跳现象,甚至失眠。缺血性卒中和脑外伤时选用巴比妥类药是利用其对神经元的保护作用,机制尚未完全清楚,可能与降低神经元的代谢有关。

②抗惊厥:抑制中枢神经单突触和多突触传递,提高大脑运动皮质电刺激的阈值。

③抗高胆红素血症:可能通过诱导葡糖醛酸转化酶结合胆红素,从而降低了血清胆红素的浓度。

(2)药动学:口服后容易从胃肠道吸收,其钠盐的水溶液经肌内注射也容易被吸收。吸收后分布至全身组织,其中脑和肝脏内浓度较高。药物进入脑组织的快慢主要取决于药物的脂溶性。脂溶性低的巴比妥类药如苯巴比妥,从血液进入脑组织的速度慢,静脉注射也需 15min 以上才能出现中枢抑制作用。而异戊巴比妥、司可巴比妥的脂溶性则较高。本类药与血浆蛋白的结合不一致,脂溶性高的结合率高,反之则低,如苯巴比妥为 20%~45%,司可巴比妥为 40%~70%。血浆 $t_{1/2}$ 司可巴比妥为 20~28h,苯巴比妥为 72~144h。巴比妥类药在体内主要是经肝脏转化和肾脏排出,药物在肝内经肝微粒体代谢酶的作用,使其侧链氧化,氧化后的产物与葡糖醛酸结合,然后随尿排出。还有一部分未经结合者以原形经尿排出。

3.不良反应

(1)对巴比妥类药过敏的患者可出现皮疹,严重者发生剥脱性皮炎和 Stevens-Johnson 综合征。这种患者可能被致死。一旦出现皮疹等皮肤反应,应当停用。

(2)静脉注射巴比妥类药,特别是快速给药时,可出现严重呼吸抑制、呼吸暂停、喉痉挛和支气管痉挛或伴发高血压。

(3)长期大剂量应用巴比妥类药后可发生药物依赖。表现为强烈要求继续应用或要增加剂量或出现心因性依赖、戒断综合征等。

(4)较少见的不良反应有:①过敏而出现意识模糊,抑郁或逆向反应(兴奋)。这种反应以老年、儿童和糖尿病患者为多;②偶有粒细胞减少,皮疹、环形红斑,眼睑、口唇、面部水肿等;③幻觉、低血压;④血栓性静脉炎,血小板减少;⑤肝功能损害,黄疸;⑥骨骼疼痛、肌肉无力等。

(5)持续存在而应注意的不良反应有:①发生率较高的有笨拙或步态不稳、眩晕或头昏、嗜睡或醉态;②发生率较低的有腹泻、头痛、关节或肌肉疼痛、恶心、呕吐、语言不清。

(6)在停药后发生惊厥或癫痫发作、昏厥、幻觉、多梦、梦魇、震颤、不安、入睡困难、异常乏力等,则提示可能为撤药综合征。

4.注意事项

(1)对一种巴比妥类药过敏的患者,对其他巴比妥类药也可能过敏。

(2)巴比妥类药能透过胎盘,在妊娠晚期或分娩期应用,由于胎儿肝功能尚未成熟而引起新生儿(尤其是早产儿)的呼吸抑制,在妊娠期间长期应用本类药品,可引起依赖性及导致新生儿的撤药综合征。妊娠时应用可能由于维生素 K 含量减少而引起新生儿出血。苯巴比妥用于抗癫痫时胎儿可能被致畸。

(3)由于本类药能分泌至乳汁,因此哺乳期妇女应用可引起婴儿的中枢神经系统抑制。

(4)某些儿童应用巴比妥类药可能引起反常的兴奋。

(5)老年患者对巴比妥类药的常用量可引起兴奋、精神错乱或抑郁,因此用量应较小。

(6)对诊断的干扰:因酶的诱导促使胆红素结合的葡糖醛酸转化,抑制血清胆红素,使之浓度有所降低。

(7)下列情况应慎用:严重贫血、哮喘史、心脏病、糖尿病、药物不合理使用或依赖史、肝功能损害、多动症、高血压、甲亢、肾上腺功能减退已处于临界状态、不能控制的疼痛、卟啉病、肾功能损害、呼吸困难,尤其是哮喘持续状态。

(8)当作为抗惊厥药应用时,应定期测定血药浓度,以达最大的疗效,并根据情况做其他有关检查。

(9)巴比妥类药急性过量时表现为中枢神经和呼吸系统抑制,甚至进展到陈-施呼吸的程度,反射消失、瞳孔缩小、流涎、心律失常、体温降低、昏迷等。亦可发生典型的休克表现。极度巴比妥类药过量时,大脑的一切活动消失,脑电图变为一条平线,若不并发缺氧性损害,这种情况是可逆的,而不代表为临床死亡。

(10)巴比妥类药过量常可并发肺炎、肺水肿、心律不齐、充血性心力衰竭及肾衰竭。

5.药物相互作用

(1)乙酰氨基酚类药物:如对乙酰氨基酚,在长期应用巴比妥类药治疗的患者中,由于肝微粒体酶诱导代谢的增加而引起乙酰氨基酚类药物的疗效降低。在酒精癖或长期应用巴比妥类药治疗的患者中,给予1次中毒剂量或长期高剂量乙酰氨基酚类药物治疗会增加肝中毒的危险性。

(2)肾上腺皮质激素、糖皮质激素、环孢素、洋地黄苷类和奎宁等:与巴比妥类药,特别是苯巴比妥联合应用时,这些药物的药效将降低。

(3)饮酒与中枢神经系统抑制药同时使用:可引起神经系统的抑制效应增强。因此,两种药物的剂量均应减少。

(4)麻醉药:在应用氟烷、恩氟烷、甲氧氟烷等制剂麻醉之前有长期服用巴比妥类药物史者,可增加麻醉药的代谢产物,增加肝脏毒性的危险。在应用甲氧氟烷之前服用巴比妥类药物,可增加肾代谢产物的产生,以致肾中毒的危险性增加。巴比妥类药与氯胺酮同时应用,特别是大剂量静脉给药,有血压降低、呼吸抑制的危险。

(5)抗凝药:与巴比妥类药合并应用时,由于增加肝脏微粒体酶的作用,使抗凝作用减弱,但在巴比妥类药停用后又可引起出血倾向。因此,在调整抗凝药量时需定期检测凝血酶原时间。

(6)抗惊厥药物

①与苯妥英钠等乙内酰脲类药物合用时,对其血药浓度的影响不定。因此,必须密切控制血药浓度。

②与乙琥胺和卡马西平合用时,由于巴比妥类药能引起代谢加快,引起这两种药物的血药浓度降低,$t_{1/2}$缩短。因此,当乙琥胺和卡马西平等药物与苯巴比妥合用时,必须密切控制血药浓度,然后调节药物剂量,特别是加药或撤药时应当更加注意。

③与丙戊酸钠合用时,巴比妥类药代谢减慢,使血药浓度增高,增强中枢神经抑制,丙戊酸钠的$t_{1/2}$缩短。所以,剂量必须调整。此外,苯巴比妥可以增加丙戊酸钠的肝脏毒性。

(7)其他:巴比妥类药与以下药物合用。

①与钙离子拮抗药合用,可引起血压下降。

②与碳酸酐酶抑制药同时应用,将增强苯巴比妥的药效。

③与口服避孕药、雌激素等合用时,可以降低避孕药的可靠性。这一作用与加快肝酶代谢作用有关。

④与环磷酰胺合用,可增加环磷酰胺烷基化代谢产物,但实际作用尚不清楚。

⑤与灰黄霉素合用,可引起后者吸收不良.降低疗效,灰黄霉素使用剂量要逐渐调节。

⑥与奎尼丁合用,由于增加奎尼丁的代谢产物而降低疗效。因此,需要逐步调节剂量。

⑦与氟哌啶醇联合应用治疗癫痫时,可引起癫痫发作形式发生改变,抗惊厥药的血药浓度需要调整。

⑧与吩噻嗪类和四环素类抗抑郁药物合用时,可降低抽搐阈值。例如氯丙嗪与苯巴比妥合用时,可增加氯丙嗪代谢,而降低苯巴比妥血药浓度;与马普替林合用时,降低抽搐阈值,增加中枢神经的抑制作用。

⑨与布洛芬类药合用,可以减少或缩短清除半衰期的时间,而降低作用强度。

6.给药说明

(1)药物起效时间及药效持续时间取决于用量、剂型和给药途径。

(2)肝功能不全患者,用药时应从小剂量开始。

(3)长期服用巴比妥类药都可产生耐药性,尤其是常用量的长效类药或大量的短效类药。

(4)长期不间断的用药,尤其是短效类药,可能引起精神或身体的药物依赖性,停药时须逐渐减量,以免引起撤药症状。

(5)静脉注射应选择较粗的静脉,减少局部刺激。否则有可能引起血栓形成。切勿选择曲张的静脉。

(6)肌内注射应选择大肌肉,如臀大肌或股外侧肌的深部注射;不论药液浓度高低,每次注射量不应>5mL。

(7)静脉注射应避免药物外渗或注入动脉内,外渗可引起组织化学性创伤,注入动脉内则可引起局部动脉痉挛,顿时剧痛,甚至发生肢端坏死。

(二)常用药物

1.苯巴比妥

为长效巴比妥类药物,对中枢神经系统的抑制作用呈典型量效关系,随着剂量的增加,先后出现镇静、催眠、抗惊厥和麻醉作用。可对抗癫痫,对癫痫大发作与局限性发作及癫痫持续状态有良效。此外,本品还具有增强解热镇痛药药效的作用。

(1)吸收:本药钠盐经口服或注射均易被吸收,起效时间口服需 $0.5\sim1h$,静脉注射需 15min。口服 T_{max} 为 $2\sim18h$。

(2)分布:可分布于各组织与体液中,脑组织内药物浓度最高(但进入脑组织慢)。骨骼肌内药量最大,并能透过胎盘。血浆蛋白结合率平均为 40%。

(3)消除:作用维持时间平均为 $10\sim12h$。65% 在肝脏代谢,代谢物及部分原形(约 30%)经肾排出体外,肾小管有再吸收作用,使作用持续时间延长。$t_{1/2}$ 成人为 $50\sim144h$,小儿为

40～70h,肝肾功能不全时 $t_{1/2}$ 延长。

（4）剂量方案：口服，常用量 15～150mg/次，30～200mg/d；极量 250mg/次，500mg/d。皮下、肌内或缓慢静脉注射，常用量 100～200mg/次，1～2 次/d；极量 0.25g/次，0.5g/d。

镇静、抗癫痫：15～30mg/次，3 次/d。催眠：30～90mg/次，睡前 1 次服用。抗惊厥：肌内注射其钠盐，100～200mg/次，必要时 4～6h 后重复 1 次。麻醉前给药：术前 1/2～1h 肌内注射 100～200mg。癫痫持续状态：肌内注射 100～200mg/次。

（5）特殊剂量方案：小儿用药：镇静，2mg/(kg·次)；抗惊厥，3～5mg/(kg·次)；抗高胆红素血症，5～8mg/(kg·d)，分次口服。

（6）治疗血浓。有效血药浓度 10～40μg/mL。

（7）不良反应：服药的次展出现"宿醉"现象，有头晕、嗜睡、乏力等症状；少数人有过敏反应，如皮炎、皮疹、水泡、红斑、发热等。长期用药产生耐受性，突然停药引起明显"反跳"现象，如兴奋、不安、恐惧、失眠、噩梦、抽搐、低血压等。

（8）注意事项：对本药过敏、严重肝肾功能不全、支气管哮喘、呼吸抑制及卟啉病患者禁用；严重贫血、心脏病、糖尿病、高血压、甲状腺功能亢进、老年人、孕妇和哺乳期妇女慎用。静脉注射速度不应超过 60mg/min，过快可引起呼吸抑制。

（9）相互作用：为肝药酶诱导剂，与苯妥英钠、氯丙嗪、双香豆素、强心苷、氯霉素、多西环素及环孢素等药合用时，会加速这些药物的代谢，使其疗效降低；与对乙酰氨基酚合用可引起肝脏毒性；与卡马西平、乙琥胺、丙戊酸钠合用时，后三者半衰期缩短，而本巴比妥本身血药浓度升高。

（10）临床应用：主要用于镇静、催眠、抗惊厥、抗癫痫等病症，还可用于麻醉前给药及新生儿高胆红素血症。与解热镇痛药联合应用可加强其药理作用。

（11）剂型规格。片剂：10mg，15mg，30mg，100mg；注射剂（钠盐）：50mg，100mg，200mg。

2.异戊巴比妥

作用与苯巴比妥相似，对中枢神经系统有抑制作用，因剂量不同而具有镇静、催眠、抗惊厥等不同作用。本品属中效巴比妥类药物，作用快而持续时间短，持续时间约 3～6h。

（1）吸收：口服或钠盐肌内注射均易自给药部位吸收，口服后 15～30min 起效。T_{max} 随给药途径而异，个体差异大。

（2）分布：蛋白结合率为 61%。吸收后分布于体内各组织及体液中，在脑、肾、肝有较高浓度，易穿过血脑屏障。

（3）消除：主要在肝脏代谢，约有 50% 转化为羟基异戊巴比妥。主要与葡糖醛酸结合后经肾脏排出，极少量（小于 1%）以原形随尿排出，也可经乳汁排出。$t_{1/2}$ 为 14～40h。

（4）剂量方案：口服，常用量 0.1～0.2g/次；极量 0.2g/次，0.6g/d。肌内或缓慢静脉注射 0.1～0.25g/次；极量0.25g/次，0.5g/d。镇静：0.02～0.04g，2～3 次/d。催眠：0.1～0.2g，于睡前服用，适用于难入睡者。抗惊厥：静脉注射或肌内注射其钠盐 0.3～0.5g。

（5）特殊剂量方案：小儿用药量不超过 60mg/m²，老年人使用时需减少剂量。

（6）不良反应：偶见过敏反应，严重者可见皮肤和黏膜红斑、皮疹、坏死性结膜炎、知觉异常、精神活动功能低下、发音困难、运动失调、昏迷等。实验室检查可见卟啉尿、蛋白尿、低血钾、巨细胞贫血等。

(7)注意事项:对一种巴比妥过敏者,可能对本药过敏;不宜在肌肉浅表部位或皮下注射,因可引起疼痛并可产生无菌性坏死或脓肿;用量过大或静脉注射过快易出现呼吸抑制及血压下降,成人静脉注射速度应不超过 100mg/min,小儿应不超过 60mg/m²;连续使用达 14d 可出现快速耐药性;长期用药可产生精神或躯体的药物依赖性,停药需逐渐减量,以免引起撤药症状;肝功能不全者,用量应从小量开始,严重肝、肾功能不全者禁用;轻微脑功能障碍(MBD)症、低血压、高血压、贫血、甲状腺功能低下、肾上腺功能减退、心肝肾功能损害、高空作业、驾驶员、精细和危险工种作业者需慎用。

(8)相互作用:与全麻药、中枢性抑制药或单胺氧化酶抑制药等合用时,可相互增强效能;本药为肝酶诱导剂,与口服抗凝药、避孕药、雌激素、皮质激素、洋地黄类(包括地高辛)、土霉素或三环类抗抑郁药合用时,可降低这些药物的疗效;与奎尼丁合用时,由于增加奎尼丁的代谢而减弱其作用;与钙离子拮抗剂合用,可引起血压下降;利福平与利福喷汀可诱导肝药酶,增加本药的代谢,降低本药的血药浓度和疗效;桉油醇可能增加本药在肝脏的代谢,使本药的疗效降低;与卡马西平和琥珀酰胺类药合用时,可使这些药物的清除半衰期缩短、血药浓度降低;胡椒碱可促进胃肠道吸收并抑制肝脏微粒体酶;从而增加本药的生物利用度;本药可拮抗芬美曲嗪降低食欲的作用;乙醇可增强本药的中枢抑制作用,用药期间应避免饮酒。

(9)临床应用:主要用于催眠、镇静、抗惊厥(小儿高热惊厥、破伤风惊厥、子痫、癫痫持续状态)和麻醉前给药。

(10)剂型规格。片(胶囊)剂:0.1g;粉针剂(钠盐):0.1g,0.25g。

3.司可巴比妥

催眠作用与异戊巴比妥相同,为短效巴比妥类催眠药。引起快速眼动睡眠(REMS)总量减少,并减少第Ⅲ和第Ⅳ期睡眠,有别于正常生理性睡眠。在用药一段时间后停药,可产生多梦、梦魇,即所谓 REMS 反跳现象,甚至再次失眠。

(1)吸收:口服易由胃肠道吸收,服用后 10~15min 起效,维持时间短。

(2)分布:血浆蛋白结合率 46%~70%。因脂溶性高,易穿过血脑屏障进入脑组织。

(3)消除:主要在肝脏代谢,与葡糖醛酸结合后由尿排出,仅少量(约 5%)以原形由肾排出。$t_{1/2}$ 为 20~28h。

(4)剂量方案:口服,催眠:50~20.0mg,睡前一次顿服;镇静:30~50mg/次,3~4 次/d;麻醉前用药:200~300mg,术前 1h 服。成人极量 300mg/次。

(5)特殊剂量方案:小儿常用量,镇静:每次按体重 2mg/kg 或按体表面积 60mg/m²,3 次/d;麻醉前用药:50~100mg,术前 1h 给药。老年人应适当减少剂量。

(6)不良反应:常见头晕、步态不稳、共济失调等不良反应;对巴比妥类过敏的患者可出现皮疹以及哮喘,严重者发生剥脱性皮炎和 Stevens-Johnson 综合征,可致死,一旦出现皮疹,应当停药;长时间使用可发生药物依赖,停药后易发生停药综合征;少有因过敏而出现意识不清、抑郁或逆向反应(以老年、儿童患者及糖尿病患者为多)等;偶有粒细胞减少,皮疹、环形红斑、眼睑、口唇、面部水肿、幻觉、低血压、血小板减少、肝功能损害、黄疸、骨痛和肌无力等。

(7)注意事项:对一种巴比妥过敏者,可能对本药过敏;静脉注射时应避免药物外渗或注入动脉内；长期用药可产生精神或躯体的药物依赖性，停药需逐渐减量，以免引起撤药症状；出现皮疹应立即停药；与其他中枢抑制药合用，对中枢产生协同抑制作用；轻微脑功能障碍（MBD）症、低血压、高血压、贫血、甲状腺功能低下、肾上腺功能减退、心肝肾功能损害、高空作业、驾驶员、精细和危险工种作业者需慎用。

（8）相互作用：本药为肝药酶诱导剂，可加速自身和其他药物代谢；与饮酒、全麻药、中枢性抑制药或单胺氧化酶抑制药等合用时，可相互增强效能；与口服抗凝药、口服避孕药或雌激素合用时，可降低后者的效应；与皮质激素、洋地黄类（包括地高辛）、土霉素或三环类抗抑郁药合用时，可降低这些药物的效应；与奎尼丁合用时，因增加奎尼丁的代谢而减弱其作用；与钙离子拮抗剂合用，可引起血压下降；与氟哌啶醇合用，可引起癫痫发作形式改变，需调整用量；与吩噻嗪类和四环类抗抑郁药合用时可降低抽搐阈值，增加抑制作用；与布洛芬类合用，可减少或缩短半衰期而减少作用强度；碳酸酐酶抑制药可增强本药的药效。

（9）临床应用：主要用于不易入睡的患者，也可用于抗惊厥。

（10）剂型规格。胶囊剂：100mg；注射剂：50mg，100mg。

三、其他类

（一）水合氯醛

水合氯醛是氯醛的水合物，口服或直肠给药均能迅速被吸收，吸收后大部分在肝和其他组织内很快被乙醇脱氢酶作用，生成具有活性的三氯乙醇。三氯乙醇的血浆蛋白结合率为35%～40%，$t_{1/2}$为7～10h。口服水合氯醛30min内即能入睡，作用持续时间为4～8h，并经肾排出。

水合氯醛及其代谢产物三氯乙醇有镇静、催眠作用，随剂量增加呈现抗惊厥作用。本药作用特点是快、强、持久。催眠时不缩短REMS时相，醒后无明显后遗效应。本药可用于顽固性失眠或用其他催眠药效果不佳的患者。本药大剂量可用于破伤风、小儿高热、子痫等引起的惊厥。本药对胃有较明显的刺激性，需稀释（10%溶液）后口服，患有溃疡病的患者禁用，必要时采用直肠给药。本药大剂量时损害心、肝、肾，有严重心、肝、肾功能不全者慎用或禁用。久用可产生耐受性、依赖性。

（二）甲丙氨酯

甲丙氨酯（眠尔通）作用与地西泮相似，其抗焦虑作用比地西泮弱。本药临床上常用于神经官能症的焦虑、精神紧张和失眠的治疗，对癫痫小发作有效，但对大发作不仅无效，反而有加重发作的倾向。

（三）褪黑素

褪黑素（MT）是松果体分泌的主要激素，MT对机体有广泛的影响，包括：对生物节律、神经内分泌和应激反应的调节；抑制肾上腺、性腺及甲状腺的分泌；抗炎、镇痛、镇静、催眠及清除自由基等作用。

正常人服用MT后，睡眠潜伏期缩短，睡眠中觉醒次数明显减少，临床可用于睡眠节律障碍者,包括睡眠位相滞后、时差反常、倒班作业或越洋旅行引起的睡眠障碍及盲人、脑损伤者的睡眠障碍等。本药主要用于成年人及老年人的催眠,不宜用于未成年人。

此外,格鲁米特(导眠能)和甲喹酮(安眠酮)等也有镇静催眠作用,久服均可产生依赖性。

第二节 抗癫痫药和抗惊厥药

一、抗癫痫药

(一)概述

癫痫是大脑局部神经元突发性异常放电,并向周围正常组织扩散,导致短暂的大脑功能障碍的一种神经系统常见病。癫痫临床主要特点为运动、感觉、意识以及精神方面的异常。由于癫痫异常放电的部位不同,因而临床表现多种多样。依据发作时的症状,癫痫可分为局限性发作和全身性发作,主要包括以下5种类型。

1.强直-阵挛性发作(大发作)

多数患者表现为先发出尖叫声,随后有意识丧失而跌倒,全身肌肉强直,呼吸停顿,数秒钟后转为阵挛性抽搐,抽搐逐渐加重,口吐白沫,历时数十秒钟,阵挛期呼吸恢复,部分患者有大小便失禁,每次发作历时数十秒至几分钟不等。抽搐后全身松弛,患者清醒或进入昏睡,此后意识逐渐恢复,且对之前发生的事情不能记忆。

2.失神性发作(小发作)

突然短暂意识丧失,动作中断,但无抽搐,持续数秒钟即恢复,每日可反复发作数次至数十次不等。多见于儿童。

3.复合性局限性发作(精神运动性发作)

主要表现为阵发性精神失常,患者突然意识模糊,伴有不规则及不协调动作,如吮吸、摇头、挣扎等。发作可持续数小时至数日,病变多见于颞叶与额叶。

4.单纯部分性发作(局限性发作)

发作时无意识障碍,只表现为局部肢体运动或感觉障碍,如一侧口角、手指或足趾的发作性抽动或感觉异常,发作持续时间常在1min以内。

5.癫痫持续状态

癫痫持续状态指患者大发作持续状态,反复抽搐,持续意识不清,抢救不及时可危及生命。

(二)癫痫的治疗

癫痫是可治性疾病,大多数患者预后较好,患者一般需长期服药,70%～80%可在发作最初5年内缓解,其中50%可完全停药。近年来,随着抗癫痫药物治疗及新型抗癫痫药物研究的深入与发展,癫痫的临床治疗水平大幅提升,并有效地改善了患者的生活质量。药物治疗的一般原则如下。

(1)通常在癫痫确诊之后,应按其发作类型选择有效、安全、价廉的药物进行治疗。首次发作的患者在调查病因之前，不宜过早用药，应等到下次发作再决定是否用药，用药前应向患者及其家人说明癫痫治疗的长期性、药物毒副作用及生活中注意事项。

（2）病因明确者应进行病因治疗。如低血糖、低血钙等代谢紊乱所致癫痫者应先积极纠正血糖、血钙；颅内占位性病变应首选手术治疗，但术后残余病灶或手术瘢痕仍可使约半数患者继续发作，故还需要药物治疗。

（3）根据患者发作类型合理选择抗癫痫药物。

（4）合理选择药物剂量。从小剂量开始，逐渐加量，尽量使用最小有效浓度，减少不良反应，提高患者依从性。药物使用应足疗程治疗。

（5）合理联合用药。单一药物治疗有效，不建议联合用药，如治疗无效，可换用另一种单药，但换药期间应有一定的过渡期。下列情况可考虑联合用药：有多种类型的发作；针对药物的不良反应，如用苯妥英钠治疗部分性发作时出现失神发作，除选用广谱抗癫痫药外，也可合用氯硝西泮治疗由苯妥英钠引起的失神发作；在单药治疗无效的患者，必要时也可考虑联合用药。

联合用药应注意：尽量避免将药理作用相同的药物合用，如扑米酮进入体内后可代谢成苯巴比妥，应避免合用；避免有相同不良反应的药物合用；不能将多种药物联合作为广谱抗癫痫药使用。一般情况下，联合用药不宜超过 3 种。

（6）合理用药方法。根据药物的性质可将每日剂量单次或分次服用，半衰期长的药物可 1～2 次/d，如丙戊酸镁缓释片、苯巴比妥等。由于多数抗癫痫药物为碱性，饭后服药可减轻胃肠道反应。

（7）正确处理和观察不良反应。大多数抗癫痫药都有不同程度的不良反应，除定期随访、常规体检，用药后还需定期复查血常规和肝肾功能，至少持续半年。苯妥英钠用药后可出现恶心、呕吐、厌食、齿龈和毛发增生、体重减少等不良反应，对疗效无明显影响时可不处理，眼震、言语不利、共济失调往往是药物过量的表现，减量可好转；如出现严重的皮疹、肝肾功能或血液系统损伤，则需停药，用其他药物进行治疗。

（8）合理制定用药疗程。一般说来，全面强直阵挛性发作完全控制 3～5 年或失神发作停止 1～2 年后可考虑停药。决定停药后应有一个缓慢减量的过程，一般不应少于 1～1.5 年。复杂部分性发作可能需要长期服药。

（三）常用药物

1.乙内酰脲类和巴比妥类

（1）苯妥英钠（大伦丁钠，二苯乙内酰胺）：为乙内酰脲类抗癫痫药物，对各种组织的可兴奋膜（包括神经元和心肌细胞膜）有稳定作用，通过增加细胞膜处 Na^+ 外流或减少 Na^+ 内流起作用而降低其兴奋性，对高频异常放电的神经元的 Na^+ 通道阻滞作用明显，抑制高频反复放电，而对正常的低频放电并无明显影响。苯妥英钠抑制神经元的快灭活型（T 型）Ca^{2+} 通道，抑制 Ca^{2+} 内流。较高浓度时，还能抑制 K^+ 外流，延长动作电位时程和不应期。

①吸收：口服吸收较慢而不规则，85%～90% 由小肠吸收，新生儿吸收较差。T_{max} 口服为 4～12h。一日口服 300mg，7～10d 可达稳态血药浓度。口服片剂的生物利用度约为 79%，且有明显的个体差异。进食可影响本药吸收。

②分布：吸收后分布于全身，易透过血脑屏障，脑中药物浓度较血中高 2～3 倍。在脑组织中达到有效浓度较慢，因此疗效出现缓慢，需连续多次服药才能有效。主要与白蛋白结合，蛋白结合率为 88％～92％，在脑组织内蛋白结合率还可略高。

③消除：主要在肝内代谢，代谢物主要为羟基苯妥英（约占 50％～70％），无药理活性。经肾脏排泄，碱性尿时排泄较快。可通过胎盘，能分泌入乳汁。消除速率与血浆浓度有密切关系，血药浓度低于 $10\mu g/mL$ 时，按一级动力学消除，$t_{1/2}$ 为 7～42h（平均为 22h）。高于此浓度时，则按零级动力学消除，$t_{1/2}$ 可延长至 15～95h 或更长，且血药浓度与剂量不成比例地迅速升高，容易出现毒性反应。早产儿的 $t_{1/2}$ 显著延长。

④剂量方案：成人口服，治疗癫痫：开始时 100mg/d，分 2 次服用，在 1～3 周内加至250～300mg/d，分 3 次服用；在分次应用达到控制发作和血药浓度达稳态后可考虑改用长效（控释）制剂；发作频繁者，可一日 12～15mg/kg，分 2～3 次服用，1 次/6h，第 2d 开始给予 100mg（或1.5～2mg/kg），3 次/d，直到调整至适当剂量；一次极量为 300mg，一日极量为 500mg。治疗三叉神经痛：100～200mg/次，2～3 次/d。

静脉注射，抗惊厥：150～250mg/次，静脉注射速度不超过 50mg/min，需要时 30min 后可再次静脉注射 100～150mg，一日总量不超过 500mg；如癫痫持续状态，用量为（16.4±2.7）mg/kg，静脉滴注。

⑤特殊剂量方案：老年人、肝功能不全、重症患者、血浆白蛋白降低（或本药蛋白结合率降低）的患者，静脉注射需减量，注射速度减慢到每 2～3min 给予 50mg，以免发生不良反应或中毒反应。儿童常规口服给药剂量，治疗癫痫：开始时一日 5mg/kg，分 2～3 次服，以后按需要调整，一日剂量不超过 250mg；维持量为一日 4～8mg/kg（或 250mg/m²），分 2～3 次服。儿童静脉注射，抗惊厥：可按 5mg/kg（或 250mg/m²），单次或分 2 次注射。

⑥治疗血浓：有效血药浓度为 10～20μg/mL。

⑦不良反应：可引起眼球震颤、共济失调、构音障碍、神志模糊、行为改变、癫痫发作次数增多、精神改变、眩晕、失眠、短暂的神经敏感性增强、头痛等精神神经系统反应，常与剂量有关，这些反应往往是可逆的，一旦停药很快消失。长期服药后消化系统可见恶心、呕吐、胃炎、大便色淡、齿龈增生（儿童多见），罕见巩膜或皮肤黄染（肝炎或胆汁淤积性黄疸，可出现血清碱性磷酸酶、丙氨酸氨基转移酶升高）、食欲减退、严重的胃痛等。血液系统可引起白细胞减少、粒细胞缺乏及全血细胞减少，还可引起巨幼细胞性贫血、淋巴结病（包括良性淋巴结增生）、假性淋巴瘤、恶性淋巴瘤；罕见血小板减少（表现为出血或淤斑等）、再生障碍性贫血。常有皮疹反应，包括红斑、荨麻疹、痤疮、麻疹样反应，有时伴发热，少见但较严重的有剥脱性皮炎、重症多形性红斑、系统性红斑狼疮、中毒性表皮坏死松解症；罕见血清病。代谢/内分泌系统可出现血管升压素及胰岛素分泌受到抑制，血糖升高。本药可使血清 T3、T4 的浓度降低，可增加妇女雌激素、黄体酮与睾酮的代谢性清除。

⑧注意事项：对本药及其他乙丙酰脲类药物过敏者、阿-斯综合征患者、Ⅱ～Ⅲ度房室阻滞、窦房结阻滞、窦性心动过缓等患者、低血压患者禁用；嗜酒、贫血、心血管病患者（尤指老年人）、糖尿病患者、肝肾功能损害者、甲状腺功能异常者、孕妇及哺乳期妇女慎用；对地塞米松试验、甲状腺功能试验等检验值或诊断有影响；用药前后及用药时应当检查或监测：血常规、肝功

能、血钙、脑电图、血药浓度和甲状腺功能等。静脉使用本药时应进行持续的心电图、血压监测。久服不可骤停,否则可使发作加剧或发生癫痫持续状态。

⑨相互作用:抗凝药(如香豆素类、噻氯匹定)、磺胺类、西咪替丁、甲硝唑、氯霉素、克拉霉素、异烟肼、吡嗪酰胺、氟康唑、维生素 B_6、保泰松、氯苯那敏、舍曲林、地昔帕明、奈法唑酮、氟伏沙明、氟西汀、甲琥胺、地尔硫草、硝苯地平、尼鲁米特等可降低本药的代谢,从而增强本药的效果和(或)毒性;与香豆素类抗凝药合用时,开始可增加抗凝效应,但持续应用则效果相反。长期应用对乙酰氨基酚的患者,使用本药可增加肝脏中毒的危险性,且疗效降低。长期应用多巴胺的患者,静脉注射本药时可因儿茶酚胺耗竭,引起突发性低血压及心率减慢,且与本药的用量及吸收速度有关。本药有肝微粒体酶诱导作用,可加速肾上腺皮质激素(包括糖皮质激素、盐皮质激素)、促皮质素、雌激素及含雌激素的口服避孕药、左甲状腺素、芬太尼、安非拉酮、环孢素、白消安、紫杉醇、咪达唑仑、氯氮平、哌替啶、帕罗西汀、左旋多巴、卡马西平、拉莫三嗪、乙琥胺、洋地黄类、非洛地平、奎尼丁、辛伐他汀、伊曲康唑等与这些酶有关的药物代谢,使后者药效降低。博来霉素、卡铂、卡莫司汀、长春碱、氨茶碱、阿昔洛韦以及含镁、铝或碳酸钙的制酸药可降低本药在胃肠道的吸收,从而降低本药的生物利用度。与丙戊酸钠、替尼达帕、氯贝丁酯合用时,对蛋白竞争结合,应经常监测血药浓度,并根据临床情况调整本药的用量。

⑩临床应用:用于癫痫全身性强直阵挛发作、复杂部分性发作(精神运动性发作、颞叶癫痫)、单纯部分性发作(局限性发作)和癫痫持续状态;用于三叉神经痛、隐性营养不良型大疱性表皮松解症、发作性舞蹈样手足徐动症、发作性控制障碍(包括发怒、焦虑、失眠、兴奋过度等行为障碍疾患)、肌强直症等;也可用于洋地黄中毒所致的室性及室上性心律失常、三环类抗抑郁药过量时引起的心脏传导障碍、对利多卡因无效的心律失常,对室性期前收缩、室性心动过速的疗效较室上性心动过速、心房颤动及心房扑动疗效较好。

⑪制剂与规格:片剂:50mg,100mg;注射剂:100mg,250mg。

(2)扑米酮(扑痫酮,去氧苯巴妥):为去氧巴比妥类药物,本品在体内可代谢为苯巴比妥和苯乙基丙二酰胺(PEMA),母体药物及其两个代谢产物均有抗惊厥效应。本药作用机制可能是减少了单突触或多突触传递,导致整个神经细胞兴奋性降低,提高运动皮质电刺激阈值,从而使发作阈值提高。还可以抑制癫痫灶放电的传播。可用于治疗癫痫全身性强直阵挛发作(大发作)、部分性发作、复杂部分性发作的单药治疗或联合用药。

①吸收:口服后吸收较快(但比苯巴比妥慢),T_{max} 约 3~4h。单次给药时,药效持续 0.5~5h。口服的生物利用度为 90%~100%,小儿的生物利用度约为 92%。

②分布:V_d 为 0.4~1L/kg。总蛋白结合率为 20%~30%。

③消除:主要在肝脏内代谢,代谢产物 PEMA 及苯巴比妥均有药理活性。成人体内 15%~25%被吸收的扑米酮代谢转化成为苯巴比妥,长期服用时 PEMA 与苯巴比妥都逐渐积累。约有 20%~40%的扑米酮、30%的 PEMA、25%的苯巴比妥经肾随尿液排出,可通过胎盘,也可分泌人乳汁,乳汁中扑米酮和苯巴比妥的浓度分别为血药浓度的 106.9%和 56.9%。母体化合物的 $t_{1/2}$ 为 3.3~7h。

④剂量方案:成人口服,抗癫痫:初始剂量为 50mg/次,睡前服用;3d 后改为 50mg/次,2次/d;1 周后改为 50mg/次,3 次/d;第 10d 开始 250mg/次,3 次/d,总量不超过 1500mg/d;维

持量为 250mg/次,3 次/d。

⑤特殊剂量方案:肾功能不全时剂量:肾小球滤过率大于 50mL/min 的患者,服药间隔8h;肾小球滤过率为 10~50mL/min 的患者,服药间隔 8~12h;肾小球滤过率小于 10mL/min的患者,服药间隔 12~24h。

儿童口服,抗癫痫:8 岁以下儿童,初始剂量为 50mg/次,睡前服用;3d 后增为 50mg/次,2次/d;1 周后改为 100mg/次,2 次/d;10d 后根据情况可以增加至 125~250mg/次,3 次/d 或10~25mg/(kg·d),分次服用。8 岁以上儿童用量同成人。

⑥治疗血浓:癫痫发作的治疗血药浓度为 5~12μg/mL。

⑦不良反应:恶心、呕吐为常见不良反应,宜从小剂量开始,逐渐增量。还可有头痛、嗜睡、共济失调、情感障碍等。偶见粒细胞减少、再生障碍性贫血、红细胞发育不良、巨细胞性贫血。

⑧注意事项:对本药或其他巴比妥类药物过敏者、严重肝肾功能不全者禁用。肝肾功能损害者(可能引起本药在体内的蓄积)、多动症(可加重病情)、哮喘、肺气肿或其他可能加重呼吸困难或气道不畅的呼吸系统疾病、轻微脑功能障碍者(可加重病情)、血卟啉病(可引起急性发作)、老年人、孕妇和哺乳期妇女患者慎用。药物对某些检验值或诊断有影响,如血清胆红素可能降低、酚妥拉明试验可出现假阳性,故此试验前需停用本药至少 24h,最好停药 48~72h。用药前后及用药时应当检查全血细胞计数,定期监测本药及其代谢产物苯巴比妥的血药浓度。

⑨相互作用:与全麻药、具有中枢神经抑制作用的抗高血压药、其他中枢神经抑制药、注射用硫酸镁合用时,可增加对中枢神经活动或呼吸的抑制。异烟肼、单胺氧化酶抑制药可抑制本药的代谢,使血药浓度升高,有可能导致中毒。与丙戊酸合用,本药的血药浓度增加,导致中枢神经系统抑制及中毒,可能与竞争结合蛋白质及减慢代谢有关;同时,丙戊酸的 $t_{1/2}$ 可能缩短,应注意调整本药用量。本药可减少维生素 B_{12}、灰黄霉素的吸收,使后两者疗效降低。由于本药的代谢产物苯巴比妥可诱导肝代谢酶,故与抗凝药、皮质激素、洋地黄、地高辛、维生素 D、盐酸多西环素或三环类抗抑郁药合用时,这些药物的代谢增快而疗效降低。与垂体后叶素合用,引起心律失常或冠状动脉供血不足。

⑩临床应用:用于癫痫全身性强直阵挛发作(大发作)、部分性发作、复杂部分性发作的单药治疗或联合用药。也用于治疗特发性震颤及老年性震颤。

⑪剂型规格。片剂:50mg,100mg,250mg。

2.亚芪胺类

(1)卡马西平(氨甲酰苯,卡巴咪唑):具有抗惊厥、抗癫痫、抗神经性疼痛等多种作用。为钠通道调节剂,可通过增强钠通道的灭活效能,限制突触后神经元高频动作电位的发散,以及通过阻断突触前钠通道和动作电位发散,阻断神经递质的释放,从而调节神经兴奋性,产生抗惊厥作用。还具有抗外周神经痛作用,可能是通过作用于 γ-氨基丁酸(GABA)B 受体而产生镇痛效应,并与调节钙通道有关。

①吸收:口服吸收缓慢且不规则。口服普通片剂 400mg 后,T_{max} 为 4~8h,C_{max} 为 8~10μg/mL,但个体间差异很大。1~2 周达稳态血药浓度。生物利用度为 58%~85%。

②分布:血浆蛋白结合率约为 76%,口服后可迅速分布至全身组织,能通过胎盘,可分泌入乳汁。

③消除:经肝脏代谢,能诱发自身代谢,主要代谢产物 10,11-环氧化卡马西平的药理活性与原形药相似,其在血浆和脑内的浓度可达原形药的 50%。给药量的 72% 经肾脏排出,28% 随粪便排出。单剂量口服 $t_{1/2}$ 为 25~65h,长期服药诱发自身代谢,$t_{1/2}$ 降为 10~20h。72% 经肾脏排出,28% 随粪便排出。

④剂量方案:口服,抗癫痫及抗惊厥:初始剂量为 100~200mg/次,1~2 次/d,以后逐渐增加剂量,直至最佳疗效;维持时应根据情况调整至最低的有效量,分次服用;要注意剂量个体化,一日总量不宜超过 1200mg。镇痛:初始剂量为 100mg/次,2 次/d,第 2d 起,隔日增加 100~200mg,直至疼痛缓解,维持量为 400~800mg/d,分次服用,一日最高剂量不超过 1200mg。抗躁狂或抗精神病:初始剂量为 200~400mg/d,以后每周逐渐增加剂量,通常成人总量不超过 1200mg/d,分 3~4 次服用;少数用至 1600mg/d。

⑤特殊剂量方案:儿童口服,抗惊厥:1 岁以下儿童,100~200mg/d;1~5 岁:200~400mg/d;6~10 岁:400~600mg/d;11~15 岁:600~1000mg/d,分次服用。

⑥治疗血浓:有效血药浓度为 4~12μg/mL。

⑦不良反应:常见不良反应为视物模糊、复视、眼球震颤、头晕、共济失调、嗜睡,还可能激发潜在的精神病、引起老年人精神错乱或激动不安,不良反应发生率随血药浓度的增高而增高。可见口渴、恶心、呕吐;罕见肝功能异常及过敏性肝炎(表现为黑尿、粪便颜色变浅、皮肤巩膜黄染等)。罕见心律失常、房室传导阻滞、充血性心力衰竭、浮肿、高血压或低血压、血栓性静脉炎、再生障碍性贫血、粒细胞减少、骨髓抑制、全血细胞减少、血小板减少性紫癜等。可见低钠血症、Stevens-Johnson 综合征、中毒性表皮坏死松解、剥脱性皮炎、红斑狼疮样综合征。

⑧注意事项:对本药及其他结构相关药物过敏者(三环类抗抑郁药、奥卡西平等)、心脏房室传导阻滞者、血象严重异常者、血清铁严重异常或有卟啉病史者、有骨髓抑制病史者、严重肝功能不全者、孕妇、哺乳期妇女禁用。酒精中毒者、冠状动脉硬化等心脏病患者、肝脏疾病者、肾脏疾病或尿潴留者、糖尿病患者、青光眼患者、ADH 分泌异常或有其他内分泌紊乱者(如垂体功能低下或肾上腺皮质功能减退)慎用。用药前后及用药时应当检查或监测全血细胞计数(包括血小板、网织红细胞)以及血清铁、尿常规、血尿素氮、肝功能、血药浓度监测、眼科检查(包括裂隙灯、眼底镜和眼压检查)。

⑨相互作用:三环类抗抑郁药、马普替林、噻吨类、红霉素、右丙氧芬、甲氰咪胍、异烟肼、维拉帕米、地尔硫䓬、维洛沙嗪、氟西汀、西咪替丁、乙酰唑胺、达那唑、地昔帕明等药可提高本药的血药浓度,引起毒性反应。与氯磺丙脲、氯贝丁酯、去氨加压素、垂体后叶素等合用时,可增强抗利尿作用。与对乙酰氨基酚合用时,可增加肝脏中毒的危险。与碳酸酐酶抑制药合用时,可增加骨质疏松的危险性。与锂盐、甲氧氯普胺或精神安定药(如氟哌啶醇、硫利达嗪)合用,能增加中枢神经系统不良反应。与环孢素、洋地黄类(地高辛除外)、乙琥胺、茶碱、扑米酮、苯二氮䓬类、丙戊酸、多西环素、皮质类固醇、左甲状腺素或奎尼丁等合用时,可使后者药效降低,需注意调整剂量。与雌激素、含雌激素的避孕药合用时,由于本药的肝酶诱导作用,可使药效降低,可改用只含孕激素的口服避孕药。与香豆素类抗凝药合用,由于本药的肝酶诱导作用,使抗凝药的血药浓度降低,$t_{1/2}$ 缩短,抗凝作用减弱。苯巴比妥、苯妥英可加速本药代谢,使其 $t_{1/2}$ 缩短。

⑩临床应用:用于治疗癫痫单纯或复杂部分性发作,对全身性强直、阵挛、强直阵挛发作亦有良好疗效。可缓解三叉神经痛和舌咽神经痛,亦用作三叉神经痛缓解后的长期预防性用药。也可用于脊髓痨、多发性硬化、糖尿病性周围神经痛、外伤及疱疹后神经痛。

⑪剂型规格:片剂:100mg,200mg,400mg;缓释片:200mg,400mg。

(2)奥卡西平(卡西平):为卡马西平的 10-酮基结构类似物,是一种前体药,在体内大部分(70%)被代谢为有活性的 10-单羟基代谢产物(MHD)。药理作用和临床疗效与卡马西平相似,但易于耐受。其作用可能在于阻断脑细胞的电压依赖性钠通道,从而稳定过度兴奋的神经细胞膜,抑制神经元重复放电,减少神经冲动的突触传递。此外,亦作用于钾、钙离子通道而起作用。

①吸收:口服吸收迅速而完全。T_{max} 为 4~6h,进食不影响本药的吸收量及速度。本药在肝脏中快速而广泛地代谢为其活性代谢产物 MHD。每日 2 次服用,2~3d 后可达 MHD 稳态血药浓度,在一日 300~2400mg 的剂量范围内 MHD 的稳态血药浓度与剂量正相关。

②分布:MHD 在体内分布广泛,蛋白结合率为 40%,V_d 为 49L。本药原形及 MHD 均易透过胎盘和血脑屏障,乳汁中药物浓度为血药浓度的 50%。

③消除:95% 以代谢物形式从肾脏排泄,4% 由粪便排泄。本药 $t_{1/2}$ 为 2h,MHD 的 $t_{1/2}$ 为 9h,肾功能受损者(肌酐清除率小于 30mL/min)的 $t_{1/2}$ 延长至 19h。

④剂量方案:口服,癫痫的辅助治疗:起始剂量为 300mg/d,分 2 次服用;此后可根据临床需要,一周增加 1 次剂量,一周最大增量为 600mg;维持剂量为 1200mg/d,分 2 次服用(剂量超过 1200mg 时中枢神经系统不良反应增加)。

⑤特殊剂量方案:儿童口服,用于癫痫辅助治疗:起始剂量为一日 8~10mg/kg,分 2 次服用,不超过 600mg/d。

⑥不良反应:不良反应多为轻中度,且为一过性,以治疗初始阶段多见。如头晕、嗜睡、头痛、疲劳,其他常见不良反应有复视、胃肠功能障碍、皮疹、共济失调、眼球震颤、感冒样综合征、情绪易变(神经质)等;少见白细胞减少、粒细胞减少、荨麻疹、肝功能异常等。低钠血症的出现率高于卡马西平。近年有报道与本品相关的严重皮肤反应,包括 Stevens-Johnson 综合征和中毒性表皮松解症。

⑦注意事项:对本药过敏者、房室传导阻滞者禁用。肝功能损害者、孕妇和哺乳期妇女慎用。老年人更易发生低钠血症,尤其在伴有肾功能不全或使用一些降低血钠的药物时,需引起注意。服药期间应避免饮酒。停用本药治疗时应逐渐减量,以避免诱发癫痫发作(发作加重或癫痫持续状态)。

⑧相互作用:可降低苯妥英、苯妥英钠及苯巴比妥的代谢,使其血药浓度升高,毒性增加,表现为共济失调、眼球震颤、反射亢进等,同时服用时应注意减少剂量。与锂剂合用时神经系统不良反应增加。与二氢吡啶类钙离子拮抗剂(非洛地平等)合用时后者 AUC 降低,但临床意义不显著。与激素类避孕药合用,可导致避孕失败。与某些抗癫痫药(如卡马西平、拉莫三嗪等)合用时,该类药物血清浓度多有降低,本药浓度也可降低,可能是由于本药及 MHD 对 CYP3A4、CYP3A5 的诱导作用。

⑨临床应用:主要用于成人癫痫部分性发作的单药或辅助治疗,也可用于 4~16 岁儿童癫

痫部分性发作的辅助治疗。可用于全身强直-阵挛发作的单药治疗及难治性癫痫的辅助治疗。用于不耐受卡马西平或用其治疗无效的三叉神经痛。

⑩制剂与规格：片剂：150mg，300mg，600mg。

3.侧链脂肪酸类与琥珀酰亚胺类

(1)丙戊酸钠(α-丙基戊酸，二丙二乙酸钠)：为一种不含氮的侧链脂肪酸类广谱抗癫痫药。对多种方法引起的惊厥均有不同程度的对抗作用。其抗癫痫机制尚未阐明，可能与影响脑内抑制性神经递质 γ-氨基丁酸(GABA)的代谢有关。此外，本药作用于突触后感受器部位，模拟或加强 GABA 的抑制作用。对神经膜的作用则尚未完全阐明，可能直接作用于与钾传导有关的膜活动。

①吸收：口服后迅速吸收，生物利用度接近 100%。进食可延缓其吸收。口服胶囊与普通片剂后，T_{max} 约 1～4h，肠溶片则需 3～4h；缓释片在胃内可有少量释放，在肠道缓慢吸收，T_{max} 较长，C_{max} 较低。

②分布：主要分布在细胞外液、肝、肾、肠及脑组织，在血中大部分与血浆蛋白结合，其结合率约为 80%～85%，脑脊液中药物浓度为血浆浓度的 10%～20%。

③消除：主要在肝中代谢，经肾脏由尿液排泄，少量随粪便排出及经肺呼出，能通过胎盘，可分泌入乳汁。$t_{1/2}$ 为 7～10h。

④剂量方案：口服，起始剂量为 5～10mg/kg，1 周后递增，直至癫痫发作得以控制；一日用量超过 250mg 时，应分次服用。常用量为每日 15mg/kg(或 600～1200mg)，分 2～3 次服用；最大量不超过每日 30mg/kg(或 1800～2400mg)。静脉注射，用于癫痫持续状态：400mg/次，2次/d。

⑤特殊剂量方案：儿童口服，起始剂量为 5～10mg/kg(也可 15mg/kg)，此后按需要一周增加 5～10mg/kg，直至有效或不能耐受为止。

⑥治疗血浓：有效血药浓度为 50～100μg/mL。

⑦不良反应：常见共济失调、行为异常、面部及肢体抽搐，活动增多、不安、烦躁、失眠。偶可引起继发性全身性抽搐发作。可有食欲亢进、畏食、恶心、呕吐、胃痛、腹泻、消化不良、便秘。可有血小板减少、出血时间延长、红细胞发育不良、白细胞减少、罕见全血细胞减少。代谢/内分泌系统可见体重增加，有发生高甘氨酸血症和高甘氨酸尿症的报道。个别急性间歇性卟啉病患者服用本药后可导致急性卟啉病发作。偶见低血糖、Reye 样综合征，水肿罕见。泌尿生殖系统可有闭经或月经失调，极罕见男性乳房女性化。有出现可逆性的 Fanconi 综合征的报道。

⑧注意事项：对本药过敏、肝病活动期或明显肝功能损害者、卟啉病患者禁用。血液疾病、有肝病史、肾功能损害患者、孕妇、哺乳期妇女、器质性脑病患者慎用。3 岁以下儿童使用本药发生肝功能损害的危险较大，且本药可蓄积在发育的骨骼内，需引起注意。用药前后及用药时应当检查或监测血细胞(包括血小板)计数、出/凝血时间、肝肾功能，必要时监测血浆丙戊酸钠浓度。服用本药患者出现腹痛、恶心、呕吐时应查血清淀粉酶。用药期间不宜饮酒。

⑨相互作用：与阿司匹林或双嘧达莫合用，可减少血小板聚集，延长出血时间。可增强抗凝药(如华法林、肝素)及溶栓药的作用，出血的危险性将增加。可抑制苯妥英钠、苯巴比妥、扑

米酮、氯硝西泮、氯米帕明和拉莫三嗪等药的代谢,易使其中毒,合用时应注意调整剂量,必要时监测血药浓度。与卡马西平合用时,由于诱导肝酶的作用而致使两者代谢加速,可使两者的血药浓度降低、$t_{1/2}$ 缩短。与有肝脏毒性的药物合用时,有导致肝脏中毒的潜在危险。与氟哌啶醇、洛沙平、马普替林、单胺氧化酶抑制药、吩噻嗪类、噻吨类及三环类抗抑郁药合用时,可增加中枢神经系统的抑制作用,降低惊厥阈,并降低本药的效应。本药无酶诱导作用,因此并不降低避孕妇女服用雌、孕激素的效果。

⑩临床应用:主要用于癫痫单纯或复杂部分性发作、失神发作、肌阵挛发作、强直阵挛发作及其他类型癫痫。

⑪制剂与规格:片剂:100mg,200mg。肠溶片:250mg,500mg。糖浆剂:200mg,500mg。注射剂:400mg。

(2)乙琥胺(柴浪丁):属琥珀酰亚胺类抗癫痫药,对癫痫小发作疗效好,不良反应小。作用机制不详,可能是通过提高发作阈值,抑制皮质每秒 3 次的棘-慢波发放,有效阻断 Ca^{2+} 通道,调节细胞膜兴奋性,从而抑制运动皮层的神经传递。也有观点认为本药可能是通过增强中枢抑制性递质 γ-氨基丁酸(GA-BA)的作用,直接或间接地增加脑内氯化物电导,增强细胞抑制而抗癫痫。

①吸收:口服吸收快而完全。T_{max} 成人为 2～4h,儿童为 3～7h。成人口服 750mg,2～4h后血药浓度可达 15μg/mL,稳态血药浓度可持续 24h。

②分布:可分布到除脂肪以外的全身各组织。与血浆蛋白结合较少,可通过血脑屏障。

③消除:部分经肝脏代谢,以原药(约 20%)和代谢产物的形式经肾由尿液排出。成人 $t_{1/2}$ 为 50～60h,儿童为 30～36h。

④剂量方案:口服,初始剂量 0.25g/次,2 次/d,以后每 4～7d 增加 0.25g,直至控制癫痫发作。一日最大剂量不超过 1.5g。

⑤特殊剂量方案:儿童口服,6 岁以下儿童,初始剂量为 0.25g/次,1 次/d,以后每 4～7d 增加 0.25g,直至控制癫痫发作;一日最大剂量不超过 1g,分次服用。6 岁以上儿童,用法用量同成人。

⑥治疗血浓:有效治疗血药浓度为 40～100μg/mL。

⑦不良反应:常见恶心、呕吐、呃逆、上腹不适、食欲减退。少见头昏、头痛、眩晕、嗜睡、易激惹、血小板减少、皮疹、淤斑。偶有粒细胞减少、白细胞减少、再生障碍性贫血及肝、肾损害。个别患者可有过敏反应,出现荨麻疹、红斑狼疮等。

⑧注意事项:对本药及其他琥珀酰亚胺类药物过敏者禁用。肝肾功能不全者、贫血患者、孕妇、哺乳期妇女慎用。美国食品药品管理局(FDA)对本药的妊娠安全性分级为 C 级。服药期间应定期检查白细胞计数和肝、肾功能。

⑨相互作用:与碱性药物(如碳酸氢钠、氨茶碱、乳酸钠等)合用时,可减慢本药自肾脏排出,使其血药浓度增高,作用增强。丙戊酸、利托那韦可减慢本药的代谢,升高血药浓度,增加本药中毒的危险。可使苯妥英钠血药浓度增高。与氟哌啶醇合用时可改变癫痫发作形式和频率,同时后者血药浓度降低。与三环类抗抑郁药及吩噻嗪类抗精神病药合用时,抗惊厥药效降低。与卡马西平合用时,两者代谢均可增快而使血药浓度降低。与酸性药物(如阿司匹林、吲

哚美辛、青霉素、头孢菌素类等)合用时,可加速药物排泄,降低疗效。故需要适当调整剂量。

⑩临床应用:主要用于癫痫失神发作(小发作),为首选药。

⑪剂型规格:胶囊剂:0.25g;糖浆剂:5g。

4.其他类

(1)托吡酯(妥泰):为一种由氨基磺酸酯取代单糖的新型抗癫痫药物,其抗惊厥作用表现为多重机制,包括:①选择性阻断电压依赖的钠通道,以限制持续的反复放电;②增强 γ-氨基丁酸的神经抑制作用;③阻断谷氨酸介导的神经兴奋作用。多重作用机制使其对癫痫的多种发作类型有效,且不易产生耐药性。

①吸收:口服吸收迅速而完全,单次口服本药100mg后,T_{max} 为 2～3h,C_{max} 约 1.5μg/mL,在 100～400mg 范围内,其血药浓度与口服药物剂量呈直线相关,T_{max} 也与口服剂量有关。生物利用度为 75%～80%,食物不影响其吸收。

②分布:蛋白结合率为 13%～17%。

③消除:约口服剂量的 20% 在体内代谢,与肝酶诱导剂合用时,约 50% 的药物被代谢。主要经肾脏排泄(约 80%),$t_{1/2}$ 约 18～23h,肾功能不全者 $t_{1/2}$ 延长。

④剂量方案。口服,作为添加治疗:起始剂量为每日 50mg,一周后增加为 100mg/d,分 2 次服用;此后一周增加一次剂量,一次增量 50mg,直至症状控制良好,一日总量不宜超过 400mg,分 2 次服用。

⑤特殊剂量方案。肾功能不全时剂量:肌酐清除率低于 70mL/min 者,剂量应为常规剂量的一半。本药可经血液透析清除,透析患者可补服日剂量的一半,补服量分为 2 次,分别在透析开始及结束时服用;补服剂量应根据透析设备情况、透析时间、患者本身肾脏情况加以调整。

儿童常规口服,作为添加治疗:起始剂量为一日 1～3mg/kg(也可 25mg/d),每隔 1～2 周增加一次剂量,一次增量 1～3mg/kg,一日服药 2 次,直至症状控制良好,一日总量为 5～9mg/kg,分 2 次服用。

⑥不良反应:可有头晕、头痛、疲乏、嗜睡、感觉异常、共济失调、语言障碍、抑郁、焦虑、失眠,不良反应的发生与用药剂量无关。可有恶心、食欲减退、味觉异常。可有复视、眼球震颤、视觉异常。

⑦注意事项:对本药过敏者禁用。行为障碍及认知缺陷患者、泌尿道结石患者、感觉异常者、肝肾功能不全者、孕妇、哺乳期妇女慎用。

⑧相互作用:在其他抗癫痫药(苯妥英、磷苯妥英、卡马西平、丙戊酸、扑米酮、苯巴比妥)基础上加用本药,一般不会改变它们的稳态血药浓度;但个别情况下,在苯妥英基础上加用本药可升高苯妥英的血药浓度。苯妥英及卡马西平可降低本药的血药浓度,在苯妥英或卡马西平增减剂量和停药时,需注意调整本药剂量。本药可降低口服避孕药的疗效。

⑨临床应用:用于成人及 2 岁以上儿童癫痫发作的辅助治疗,包括癫痫单纯部分性发作、复杂部分性发作、全身强直阵挛发作、Lennox-Gastaut 综合征及 West 综合征(婴儿痉挛症)。

⑩剂型规格。片剂:25mg,50mg,100mg。胶囊剂:100mg,300mg,400mg。

(2)拉莫三嗪(拉米克妥):为苯三嗪类抗癫痫药,属电压门控钠通道阻滞剂,通过减少钠内流而增加神经元的稳定性。在体外培养神经元中,本药可抑制戊四氮和电刺激所致的惊厥,缩短病灶、皮层和海马区兴奋后的放电时间,对部分性或全身性癫痫发作有效。其作用机制可能是抑制脑内谷氨酸和天冬氨酸诱发的爆发性放电,阻滞癫痫灶快速放电和神经元去极化,但不影响正常神经兴奋传导。动物实验表明,本药的抗惊厥作用与苯妥英钠、卡马西平等对戊四氮和电刺激所致的惊厥的抑制作用相似。

①吸收:口服后吸收迅速而完全,T_{max}约2.5h。生物利用度可达98%。

②分布:血浆蛋白结合率为55%,V_d为0.92~1.22L/kg。

③消除:主要在肝脏通过与葡糖醛酸结合而代谢,代谢产物无生物活性。主要以代谢产物通过肾脏排泄(原形药物少于10%),2%通过粪便排泄。$t_{1/2}$约24~35h,与酶诱导剂如卡马西平、苯妥英合用时,$t_{1/2}$缩短到14h左右,与酶抑制剂丙戊酸合用时,$t_{1/2}$延长到70h左右。

④剂量方案:成人口服,单药治疗:前2周为25mg/次,1次/d;随后2周,50mg/次,1次/d;此后,每隔1~2周增量,一次最大增量为50~100mg,直至最佳疗效。常用量为100~200mg/d,单次或分2次服用。部分患者用量可达500mg/d。与丙戊酸钠合用,前2周为25mg/次,隔日1次,随后2周,25mg/次,1次/d;此后,每隔1~2周增量,一次最大增量为25~50mg,直至最佳疗效;常用量为100~200mg/d,单次或分2次服用。与其他具酶诱导作用的抗癫痫药合用,前2周为50mg/次,1次/d,随后2周,50mg/次,2次/d;此后,每隔1~2周增量,一次最大增量为100mg,直至最佳疗效;常用量为200~400mg/d,分2次服用,部分患者用量可达700mg/d。

⑤特殊剂量方案:中、重度肝功能不全者本药应分别减量约50%、75%,并按临床疗效调整递增及维持剂量。

小儿口服,2~12岁小儿:与丙戊酸钠合用,初始剂量为一日0.15mg/kg,1次/d,连服2周;随后2周,0.3mg/(kg·次),1次/d;此后,每隔1~2周增量,一次最大增量为0.3mg/kg,直至最佳疗效;常用量为1~5mg/(kg·d),单次或分2次服用。与其他具酶诱导作用的抗癫痫药合用,初始剂量为0.6mg/(kg·d),分2次服用,连服2周。随后2周,1.2mg/(kg·d);此后,每隔1~2周增量,一次最大增量为1.2mg/kg,直至最佳疗效;常用量为5~15mg/(kg·d),分2次服用。12岁以上儿童用法同成人。

⑥不良反应:可有头痛、眩晕、疲乏、不安、共济失调、易激惹、攻击行为、自杀倾向、焦虑、精神错乱、幻觉、肝功能异常,罕见肝功能衰竭的报道。可见恶心、呕吐、便秘、腹泻、腹胀、纳差。可引起白细胞、中性粒细胞、血小板减少,贫血,全血细胞减少,罕见再生障碍性贫血及粒细胞缺乏。早期可有皮疹、发热、淋巴结病变、颜面水肿、血液系统及肝功能的异常等过敏反应的表现,罕见Stevens-Johnson综合征、中毒性表皮坏死溶解(Lyell综合征)、弥散性血管内凝血(DIC)、多器官功能衰竭。

⑦注意事项:对本药过敏者禁用。心功能不全者、严重肝功能不全者(Child-Pugh C级)、肾衰竭者、孕妇、哺乳期妇女慎用。本药单药治疗2~12岁儿童的研究尚不充分,不宜使用单药治疗。尚无足够2岁以下儿童用药相关资料。儿童较成人更易发生严重皮疹,应引起注意。

⑧临床应用:癫痫部分性发作或全身强直阵挛发作的单药或添加治疗。也用于治疗合并有Lennox-Gastaut综合征的癫痫发作。

⑨相互作用：舍曲林可抑制本药的代谢，使之毒性增强，引起疲乏、镇静、意识混乱等。服用丙戊酸钠的患者加服本药后，可导致丙戊酸钠血药浓度降低；服用本药的患者加服丙戊酸钠，本药的稳态血药浓度则增加约 40%。正在服用苯妥英钠和卡马西平的患者加服本药，药物的稳态血药浓度未见改变；服用本药的患者加服苯妥英钠和卡马西平，苯妥英钠和卡马西平的稳态血药浓度分别降低 45%～54% 和 40%。对乙酰氨基酚可加速本药的排泄。

⑩剂型规格。片剂：25mg，100mg，150mg，200mg。

（3）加巴喷丁（诺立汀，派汀）：为人工合成的氨基酸，结构与 γ-氨基丁酸（GABA）相似，抗癫痫作用机制尚不清楚。目前的研究认为本药经钠通道通过肠黏膜和血脑屏障结合于谷氨酸占优势的大脑皮质、海马树状突及小脑，影响神经细胞膜的氨基酸转运而起抗癫痫作用。本药与 GABA 无相互作用，不代谢为 GA-BA 或 GABA 激动剂，亦不抑制 GABA 的再吸收与降解。在不同的动物模型中，本药显示了抗癫痫、止痛、抗焦虑和神经保护作用。

①吸收：口服后迅速经肠黏膜吸收，T_{max} 为 2～3h，C_{max} 为 2～7μg/mL。生物利用度与剂量有关，剂量增加时，生物利用度下降，食物可轻微影响本药的吸收速度及程度。

②分布：吸收后广泛分布于全身，在胰腺、肾脏分布尤多，脑脊液中浓度约为稳态血药浓度的 20%，脑组织内的浓度可达血药浓度的 80%。血浆蛋白结合率小于 3%。

③消除：少量在体内代谢，主要以原形自尿液排出，其排泄率与肌酐清除率成正比。给药量的 10%～23% 可随粪便排出。肾功能正常时，$t_{1/2}$ 为 5～7h；肾功能异常者及老年患者的 $t_{1/2}$ 延长。

④剂量方案。口服，第 1d 300mg/次，1 次/d 或 100mg/次，3 次/d；第 2d 300mg/次，2 次/d 或 200mg/次，3 次/d；从第 3d 起，300mg/次，3 次/d。此后，剂量随临床疗效进行调整，常用量为 900～1800mg/d，不宜超过 2400mg。

⑤特殊剂量方案：肾功能不全时应根据肌酐清除率调整用药剂量。

儿童常规口服剂量：12 岁以上青少年用法用量同成人。3～12 岁儿童应与其他药物联合应用，本药的用法为：第 1d 10mg/kg，第 2d 20mg/kg，第 3d 30mg/kg；维持剂量为每日 30mg/kg；如有必要，剂量可增加到每日 40～50mg/kg。一日剂量应分 3 次给药。

⑥治疗血浓：有效浓度多大于 2μg/mL。

⑦不良反应：常见不良反应有嗜睡、头痛、失眠、共济失调，这些反应轻微，继续服药可减轻。少见遗忘、忧郁、易激动和精神改变。罕见粒细胞减少症。近年有血管、过敏反应、下肢烧灼样疼痛、轻度躁狂、焦虑、不安、儿童学习困难和注意力缺陷、舞蹈样手足徐动、致癫痫恶化（尤其肌阵挛性和失神发作）的报告。过量的症状为严重腹泻、复视、严重的头晕、嗜睡、口齿不清，甚至死亡。

⑧注意事项：对本药过敏者、急性胰腺炎患者禁用。肾功能不全者、糖尿病患者、妊娠、哺乳期妇女慎用。糖尿病患者用药期间应注意监测血糖。

⑨相互作用：可产生依赖性的中枢作用药物（如吗啡）可升高本药的血药浓度，并增强本药中枢神经系统的不良反应。与西咪替丁、丙磺舒同服，本药的肾脏清除率可轻度降低。与月见草油同用，可使癫痫发作的危险性增高。与含镁、铝的抗酸药合用，可导致本药的生物利用度降低，降低幅度最大可达 24%。两者服用宜间隔 2h。与银杏制剂同用，可引起惊厥发作。本

药与苯妥英、卡巴咪嗪、丙戊酸、镇静催眠药未见相互作用。

⑩临床应用:用于伴或不伴继发全身性发作的癫痫部分性发作,多与其他药物联用。可用于疱疹后神经痛及社交恐惧症(国外资料)。

⑪剂型规格。胶囊剂:100mg,300mg,400mg。

(4)非尔氨酯(非巴马特,非马特):化学结构与甲丙氨酯相似,抗癫痫的作用机制尚不清楚,目前认为其抗惊厥作用可能与 N-甲基-D 天冬氨酸(NMDA)受体有关。动物实验表明,本药能明显抑制大鼠及小鼠最大电休克作用,提示对全身强直阵挛发作及部分性发作有效。对戊四氮诱发的癫痫发作具有保护作用,提示本药可提高发作阈值。

①吸收:口服吸收良好,进食不影响其吸收。服药后 T_{max} 为 1~4h,单次口服 0.1~1.2g 后,C_{max} 为 2~21.2μg/mL。

②分布:血浆蛋白结合率约 22%~25%,V_d 为 0.76~0.85L/kg。

③消除:在肝脏主要以羟化及结合的方式代谢,代谢物无药理活性。给药量的 90% 以上经肾脏由尿液排出,尚不清楚是否分泌入乳汁。母体药物的 $t_{1/2}$ 为 20~23h,肾功能减退时 $t_{1/2}$ 延长。

④剂量方案:口服,初始剂量为 1.2g/d,分 3~4 次服用,每隔 1~2 周可增加 0.6~1.2g,常用剂量为 2.4~3.6g/d。

⑤特殊剂量方案:小儿口服,Lennox-Gastaut 综合征(需与其他抗癫痫药联合应用):2~14 岁儿童,每日 15mg/kg,分 3~4 次口服,隔周增加 15mg/kg,一日最大剂量为 45mg/kg。14 岁以上儿童用法用量同成人。

⑥不良反应:常见不良反应有恶心、呕吐、畏食、便秘、腹泻、头晕、头痛、失眠、嗜睡等。少见流感样症状、步态异常、视物模糊、复视、呼吸困难、手足麻木、心悸、震颤、尿失禁等。偶见皮疹、光敏性增加。可能导致再生障碍性贫血及肝功能损害。

⑦注意事项:对本药过敏者、有血液系统疾病者、肝功能不全者禁用。肾功能不全者、青光眼、心血管疾病患者慎用。孕妇及哺乳期妇女不宜使用本药。用药期定期进行血液学检查及肝功能检查。

⑧相互作用:与丙戊酸钠合用,两者的血药浓度均增加。与氯巴占、苯巴比妥合用,能增加后两者的血药浓度及药效。与华法林合用,华法林的抗凝作用增强。与中枢神经系统抑制药(如抗组胺药、肌松药、镇静药、麻醉药、吩噻嗪类抗精神病药)或三环类抗抑郁药合用,会导致过度嗜睡。与苯妥英合用,本药的血药浓度降低,而后者的血药浓度升高,毒性增加。与卡马西平合用,可相互降低生物学效应。与炔雌醇、美雌醇合用,可降低后两者的避孕效果。与月见草油合用,发生惊厥的危险增加。

⑨临床应用:单用或辅助治疗用于伴或不伴全身性发作的癫痫部分性发作。也可用于 LeN-nox-Gastaut 综合征的辅助治疗。

⑩剂型规格:片剂:0.4g,0.6g;口服液:0.6g。

(5)噻加宾 Tiagabine(硫加宾,替加宾):为选择性 γ-氨基丁酸(GABA)再摄取抑制药,通过抑制神经元及神经胶质细胞对 GABA 的再摄取,增加突触部位 GABA 的水平,从而达到抗惊厥作用。

①吸收：口服吸收快，食物可降低本药的吸收速度但不影响吸收量。服药后 T_{max} 为 0.5～2h，生物利用度为 90%～95%。

②分布：血浆蛋白结合率为 96%。

③消除：通过肝脏细胞色素 P_{450} 酶系统代谢，合用酶诱导剂可增加本药的消除，使其 $t_{1/2}$ 缩短。肝功能不全者代谢降低。给药量的 63% 经粪便排出，25% 经尿液排泄。平均 $t_{1/2}$ 为 5～8h。

④剂量方案：口服，初始剂量为 12mg/d，分 2 次服用，一周可增加 12～24mg。有效剂量为 24～60mg/d，分 2～4 次服用。

⑤特殊剂量方案：肝功能不全者初始剂量及维持剂量均需降低，必要时还应停药。口服，12～18 岁青少年，初始剂量为 4mg/次，1 次/d，第 2 周增加 4mg，以后每周增加 4～8mg，一日给药 2～4 次，直至达到满意的临床疗效。最大剂量不超过 32mg/d，与其他抗癫痫药合用可根据临床疗效调整剂量。

⑥不良反应：常见嗜睡、头晕、头痛、疲乏、咽炎、呕吐、腹泻、易怒、注意力不集中。少见有弱视、口炎、肌无力、肌痛、失眠、精神错乱、抑郁、共济失调、感觉障碍、瘙痒。罕见有健忘、情绪不稳、兴奋、眼球震颤、皮疹等。

⑦注意事项：肝脏疾病患者及 12 岁以下儿童禁用。孕妇及哺乳期妇女慎用。用药前后及用药时，有脑电图异常史的患者应监测脑电图。

⑧相互作用：与丙戊酸合用，可能会增加本药的毒性作用。与卡马西平、苯妥英钠、苯巴比妥、扑米酮等肝酶诱导药物合用，本药的代谢增强，疗效降低。

⑨临床应用：为抗癫痫的二线药物，与其他抗癫痫药合用于成人及 12 岁以上儿童难治性部分性癫痫发作。

⑩剂型规格。片剂：2mg，4mg，12mg，16mg。

（6）唑尼沙胺（佐尼沙胺，唑利磺胺）：为氨苯磺胺的衍生物，作用机制尚未完全明确，可能与阻滞钠离子和 T 型钙离子通道及抑制碳酸酐酶有关。可促进多巴胺能和 5-羟色胺能神经传递。对电休克或戊四氮诱发的癫痫发作有抑制作用。

①吸收：口服易吸收，T_{max} 为 5～6h。食物可延迟达峰时间但不影响生物利用度。

②分布：总蛋白结合率为 40%～60%。可分布于红细胞、脑脊液中，V_d 为 0.8～1.6L/kg。

③消除：经肝脏代谢，代谢产物无活性。约 35% 以原形经肾从尿液排泄，肾脏清除率约为 3.5mL/min。总体清除率为 2.34L/min。原形药 $t_{1/2}$ 为 63h。反复用药无蓄积性。

④剂量方案：口服，初始剂量为 100～200mg/d，分 1～3 次服用；在 1～2 周内增至 200～400mg/d，分 1～3 次服用；最大剂量为 600mg/d。

⑤特殊剂量方案：小儿口服，初始剂量为一日 2～4mg/kg，分 1～3 次服用；在 1～2 周内增至一日 4～8mg/kg，分 1～3 次服用；最大剂量为一日 12mg/kg。

⑥治疗血浓：治疗癫痫的有效药物浓度为 20～30μg/mL。

⑦不良反应：主要有困倦、食欲缺乏、乏力、运动失调、白细胞减少、天冬氨酸氨基转移酶升高、丙氨酸氨基转移酶升高，偶见过敏反应、复视及视觉异常。

⑧注意事项：对本药或磺胺类药过敏者、孕妇禁用；肝肾疾病患者、老年患者、哺乳期妇女

慎用；16 岁以下儿童使用本药的安全性和有效性尚未确定，用药应谨慎；服药过程中应定期检测肝功能、肾功能及血象。

⑨相互作用：与磷苯妥英、苯巴比妥、苯妥英、卡马西平合用，因本药经细胞色素 $P_{450}3A4$ 介导的代谢被诱导，本药血药浓度可降低。

⑩临床应用：用于癫痫全身性强直阵挛发作（大发作）、癫痫失神发作（小发作）、精神运动性发作、局限性发作及癫痫持续状态。

⑪剂型规格。片剂：100g。散剂：200mg。

（7）左乙拉西坦（利维西坦）：为吡咯烷酮衍生物，其化学结构不同于传统的抗癫痫药物，具有较强的抗癫痫作用，其作用机制尚不明确。体内及体外试验表明该药未改变细胞特性及神经传递功能。动物实验证实，对癫痫部分性发作及无惊厥的全身性发作有效；在人类的临床应用中也证实了其对癫痫部分性及全身性发作有效。本药有效量与中毒量相差远，安全性较好。

①吸收：口服吸收迅速，T_{max} 为 1.3h，稳态血液浓度为 $23\mu g/mL$。绝对生物利用度接近 100%，易通过血脑屏障，脑组织的药物浓度接近血药浓度。

②分布：血浆蛋白结合率小于 10%，V_d 为 0.5～0.7L/kg。

③消除：给药量的 24% 通过其主要代谢途径，即水解酶的乙酰化途径代谢，主要代谢产物 L057 无药理活性。服药 24h 后约 93% 的药物被排出，其中 66% 以原形经肾由尿排出。$t_{1/2}$ 为 6～8h，老年患者 $t_{1/2}$ 延长至 10～11h。

④剂量方案。口服，抗癫痫：500mg/次，2 次/d。

⑤特殊剂量方案：老年患者的 $t_{1/2}$ 延长与肾功能下降有关，应根据肌酐清除率调整剂量。

严重肝功能不全者本药总清除率较健康人约低 50%，且常伴有肌酐清除率低下。

儿童常规口服剂量：16 岁以下儿童用药的安全性及有效性尚不清楚，但临床有以下用法：初始剂量为一日 10～20mg/kg，分 2 次服，以后可根据临床疗效每 2 周增加 10～20mg/kg，最大剂量不超过一日 60mg/kg；16 岁以上患者用法用量同成人。

⑥不良反应：可见贫血、白细胞及中性粒细胞减少，出现嗜睡、无力、头痛、眩晕、健忘、共济失调、幻觉、激动、淡漠、焦虑、抑郁等。少数患者可出现肝功能异常。有报道可出现复视（2%）及弱视（1%）。也可见关节痛（大于 1%）及背痛（大于 1%）。

⑦注意事项：对本药过敏者禁用。肾功能不全者、孕妇、哺乳期妇女慎用。突然停药可出现停药反应。

⑧药物相互作用：与月见草油合用，可增加癫痫发作的危险。本药与其他抗癫痫药物、口服避孕药、洋地黄类、华法林无相互影响。

⑨临床应用：可单用或联合用于成人部分性癫痫发作、全身性发作。也可用于其他原因（如脑炎、脑缺氧等）引起的肌阵挛。

⑩制剂与规格。片剂：250mg，500mg，750mg。

二、抗惊厥药

惊厥是由于各种原因引起的中枢神经系统过度兴奋的一种症状，表现为全身骨骼肌不自主地强烈收缩,多见于小儿高热、子痫、破伤风、癫痫大发作及某些中枢兴奋药中毒等。常用抗惊厥药包括巴比妥类、地西泮、水合氯醛,也可注射硫酸镁抗惊厥。

硫酸镁由于给药途径不同,可产生完全不同的药理作用。口服硫酸镁很少吸收,有泻下及利胆作用;外用热敷硫酸镁还有消炎、消肿作用。注射给药可引起中枢抑制和骨骼肌松弛。

(一)药理作用

在体内,Mg^{2+}主要存在于细胞内,细胞外液占5%,血液中Mg^{2+}为20～35mg/L,低于此浓度时,神经及肌组织的兴奋性升高。运动神经末梢ACh的释放过程也需要Ca^{2+}参与。Mg^{2+}和Ca^{2+}化学性质相似,有相互竞争作用,Mg^{2+}可干扰ACh的释放,使运动神经末梢ACh释放减少,阻滞神经肌肉接头的传递,产生箭毒样的肌肉松弛作用。当Mg^{2+}过量中毒时,也可用Ca^{2+}来解救。

(二)临床应用

注射给药可引起中枢抑制及骨骼肌松弛、降压,主要用于缓解子痫、破伤风等惊厥,也常用于高血压危象的救治。

(三)不良反应

血镁过高可引起呼吸抑制、血压骤降、心搏骤停而致死。肌腱反射消失是呼吸抑制的先兆,在连续用药期间应经常检查腱反射。中毒时应立即进行人工呼吸,并缓慢静脉注射氯化钙或葡萄糖酸钙紧急抢救。

第三节　治疗中枢神经系统退行性疾病药

一、抗帕金森病药

帕金森病又称震颤麻痹,是一种主要表现为进行性的锥体外系功能障碍的中枢神经系统退行性疾病。其典型症状为静止性肌肉震颤、肌强直、运动迟缓和共济失调。

帕金森病发病机制尚未完全明确,一般认为系黑质-纹状体的多巴胺能神经通路发生进行性、不可逆的变性所致。黑质中多巴胺能神经元发出上行纤维到达纹状体,其末梢与尾-壳核神经元形成突触,以多巴胺为递质,对脊髓前角运动神经元起抑制作用;另一方面,尾核中的胆碱能神经元与尾-壳核神经元形成突触,以乙酰胆碱为递质,对脊髓前角运动神经元起兴奋作用。正常时这两条通路功能处于平衡状态,共同调节运动功能。帕金森病患者因黑质病变,多巴胺合成减少,使纹状体多巴胺含量减少,造成黑质-纹状体通路多巴胺能神经功能减弱,胆碱能神经功能相对占优势,从而出现帕金森病的临床表现。

目前用于治疗帕金森病的药物可分为拟多巴胺类药和中枢抗胆碱药两类。两药合用可增加疗效,从而恢复中枢多巴胺能和胆碱能神经系统功能的平衡。

(一)拟多巴胺类药

1.增加DA前体物质

为纠正帕金森患者的DA与ACh失衡问题,补充DA是一个行之有效的策略,但是口服的左旋多巴在外周会发生脱羧反应,产生多巴胺,使得进入中枢神经系统的药物浓度很低,而且还会引发不良反应。因此口服拟多巴胺药物通常由芳香族氨基酸脱羧酶抑制剂和左旋多巴合并组成的复方制剂所构成。

(1)复方左旋多巴:由左旋多巴和苄丝肼按 4∶1 的比例组成。

①体内过程:本药口服后,苄丝肼在消化道迅速吸收,0.5~1h 血药浓度达峰值。复方左旋多巴缓释制剂的相对生物利用度约为常规制剂的 60%~70%。口服复方左旋多巴 1 个月后即可达到最大治疗效应。左旋多巴经甲基化、转氨基、氧化及脱羧作用代谢,主要代谢产物为多巴胺(有活性)。苄丝肼主要在肠道进行代谢,通常在到达动脉血之前就已完全降解。

②药理作用:左旋多巴可透过血脑屏障,而苄丝肼不能透过血脑屏障。故而苄丝肼能选择性抑制脑外组织(如胃肠壁、肝脏、肾)及血脑屏障对左旋多巴的脱羧作用,使左旋多巴在纹状体及下丘脑形成多巴胺。由苄丝肼和左旋多巴组成的复方制剂,既可减少左旋多巴的用量,又可降低外周不良反应的发生率。

③临床应用:本药适用于帕金森病、脑炎后、动脉硬化性或中毒性帕金森综合征。

④不良反应

a.较常见的不良反应有恶心,呕吐,直立性低血压,头、面部、舌、上肢和身体上部的异常不随意运动,精神抑郁,排尿困难。

b.较少见的不良反应有高血压、心律失常、溶血性贫血、胃痛、易疲劳或无力。

c.常年使用本药,最后几乎都会发生运动不能或"开关"现象。该不良反应可能与血浆中左旋多巴浓度不稳定有关。情绪紧张可促进患者发生反常运动不能或"起步困难"。

(2)复方卡比多巴:由左旋多巴和卡比多巴按 4∶1 或 10∶1 比例组成。

卡比多巴为外周左旋芳香氨基酸脱羧酶抑制剂,不能通过血脑屏障而进入脑,本药与左旋多巴合用的优点如下:①减少左旋多巴剂量;②明显减轻或防止左旋多巴对心脏的毒性作用;③在治疗开始时能更快达到左旋多巴的有效治疗浓度。

2.单胺氧化酶-B(MAO-B)抑制剂

MAO-B 的抑制可以减少脑中多巴胺的分解代谢,临床上常用的 MAO-B 抑制剂主要为司来吉兰和雷沙吉兰。

(1)司来吉兰

①体内过程:口服吸收迅速。食物可促进其吸收,提高生物利用度。口服 0.5~2h 后,血药浓度达峰值。在体内分布广泛,血浆蛋白结合率为 94%。本药及其代谢产物均可透过血脑屏障。主要经肝脏代谢,有广泛的首过效应。代谢产物(70%~85%)主要随尿液排出。

②药理作用:本药为苯乙胺的左旋炔类衍生物,是一种不可逆的单胺氧化酶-B 抑制剂,通过抑制 MAO-B 而阻止多巴胺的降解,增加多巴胺含量,补充神经元合成多巴胺能力的不足。此外,本药还能通过下列机制增强多巴胺能神经的功能:

a.抑制突触前膜多巴胺的再摄取。

b.其代谢产物可干扰神经元对多种神经递质(去甲肾上腺素、多巴胺、5-羟色胺)的摄取,使神经递质增加,加强多巴胺能神经的功能。

c.抗氧化剂作用,可减少长期使用左旋多巴后 MAO-B 对脑内 DA 的氧化产生的自由基,因而早期应用可以对细胞起到保护作用,延迟 PD 的发展,延迟患者必须使用左旋多巴的时间。

③临床应用

a.原发性帕金森病、帕金森综合征。

b.痴呆(包括阿尔茨海默病、血管性痴呆)。

c.抑郁症。

d.严重的胆道感染。

④不良反应

a.有引起口干、短暂性血清氨基转移酶升高及睡眠障碍(如失眠)的报道。

b.少见疲乏、头昏、腹痛、胃痛、出汗增加、直立性低血压、心律失常、记忆障碍(多见于每日量超过 10mg 者)、肌肉痉挛或指趾麻木、口周或喉头烧灼感、皮肤及眼对日光过敏。

c.可见龋齿、牙周病、口腔念珠菌病(因本药可抑制或减少唾液分泌)。

d.与左旋多巴合用,可增加左旋多巴的不良反应,如出现恶心、头痛、眩晕、激越、幻觉、精神错乱、不能随意运动等,也曾有排尿困难及皮疹的报道。

(2)雷沙吉兰:是一种新型的不可逆和选择性 MAO-B 抑制剂,不会产生苯丙胺类代谢产物,因此失眠、恶心和幻觉等不良反应的发生率较司来吉兰更低。其效价是司来吉兰的 5～10 倍,具有促进多巴胺释放的作用,还能发挥抗氧化和抗神经细胞凋亡作用。单独使用作为帕金森病早期治疗的一线用药或与左旋多巴联用治疗中、重度帕金森病。

3.儿茶酚-O-甲基转移酶(COMT)抑制药

左旋多巴在外周的代谢酶主要是 COMT,COMT 抑制剂可以明显增加左旋多巴进入脑内的量,进而增加疗效。

(1)体内过程:口服后吸收迅速,吸收不受食物的影响。口服后 1h 血药浓度达峰值,总蛋白结合率为 98%。药物在肝脏代谢,代谢产物有 Z-异构体、恩他卡朋葡萄糖苷酸、Z-异构体的葡萄糖苷酸,均无活性。主要经粪便排泄。

(2)药理作用:是 COMT 的选择性、可逆性抑制药。与左旋多巴/卡比多巴合用,可减少 3-0-甲基多巴的血浆浓度,增加左旋多巴进入脑组织的药量,延长左旋多巴的消除半衰期,但不影响血药峰浓度的时间。本药与左旋多巴和外周脱羧酶抑制剂联用,可减少左旋多巴的用量。

(3)临床应用:可作为标准药物左旋多巴/苄丝肼或左旋多巴/卡比多巴的辅助用药,治疗以上药物不能控制的帕金森病及剂末现象(症状波动)。

(4)不良反应

①心血管系统可见直立性低血压。

②精神神经系统可出现运动障碍(27%)、运动功能亢进、头晕、头痛、疲乏、幻觉、震颤、意识模糊、梦魇、失眠及帕金森病症状加重。

③肌肉骨骼系统引起肌张力障碍、腿部痉挛。

④泌尿生殖系统可见尿色异常。

⑤胃肠道可引起恶心(11%)、腹泻(8%)、腹痛(7%)、口干(4.2%)、便秘及呕吐。

4.多巴胺受体激动药

对 PD 的严重病例,左旋多巴或其复方制剂可能会毫无疗效,这可能是由于纹状体缺乏多巴脱羧酶,不能把左旋多巴转化为 DA。DA 受体激动药可直接兴奋锥体外系的 DA 受体,因而可用于治疗 PD。目前临床上常用的药品为普拉克索和吡贝地尔。

(1)普拉克索

①体内过程:口服后 2h 起效,2~4 周出现峰反应。本药很少经体内代谢,90% 以原药形式经肾脏排泄。

②药理作用:是一种非麦角类 DA 激动药。体外研究显示,本药对 D_2 受体的特异性较高并具有完全的内在活性,对 D_3 受体的亲和力高于 D_2 和 D_4 受体。对晚期帕金森病,本药与左旋多巴联用,可使患者对后者的需要量减少 27%~30%。

③临床应用:单独或与左旋多巴合用于治疗帕金森病,可减少静息时的震颤。

④不良反应

a.心血管系统:可出现低血压,但不常见。

b.代谢/内分泌系统:常见外周水肿,可能出现性欲异常(增加或降低)。

c.神经系统:常见头晕、失眠、眩晕、运动障碍(多发生于与左旋多巴合用初期)、嗜睡(日剂量高于 1.5mg 发生率增加),少见突然睡眠发作。

d.精神:常见幻觉及精神错乱。

e.胃肠道:常见恶心、便秘。

(2)吡贝地尔:是一种非麦角类多巴胺受体激动药,主要激动 D_2 和 D_3 受体。本药单用或与左旋多巴合用可改善帕金森病的症状,特别是对震颤的改善较为明显;对老年患者的认知障碍和感觉神经功能障碍,如注意力和(或)记忆力下降、眩晕等也有明显效果。其不良反应主要为恶心、呕吐,可在剂量个体化调整后消失。极少数患者日间出现过度的昏睡和突然进入睡眠状态。本药口服吸收好,1h 血药浓度即可达峰值,作用维持时间较长。

5.促进 DA 的合成与释放

金刚烷胺

(1)体内过程:口服后起效快。可分布于唾液、鼻腔分泌液中。本药在体内代谢量极少,主要由肾脏排泄。

(2)药理作用:可促进纹状体内多巴胺的合成及释放,减少神经细胞对多巴胺的再摄取,并能加强中枢神经系统的多巴胺与儿茶酚胺的作用,与增加神经元的多巴胺含量有关,对 DA 受体也有直接兴奋作用,而且对 PD 的肌肉强直、震颤和运动障碍的缓解作用强。但其作用难以持久,停用一段时间后再用则可恢复,与左旋多巴合用有协同作用。

(3)临床应用

①用于原发性帕金森病,脑炎、一氧化碳中毒、老年人合并脑动脉硬化所致的帕金森综合征及药物诱发的锥体外系反应。

②也可用于预防或治疗亚洲 A-Ⅱ型流感病毒引起的呼吸道感染。与灭活的甲型流感病毒疫苗合用时可促使机体产生预防性抗体。

（4）不良反应

①心血管系统：可见心律失常、高血压等。

②精神神经系统：可见头晕、眩晕、晕厥、注意力不集中、疲劳、乏力、易激动、焦虑、失眠；睡眠障碍或噩梦、嗜睡、言语不清、精神不安、神经质。少数患者可出现定向力消失，甚至自杀倾向。偶见抑郁、焦虑、幻觉、精神紊乱、共济失调、头痛。罕见惊厥。极少见不能控制的眼球运动等，严重者可致脑动脉硬化。

③胃肠道：可见恶心、呕吐、畏食、食欲减退、口鼻喉干燥、便秘、腹痛、腹泻。

④血液：少见白细胞及中性粒细胞减少（导致咽喉炎及发热）。

⑤皮肤：可见皮肤出现紫红色网状斑点或网状青斑、皮疹。

（二）中枢抗胆碱药

中枢抗胆碱药曾经是治疗帕金森病最有效的药物，自从左旋多巴问世，抗胆碱药已经退居次要位置。胆碱受体阻断药主要用于轻症患者、由于不良反应或禁忌证不能耐受左旋多巴及左旋多巴治疗无效的患者；对抗精神病药引起的帕金森综合征也有效。其作用机制是通过阻断中枢胆碱受体，减弱纹状体中乙酰胆碱的作用，恢复纹状体中多巴胺能与乙酰胆碱能神经的平衡，从另一角度帮助 PD 患者恢复 DA 和 ACh 这一对神经递质间的平衡，改善帕金森病的症状。

1.体内过程

口服后经胃肠道吸收快而完全，能透过血脑屏障进入中枢神经系统。

2.药理作用

本药可部分阻断神经中枢（纹状体）的胆碱受体，抑制乙酰胆碱的兴奋作用，同时抑制突触间隙中多巴胺的再摄取，使基底核的胆碱与多巴胺的功能获得平衡有关。用药后可减轻流涎症状，缓解帕金森病症状及药物诱发的锥体外系症状，但迟发性运动障碍不会减轻，反而加重。其抗帕金森病的总疗效不如左旋多巴、金刚烷胺。

3.临床应用

（1）用于治疗帕金森病、脑炎后或动脉硬化引起的帕金森综合征。主要用于轻症及不能耐受左旋多巴的患者。

（2）也可用于药物引起的锥体外系反应。

（3）还可用于肝豆状核变性、痉挛性斜颈和面肌痉挛。

4.不良反应

（1）常见的不良反应有抗胆碱反应（表现为口干、便秘、排尿困难或疼痛、腹胀、少汗、瞳孔散大、视物模糊等）。尚可见精神障碍和兴奋。

（2）轻微的不良反应有头晕、嗜睡、口咽和鼻腔干燥、头痛、畏光。肌肉痉挛、恶心、呕吐、失眠、不安、神经紧张或虚弱。这些不良反应可随着机体对药物的适应而消失。

（3）严重的不良反应有意识紊乱、抑郁、精神错乱、幻觉、不自主的肌肉运动、指趾麻木刺痛、心悸或异常兴奋。

（4）由于本药有致欣快和幻觉的作用，国外有引起心理和生理依赖的报道，可能导致滥用。

（5）长期使用本药者，停药后可出现戒断症状，包括焦虑、心动过速、直立性低血压、因睡眠质量差而导致的颓废,还可防止锥体外系综合征及一过性精神症状恶化。

二、治疗阿尔茨海默病药

(一)病因与临床表现

阿尔茨海默病(AD)起病隐匿,进展缓慢。多起病于65岁以后,女性多于男性。主要表现为持续进行性记忆、语言、视空间障碍及人格改变等。早期为轻度近事遗忘和性格改变,后期出现理解、判断、计算等智能活动全面降低。

1.病因

病因不明,可能与遗传和环境因素有关。AD患者海马和新皮质胆碱乙酰转移酶及乙酰胆碱显著减少引起皮质胆碱能神经元递质功能紊乱。

2.临床表现

①记忆障碍,早期经常性遗忘主要表现近记忆力受损,随后远记忆力受损。②认知障碍,逐渐出现语言功能障碍,最后完全失语,计算力障碍,严重则视空定向力障碍。③伴随思维,行为等精神障碍:包括抑郁、焦虑,部分可出现妄想,幻觉等。④精神与行为症状,包括幻觉、妄想、错认、抑郁等。

(二)药物治疗要点

(1)使用扩血管药物增加脑血流及脑细胞代谢药物改善症状,延缓疾病进展。如银杏叶提取物。

(2)提高认知功能或延缓认知功能的衰减,用乙酰胆碱酯酶抑制药抑制Ach降解。如多奈哌齐适用轻中度阿尔茨海默病。

(3)抗氧化药维生素E,司来吉兰。

(4)谷氨酸受体拮抗药美金刚。

(5)控制脑血管病危险因素的药物,如控制高血压、高血糖、血脂异常的药物等。

(三)常用药物

1.司来吉兰

见帕金森病常用药物。

2.美金刚

(1)作用与用途:该药是一种电压依赖性、中等程度亲和力的非竞争性NMDA受体拮抗药。它可以阻断谷氨酸浓度病理性升高导致的神经元损伤。治疗中重度至重度阿尔茨海默型痴呆。

(2)用法用量:该药应由对阿尔茨海默型痴呆的诊断和治疗富有经验的医生处方并指导患者的使用。患者身边有按时监督患者服药的照料者的情况下才能开始治疗。应按照现行的诊断标准和指南对痴呆进行诊断。成年人每日最大剂量20mg。为了减少不良反应的发生,在治疗的前3周应按每周递增5mg剂量的方法逐渐达到维持剂量,具体如下:治疗第1周的剂量为每日5mg(半片,晨服),第2周每日10mg(每次半片,每日2次),第3周每日15mg(早上服1片,下午服半片),第4周开始以后服用推荐的维持剂量每日20mg(每次1片,每日2次)。

（3）药动学：口服后经胃肠道吸收迅速完全。绝对生物利用度约为100%，3～8h达血药峰浓度。血浆蛋白结合率为45%。脑、肾、肺中药物浓度高，肝中浓度低。

（4）禁忌证：对该药的活性成分或其赋形剂过敏者、孕妇及哺乳期妇女、严重肝功能不全者。

（5）安全用药监护

①不良反应：常见幻觉、意识混浊、头晕、头痛和疲倦；少见焦虑、肌张力增高、呕吐、膀胱炎和性欲增加。

②主要相互作用：a.碱化尿液的药物可降低该药的肾清除率，可能导致该药蓄积，使不良反应的发生率上升；b.西咪替丁、雷尼替丁、普鲁卡因胺、奎尼丁、奎宁与该药合用，可能导致上述药物的血药浓度均升高；c.与金刚烷胺、氯胺酮、右美沙芬合用，可导致中毒性精神病；d.NMDA拮抗药可使左旋多巴、多巴胺受体激动药和抗胆碱能药物的作用增强；e.与氢氯噻嗪合用，可导致氢氯噻嗪浓度降低；f.该药与氨苯蝶啶合用，两者的血浆浓度均改变。

③特殊用药人群的监护：肌酐清除率在10～60mL/min者，应减量至每日10mg，建议肌酐清除率小于10mL/min的患者应避免使用该药。妊娠及哺乳期孕妇慎用。

3.多奈哌齐

（1）作用与用途：为第二代胆碱酯酶抑制药，是一种长效的阿尔茨海默病的对症治疗药。用于轻度或中度阿尔茨海默型痴呆症状的治疗。

（2）用法用量：初始用量每次5mg（1片），每日1次，睡前服用，并至少将初始剂量维持1个月，才可根据治疗效果增加剂量至每次10mg（2片），仍每日1次。最大推荐剂量为每日10mg。停止治疗后，盐酸多奈哌齐的疗效逐渐减退，中止治疗无反跳现象。

（3）药动学：该药口服吸收良好，给药后3～4h达血药峰浓度，相对生物利用度为100%。每日口服1～10mg，血药浓度与剂量呈线性相关。多剂量给药后，血浆中浓度蓄积4～7倍，连服14d后达稳态。血浆蛋白结合率为95%。主要以代谢产物和原形排泄。

（4）禁忌证：对该药过敏者。

（5）安全用药监护

①不良反应及主要处理方法：常见恶心、腹泻、失眠、呕吐、肌肉痉挛、乏力、倦怠与食欲减退，症状通常轻微且短暂，不必调整剂量，连续服药症状可缓解。

②主要相互作用：a.与拟胆碱药（如氨甲酰甲基胆碱）、β-肾上腺素受体阻断药、神经肌肉阻断药（如琥珀胆碱）有协同作用；b.酮康唑、伊曲康唑、奎尼丁抑制该药代谢，升高该药的血药浓度；c.与抗胆碱药有拮抗作用，故两者不能联用；d.与苯妥英钠、苯巴比妥、卡马西平、地塞米松、利福平等药物联用，降低该药的血药浓度。

③特殊用药人群的监护：孕妇及哺乳期妇女慎用。

④药品过量处置：应采用一般支持疗法，可给予叔胺型抗胆碱药（如阿托品）作解毒药物。建议静脉给予硫酸阿托品，首剂1mg或2mg，然后根据临床表现给药。

4.加兰他敏

（1）作用与用途：为乙酰胆碱酯酶抑制药。用于良性记忆障碍，提高患者指向记忆、联想学习、图像回忆、无意义图形再认及人像回忆等能力。对痴呆患者和脑器质性病变引起的记忆障碍亦有改善作用。

(2)用法用量：口服，起始剂量为1次4mg，每日2次，服用4周，维持剂量为1次8mg，每日2次或遵医嘱。

(3)药动学：口服吸收快，作用时间长。口服后0.5～1.5h，对乙酰胆碱酯酶的抑制率可达40%以上，2h可达血药峰浓度(1.15μg/mL)，生物利用度可达100%。该药易通过血脑屏障，血浆蛋白结合率为(17.7±0.8)%。消除$t_{1/2}$超过5h，主要经尿排泄。

(4)安全用药监护

①不良反应：a.神经系统：常见疲劳、头晕眼花、头疼、发抖、失眠、梦幻。罕见有张力亢进、感觉异常、失语症和动力功能亢进等。b.胃肠系统：腹胀、反胃、呕吐、腹痛、腹泻、厌食及体重减轻、消化不良等。c.心血管系统：可见心动过缓、心律失常。低血压罕见。d.血液系统：贫血可见，偶见血小板减少症。e.内分泌和代谢系统：偶见血糖增高、低血钾症。

②主要相互作用：a.可减弱抗胆碱药物治疗效果；b.与拟胆碱药物及其他胆碱酯酶抑制药合用具有协同作用；c.与西咪替丁、酮康唑合用，可提高该药的生物利用度；d.与红霉素合用，可减低该药的疗效；e.与地高辛合用时可出现房室传导阻滞。

③过敏监护：停药并给予对症处理。

④特殊用药人群的监护：中度肝功能不全患者，初始剂量为1次4mg，每日1次，宜在早晨使用；随后可加量到1次4mg，每日2次，至少使用4周；维持剂量不应超过1次8mg，每日2次。孕妇及哺乳期妇女慎用。

⑤药品过量处置：应立即停药，并采取支持及对症治疗，严重时服用抗胆碱能药物(如阿托品)。阿托品建议静脉给药，初始剂量为静脉注射0.5～1mg，然后根据患者临床反应调整剂量。

⑥实验室检查：监测血糖、血钾水平。

参考文献

1.符秀华,王志亮.药物基础与应用(第3版).北京:高等教育出版社,2021.

2.徐文正,黄芳,康虹,等.精编临床药物基础与应用.西安:西安交通大学出版社,2014.

3.杨宝峰,陈建国.药理学(第9版).北京:人民卫生出版社,2018.

4.刘晓东.药理学(第5版).北京:中国医药科技出版社,2020.

5.曾南,周玖瑶.药理学(第2版).北京:中国医药科技出版社,2018.

6.孙建宁.药理学.北京:中国中医药出版社,2018.

7.沈祥春.药理学.北京:科学出版社,2021.

8.魏敏杰,周红.药理学(第2版).北京:中国医药科技出版社,2021.

9.李俊.临床药理学(第6版).北京:人民卫生出版社,2018.

10.陈祖基,张俊杰.眼科临床药理学(第3版).北京:化学工业出版社,2021.

11.武新安.药物转运体基础与应用.北京:科学出版社,2017.

12.印晓星,沈祥春.临床药理学.北京:中国医药科技出版社,2021.

13.杨宝峰.基础与临床药理学(第3版).北京:人民卫生出版社,2021.

14.罗健东,闵清.临床药理学.北京:科学出版社,2021.

15.王怀良.临床药理学(第4版).北京:高等教育出版社,2020.

16.周红宇,胡国新,张丽艳.临床药理学与药物治疗学.杭州:浙江大学出版社,2020.

17.乔海灵.临床药理学(第2版).北京:高等教育出版社,2017.

18.陈忠,汤慧芳.临床药理学教程.杭州:浙江大学出版社,2021.

19.李国辉.口服抗肿瘤药物药学服务教程.北京:人民卫生出版社,2021.

20.沈悌,韩潇.协和临床用药速查手册.北京:中国协和医科大学出版社,2015.

21.曹霞,陈美娟.临床药物治疗学.北京:中国医药科技出版社,2021.

22.肖海鹏.CDR临床用药手册.北京:中国医药科技出版社,2020.

23.苏冠华,王朝晖.新编临床用药速查手册(第3版).北京:人民卫生出版社,2021.

24.孙国平.临床药物治疗学.北京:人民卫生出版社,2021.

25.支雅军.临床药物治疗学.杭州:浙江大学出版社,2021.

26.李雄.临床药物治疗学.北京:中国医药科技出版社,2020.

27.杨宝学,张兰.实用临床药物学.北京:中国医药科技出版社,2018.

28.师海波.临床药物手册(第5版).沈阳:辽宁科学技术出版社,2019.

29.刘克辛.临床药物代谢动力学.北京:科学出版社,2020.

30.韩英,高申,文爱东.临床药物治疗学.北京:人民卫生出版社,2020.

31.张勋,郑志华,杨忠奇.药物临床试验实践与共识.北京:中国医药科技出版社,2020.